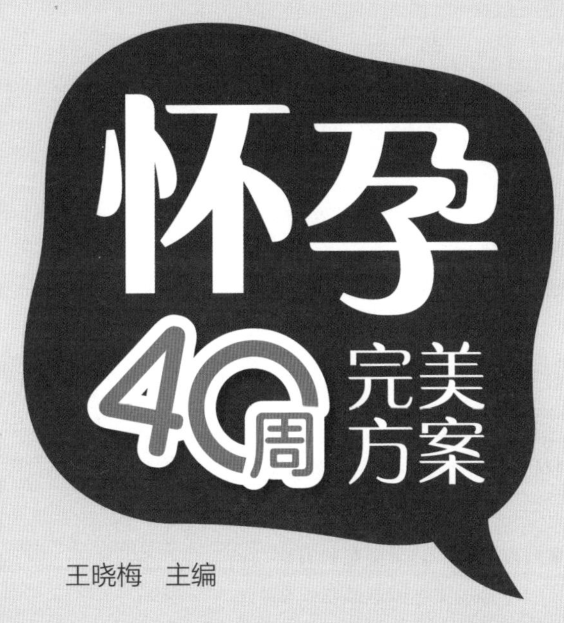

王晓梅　主编

江西科学技术出版社
江西·南昌

图书在版编目（CIP）数据

怀孕40周完美方案 / 王晓梅主编. -- 南昌 : 江西科学技术出版社, 2018.10

ISBN 978-7-5390-6354-6

Ⅰ. ①怀… Ⅱ. ①王… Ⅲ. ①妊娠期－妇幼保健－基本知识 Ⅳ. ①R715.3

中国版本图书馆CIP数据核字(2018)第097403号

选题序号：ZK2018198

图书代码：D18046-101

责任编辑：李智玉

怀孕40周完美方案

HUAIYUN 40 ZHOU WANMEI FANG'AN

王晓梅 主编

摄影摄像 深圳市金版文化发展股份有限公司

选题策划 深圳市金版文化发展股份有限公司

封面设计 深圳市金版文化发展股份有限公司

出　　版 江西科学技术出版社

社　　址 南昌市蓼洲街2号附1号

邮编：330009　电话：（0791）86623491　86639342（传真）

发　　行 全国新华书店

印　　刷 深圳市雅佳图印刷有限公司

开　　本 720mm×1020mm　1/16

字　　数 380 千字

印　　张 15

版　　次 2018年10月第1版　2018年10月第1次印刷

书　　号 ISBN 978-7-5390-6354-6

定　　价 39.80元

赣版权登字：-03-2018-139

CONTENES 目录

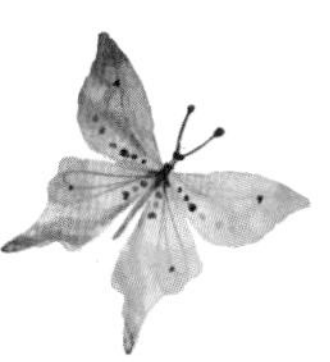

第一章 孕1月（1~4周）宝宝，我们等着你的到来

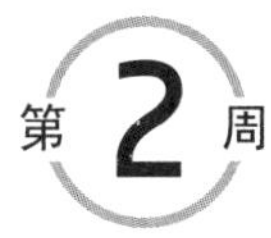

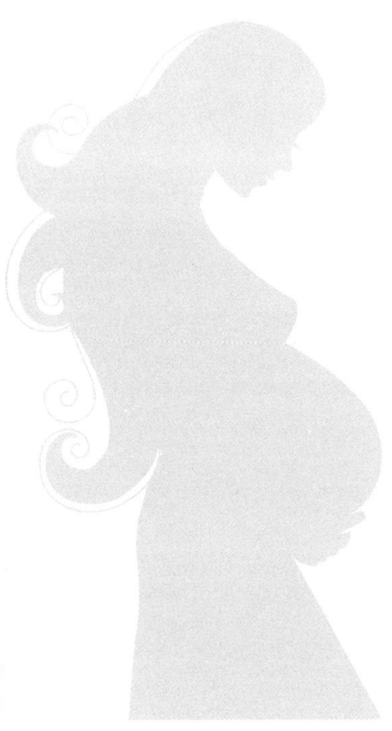

第 3 周

第 4 周

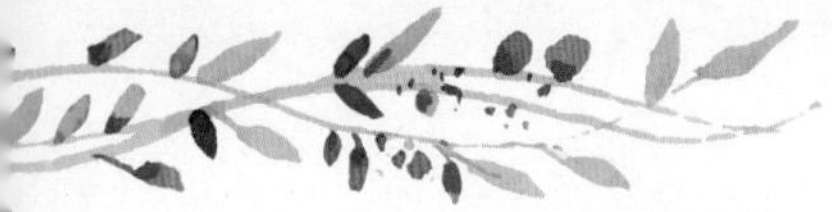

第二章 孕2月（5~8周）小葡萄一样的宝宝

第三章 孕3月（9～12周）宝宝初具人形啦

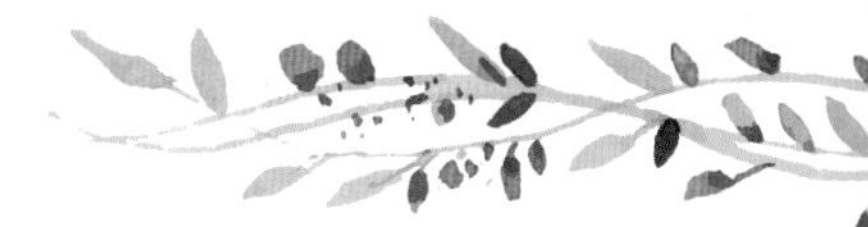

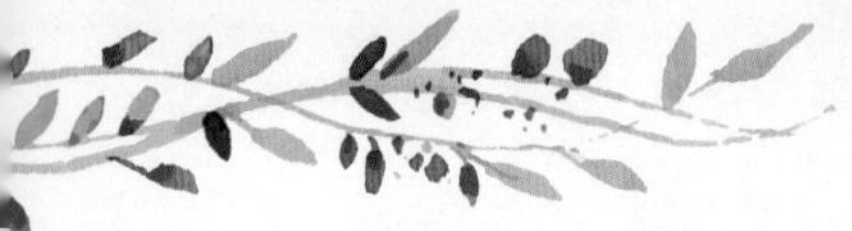

第五章 孕5月（17～20周）宝宝有动静啦

第17周

第18周

第19周

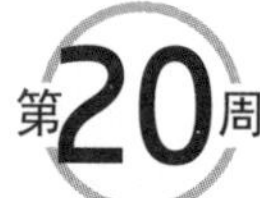

第六章 孕6月（21～24周）越来越调皮的宝宝

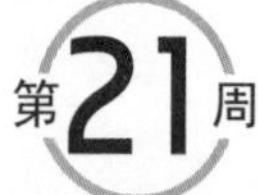

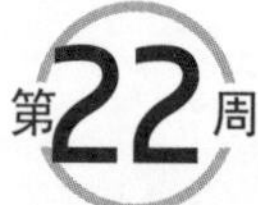

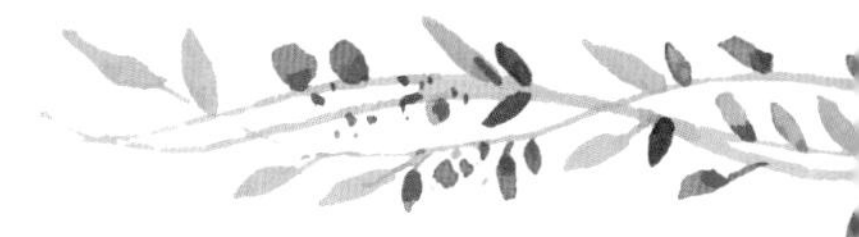

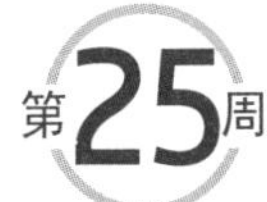

第七章 孕7月（25～28周）宝宝能听见声音了

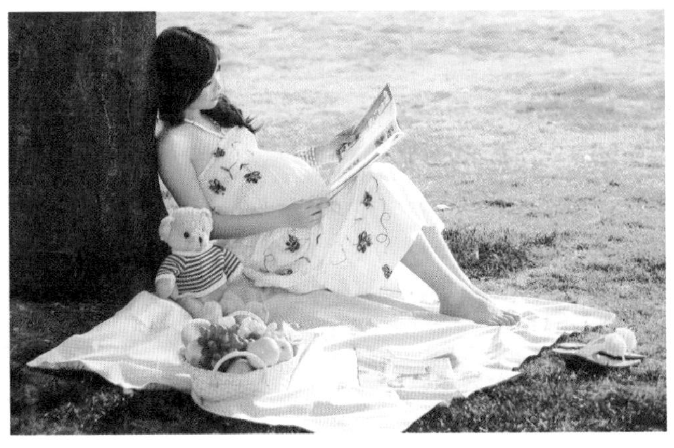

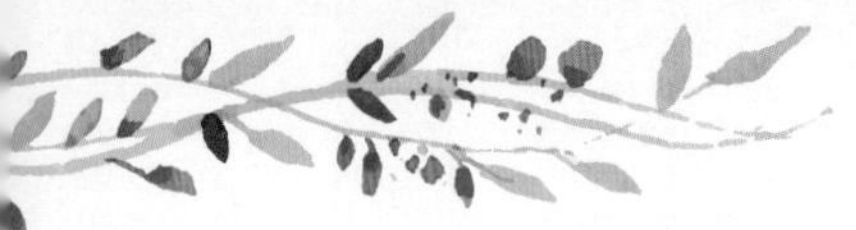

第27周

第28周

第八章 孕8月（29～32周）宝宝的房子变小了

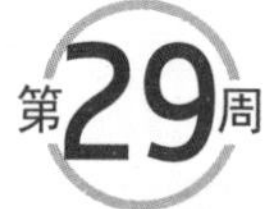

第29周

第30周

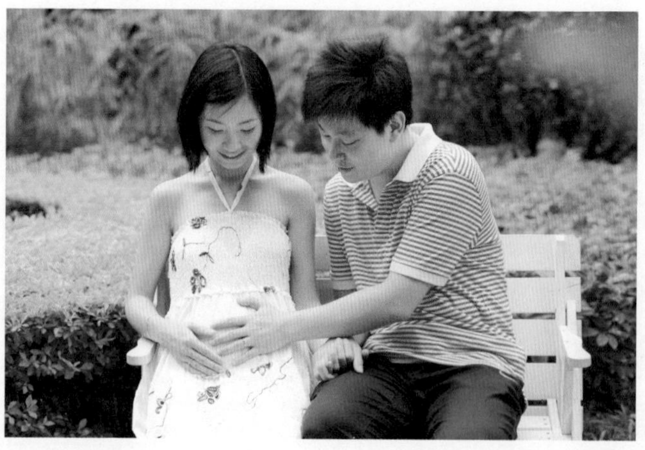

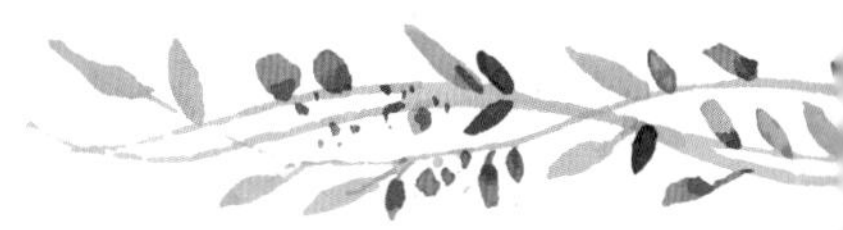

第九章 孕9月（33～36周）时刻准备着

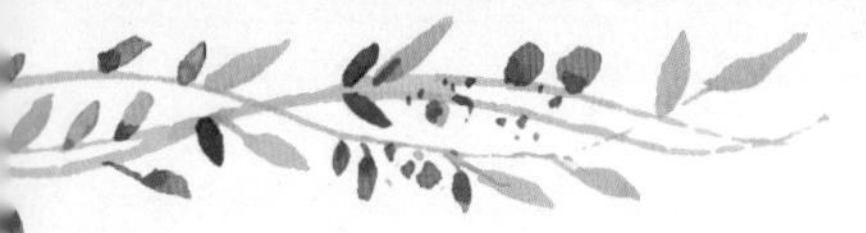

第十章 孕10月（37～40周）终于等到你了

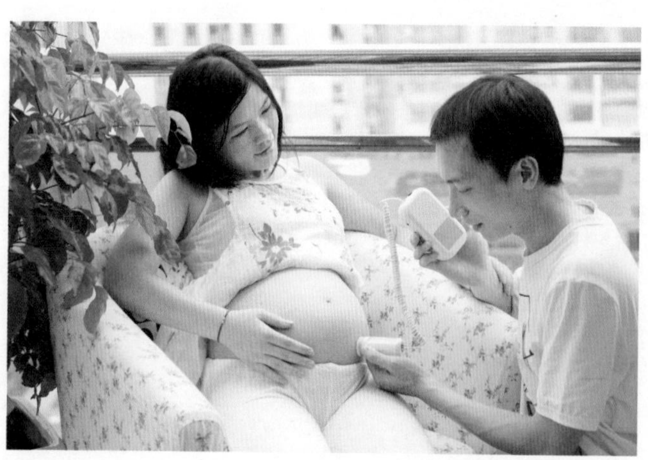

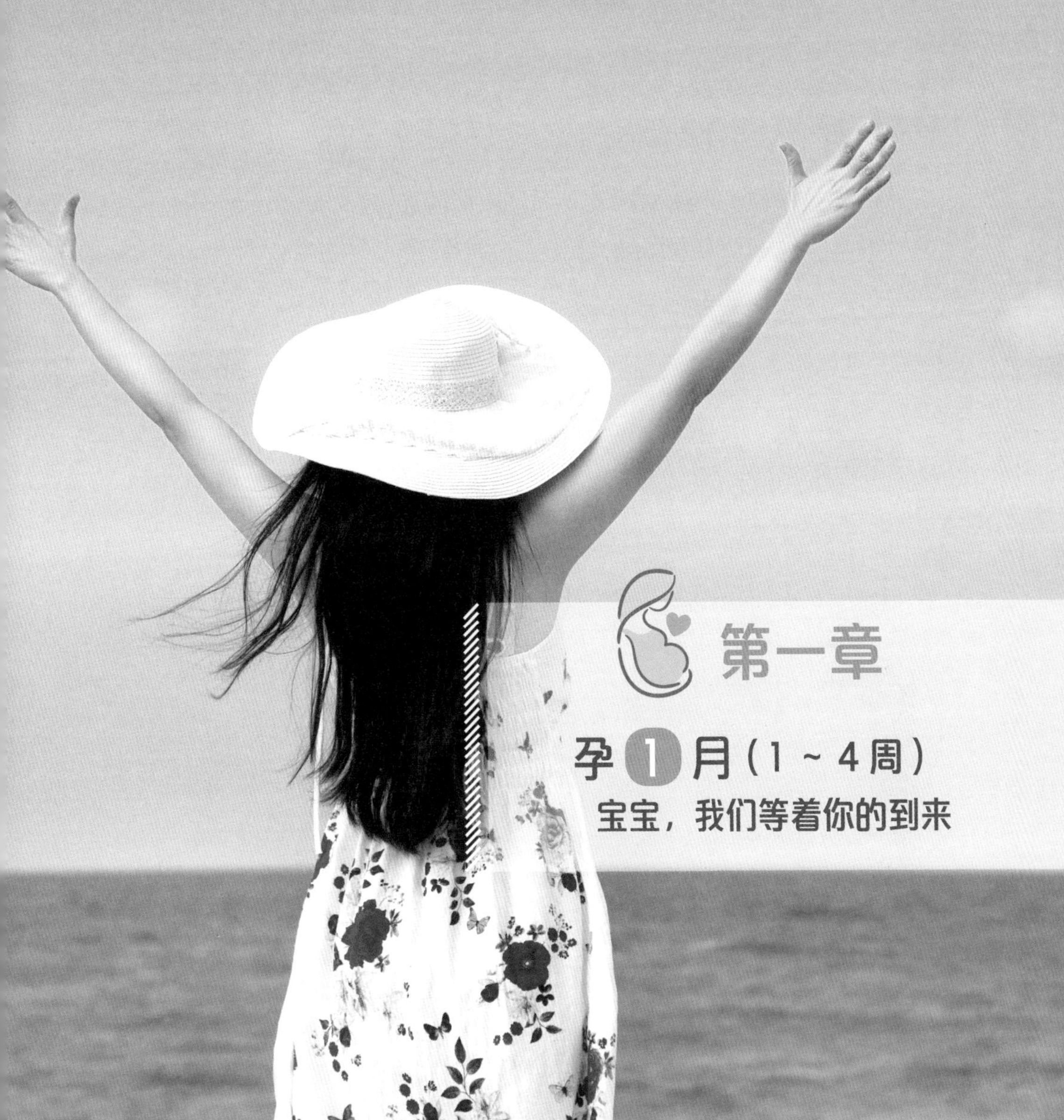

第一章

孕 1 月（1 ~ 4 周）

宝宝，我们等着你的到来

孕1月（1~4周） 宝宝，我们等着你的到来

1 孕前检查有必要

什么情况下必须做孕前检查

● 女方年龄较大，30岁以上尤其需注意。

● 夫妻双方或者一方有家族遗传病史。

● 未做过婚前检查的。

● 生活习惯不好，酗酒、抽烟、偏食等。

● 夫妻双方或者一方从事有关化学、放射性物质等有害身体健康的工作的。

● 未接种乙肝疫苗的。

● 有不良产史的，如习惯性流产、死胎、智力低下儿等。

孕前检查最恰当的时间

孕前3～6个月是做检查的最佳时间，女方最好在月经结束之后3～7天之内进行检查，男方最好是在禁欲24小时之后，孕检男女双方最好同时进行。提前进行还可以在真的出现问题时有时间进行治疗。

男性孕前检查的内容

男性孕前检查包括肝功能、染色体异常、精液常规、泌尿系统、血常规、心电图等，对男性健康做一个全面的评估。

只要做好孕前检查，在医生的嘱咐下戒烟、戒酒等，养成良好的生活习惯，就一定能生出健康聪明的宝宝。

女性孕前检查的内容

血常规：检查体内是否缺乏造血相关元素，避免影响卵子、胚胎的发育。

生殖系统：白带检查、生殖免疫三项等，可检查出是否患有妇科疾病，是否感染致畸性病原微生物，避免影响卵子质量。

全套脱畸：包括风疹、弓形虫、巨细胞病毒三项检查，从根源上排除致畸因素，避免感染风疹病毒。

肝功能：乙肝功能、血糖、胆汁酸、小肝功能等。肝炎病毒是有可能遗传的，而且肝炎患者极易早产。

尿常规：尿常规能反映肾脏功能，整个妊娠阶段母体的肾脏系统会遭受巨大挑战，身体代谢加快，肾脏负担也随之加重。

口腔检查：常规口腔清洁，有智齿、蛀牙等问题建议及早拔牙，因为孕期治疗的时候要考虑胎儿，将会非常棘手。

内分泌六项：黄体生成激素、卵泡促激素等，了解女性生殖系统内分泌情况，诊断月经失调的原因。

ABO溶血：血型、ABO溶血滴度，目的是预防胎儿发生溶血症等疾病。

染色体异常：夫妻双方或一方中有家族遗传病史的必须接受检查，以防染色体异常而影响到下一代的健康。

2 健康饮食调整好

在准备怀孕之前，准爸爸准妈妈要调整自己的饮食习惯，合理调配膳食，这样才能生出健康、聪明的小宝宝。

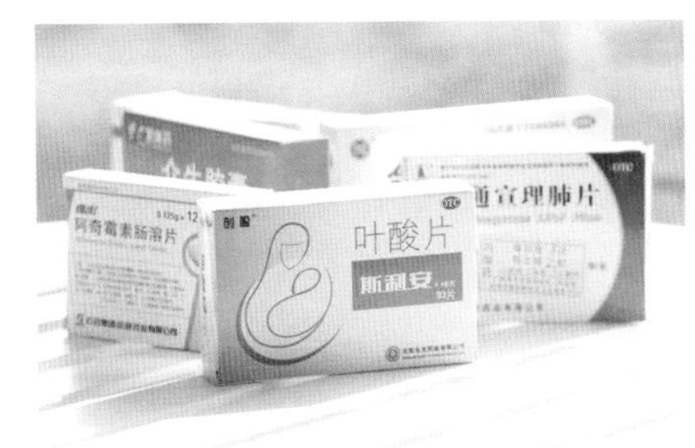

多吃富含营养的食物

孕前饮食要健康，不能挑食，这样就能保证摄入足够的营养素。少吃含有食品添加剂或者腌制、熏烤的食物，少吃罐头及少喝饮料。洗蔬菜注意以浸洗方法去掉残留农药，还得戒除吸烟饮酒的习惯。

多种益智营养素的摄入

补充叶酸。叶酸对细胞的分裂、生长及核酸、氨基酸、蛋白质的合成起着重要的作用。若不注意孕前与孕期补充叶酸，会影响胎儿大脑和神经管的发育，有可能造成神经管畸形，严重者可致脊柱裂或无脑畸形儿。育龄的女性每天都应补充0.4毫克的叶酸，孕妇为0.8毫克。孕前及孕早期尤应注意多摄入富含叶酸的食物，如红苋菜、菠菜等。

孕前补碘。碘堪称智力营养素，是人体合成甲状腺素不可缺少的原料。而甲状腺素参与脑发育期大脑细胞的增殖与分化，是不可缺少的决定性营养成分。经补充碘营养出生的孩子，其体重、身高及智商水平均高于未补碘孕妇生出的孩子。准备怀孕的女性最好能检测一下尿碘水平，以判明身体是否缺碘。孕前补碘比怀孕期补碘对下一代脑发育的促进作用更为显著。

注意补锌。锌是人体一百多种酶或者激活剂的组成成分，对胎儿尤其胎儿脑发育起着不可忽视的作用。孕妇每天至少需要摄入100毫克锌。孕前及孕期妇女宜多摄入富锌食物，如牡蛎、贝类、海带等，不同食物所含的营养成分不同，含量也不等。因此，准备怀孕的夫妇应该尽量吃得杂一些，不偏食、不忌嘴，保证营养均衡全面。

如果不能从食物中摄取足够的维生素和叶酸，可在医生的指导下服用叶酸药品和维生素。

生活方式要良好▲

准爸爸准妈妈在准备怀孕之前调整自己的生活方式也是必要的，备孕期间需要注意以下几点要求：

1. 忌备孕期间过度劳累。
2. 忌在患病或情绪压抑期间受孕。
3. 孕前忌抽烟喝酒。
4. 忌早产、流产和葡萄胎刮宫手术后立即受孕。

3 胎教知识准备好

胎教的好处

①受过胎教的宝宝对音乐敏感，有音乐天赋。

②受过胎教的宝宝学发音较早。受过胎教的婴儿2个月时会发几个元音，4个月时会发几个辅音，5 ~ 6 个月发出的声音就可以表达一定的意思。

③受过胎教的宝宝心理行为健康。这些宝宝一般情绪比较稳定，非常活泼可爱。

④受过胎教的宝宝双手的精细运动能力发展良好。手的抓、握、拿、取、拍、打、摇、对击、捏、扣、穿、套等能力强。

⑤受过胎教的宝宝运动能力发展很好。他们抬头、翻身、坐、爬、站、走都比较早，而且动作敏捷、协调。

⑥受过胎教的宝宝不爱哭。受过胎教的婴儿虽然在饥饿、尿湿和身体不适时也会啼哭，但得到满足之后就会停止。另外，受过胎教的宝宝容易养成正常的生活规律，如在睡觉前播放胎教音乐或妈妈哼唱催眠曲，婴儿就能很快入睡，满月后就基本形成了白天醒、晚上睡的习惯。

胎教黄金时期

关键期 1：怀孕前 8 周（脑细胞形成期）

据研究显示，最初的原生神经组织，约是在卵子受精后第 18 天，从中胚层与外胚层的交互作用中所产生。也就是说，从第 19 天开始，准妈妈就能确定自己怀孕了。到了第 4 周，胎儿的脑部开始发育。

关键期 2：怀孕 20 周左右（脑细胞增殖期）

在怀孕 20 周左右，胎儿的听觉、视觉等神经系统便陆续发展，20 周后，脑细胞的发育会变得愈来愈复杂，而这个时期也是胎动出现之始。也就是说，这时候正是妈妈与胎儿互动最有效的阶段，最适合给予胎儿良好的刺激，让他形成良好的神经回路，协助脑细胞逐渐朝良性发展。

关键期 3：怀孕 30 周左右到出生后（脑成长活泼期）

胎儿的脑部基础发育在怀孕 4 个月左右就已全部成形，不过影响脑神经发展的神经元持续进行树状突触直到出生后 3 岁左右。这些神经突触的刺激与发展，正是奠定胎儿日后许多能力的关键。胎教应从怀孕期间开始，母亲和胎儿的交流可以是唱歌、说话等方式，这样可以让胎儿的担心荷尔蒙下降，降低日后叛逆的行为，培养出性格稳健的孩子。

孕产新篇

1 准爸爸最优状态

如果小家庭计划要宝宝，准爸爸们提前3个月就要开始呵护精子了。

要有良好的生活方式。吸烟和酗酒是精子的大敌。如果成年男性每天吸30支烟，精子的存活率仅有40%。酗酒会导致精子中染色体异常，使胎儿畸形或发育不良。

精子成长的过程需要低温。对桑拿浴等高温环境，准爸爸们要敬而远之。不透气的紧身裤也会影响睾丸散热，减少精子数量。

保持良好心情。情绪不稳定可直接影响神经系统和内分泌功能，对男性来说，会使睾丸生精功能发生紊乱。如果压力过大，可以每天运动30～45分钟。但要注意的是，运动应以不引起疲劳为准。

远离放射性物质、重金属、汽车废气及农药。人在有毒物的环境中，由于身体不适应，内分泌的功能必然受到影响，也会使精子数量减少、质量下降。对于准备怀孕的准爸爸们，怀孕前半年应避免装修房屋。

2 人流、不孕关系大

女性的子宫是一个神秘的地方，它就像一片广袤的草原，孕育着生机和希望，但若是肆意破坏，就会导致草原沙漠化。其中，人流就是能导致子宫“沙漠化”的一个原因。那么，人流为什么容易导致不孕呢?

①人流刮宫损伤子宫内膜基底层，引起内膜损伤和宫腔粘连，影响受精卵着床而引起不孕。

②人流后易引起输尿管粘连，使精、卵无法结合而不孕。

③人流时有可能促使带有脱落子宫内膜的血液倒流，发生子宫内膜异位症，引起不孕。

④流产引起黄体功能不全、不排卵和溢乳等内分泌功能紊乱，从而导致不孕。

要预防人流导致的不孕，就要做好避孕工作，以免发生意外妊娠。人流后要注意局部清洁卫生，更不能提早同房，以免发生感染，尤其是患生殖道感染，如宫腔炎、输卵管炎等。如果出现发烧及恶露经久不净时，应及时去医院诊治。

第2周

1 天时地利和人和

天时：最佳受孕时机

最佳的受孕时机就是在最适合的年龄、最适合的季节、最适合的时间里怀孕。对于女性来讲，最佳的受孕时机就是身体机能各个方面状况最好的时期，也就是25～28岁，最晚不要超过35岁。一般而言，女性平均每月排卵一次，排卵前2～3天及排卵后1～2天性生活，才有可能受孕。

宝宝的智力遗传大多来自父亲，男性精子质量在25岁时达到高峰，然后持续5年，因此，男性的最佳生育年龄应在25～30岁之间。一般健康的精子能保持48小时的受精能力，而卵子在排卵后20小时开始老化，因此最好在排卵后2～3小时受精。

春天和秋天是最温和的季节，象征着生发和丰收。春末和秋初是人类生活与自然最适应的季节，也是受孕的最佳季节。

地利：最佳受孕环境

家是爱的港湾，一般来说，最佳的受孕环境就是在家中卧室。卧室的环境应尽量安静，床上的物品应该干净，最好是刚洗晒过且能散发出一股清新的味道，并且要注意受孕时的视觉刺激，让室内沉浸在柔和的灯光下，放些优美轻松的音乐。这种恬静、舒适的环境能对人产生良好的心理暗示作用，使夫妻双方能在最佳的状态播下爱情的种子。

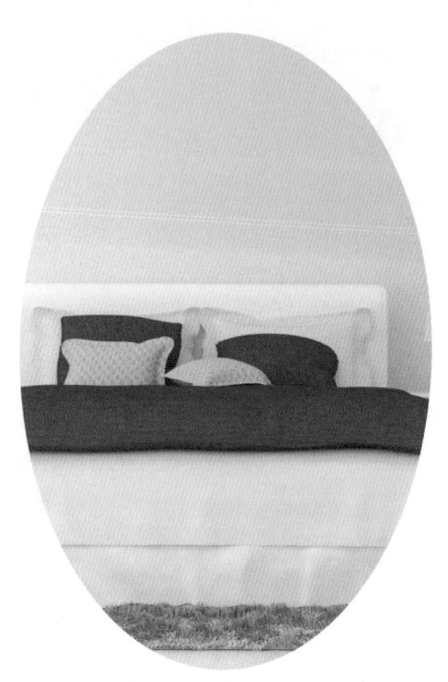

人和：最佳受孕状态

夫妻双方在做爱的过程中达到性高潮也有助于受孕。夫妻过性生活时，神经处于紧张兴奋状态，生殖器官血管充血、扩张。在神经系统的紧张状态解除，生殖器官的充血状态也迅速消退之后，全身心升起一种轻松愉悦的感觉。正常性交过程中如果出现性高潮时，子宫和阴道括约肌强烈收缩，将有助于精子的上行，有人形容这种收缩产生一种强烈的“吮吸”作用，这可协助精子进入宫腔之内并移行至输卵管受精。

2 如何判断是否怀孕

想要孩子的女性应该早些了解自己是否已经怀孕，这样可较早对胎儿加以保护，避免有害因素影响。女性怀孕后会有一系列生理变化，从以下一些方面可以判断自己是不是已经怀孕了。需要说明的是，如果怀疑怀孕了，应该请医生加以证实，排除一些异常情况，切不可自行诊断。

月经停止

如果月经一直很规律，一旦超过七天以上不来，而之前没有采取可靠的避孕方式，应首先想到可能怀孕了。这是怀孕的最早信号。

早孕反应

停经后出现的一些不适现象叫早孕反应。最先出现的反应是畏冷，并逐渐出现疲乏、嗜睡、食欲不振、挑食、喜酸、怕闻油腻味、早起恶心甚至呕吐等现象，严重时还会出现头晕、乏力等。

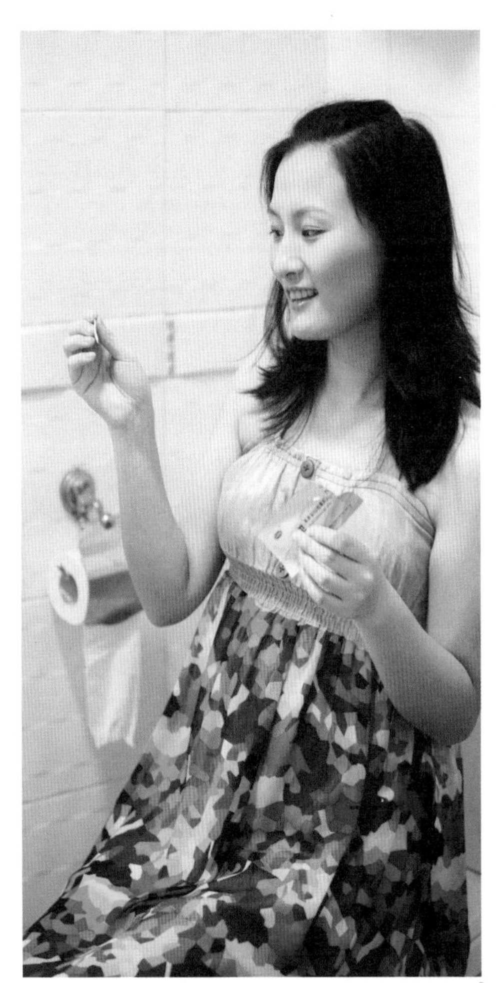

尿频

怀孕初期，许多准妈妈有尿频的情况，有的甚至每小时一次，这是增大的子宫压迫膀胱引起的。小便频繁的现象最早开始于受孕后一星期，然后持续到分娩之后才恢复正常。

乳房变化

怀孕后乳房会增大，有胀满感，乳头有刺痛感，乳晕颜色变深，皮肤下出现一些结节等变化。

在性生活14天后如若发现有上述身体变化，可以购买早孕测试纸或验孕棒进行检测，也可以在受孕后的7～12天去医院通过血液检测或者受孕5周后通过B超进行检测。

3 调整饮食好周到

怀孕1个月，孕妈妈并没有明显的感觉，一般比较轻松，没有什么特别的不适，但是这个时期对胚胎的着床和发育至关重要，所以准妈妈的营养摄入也不能放松。这个月孕妇营养食谱要富含叶酸、蛋白质、维生素和矿物质，饮食以清淡可口的食物为佳。

蛋白质。有些准妈妈在月末早晨会有恶心的症状，可以早晨先摄入一些蛋白质，例如温牛奶加苏打饼丁，以缓解症状。供给量需摄入60~80克/天，主要来源于鱼类、乳类、豆制品、肉类、蛋类等。

碳水化合物。蔗糖、葡萄糖、果糖、乳糖等简单碳水化合物能迅速被消化道吸收，提供“应急能量”。碳水化合物需摄入150克/天，食物主要来源于蔗糖、粮食作物。

叶酸。需摄入400微克/天，食物主要来源于蔬菜，如青菜和卷心菜、柑橘、香蕉、牛肉、动物肝等。除了生吃新鲜的水果，准妈妈们还可以用水果自制一些小吃。

维生素C。需摄入130毫克/天，食物主要来源于柑橘、草莓、猕猴桃、番茄、彩椒、豆芽等。维生素C容易被破坏，所以蔬菜水果应即买即吃。洗果蔬时速度要快，先洗后切，可以减少营养流失。

铁。需摄入25毫克/天，食物主要来源于动物肝脏和血、瘦肉、红糖、坚果、蛋、豆类、桃等。还应注意植物中的植酸、草酸、膳食纤维、茶与咖啡、牛奶中的蛋白质会抑制铁质的吸收，尽量分开食用。

怀孕1个月，要对以下食物忌口：有活血通瘀、收缩子宫功效的食物；性寒而滑利、生物碱含量大的食物。这些食物易导致漏红、腹痛等先兆流产症状，还有以下食物也应少食：

水果：龙眼（桂圆）、山楂、荔枝、杏仁、胡桃。

腌腊制品：腊肉、酱菜、烟熏火腿、腊肠。

辛辣制品：辣椒、丁香、茴香、芥末、香料等。

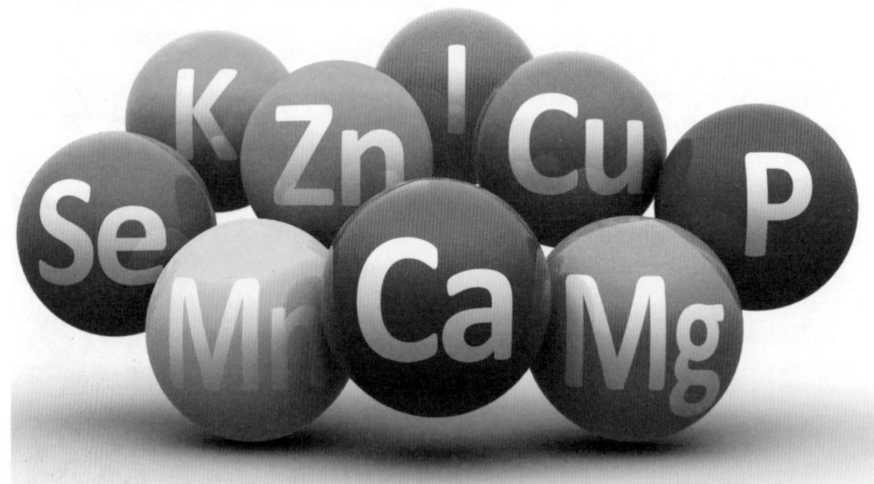

4 制订胎教计划表

当胎宝宝安然地在腹中成长时，准爸爸妈妈对胎教是不是已经跃跃欲试了呢？但是胎宝宝每个时期的生理发育是不同的，所以准爸爸妈妈在制订胎教计划表时，不仅要根据自己的作息时间，而且还需要根据宝宝生理发育特点来制订。

月份	胎儿	妈妈
1月	此时胎儿虽然是拖着小尾巴的小鱼的形状，但神经系统和循环系统已经开始成长。	经常散步，听舒心乐曲，调节早孕反应，避免繁重劳动和不良环境，丈夫应体贴照顾妻子主动承担家务，居室环境收拾干净，无吵闹现象。
2月	胎儿以惊人的速度成长，这是手脚发育的重要时期。眼、消化系统、大动脉和肺都开始形成。	散步，听音乐，做孕妇体操，避免剧烈运动，不与狗猫接触，美化净化环境，排除噪音，情绪调节稳定。
3月	胎盘和羊水在此时出现。胎儿通过脐带吸收氧气和营养，脊椎、中枢神经系统形成，手指、脚趾、眉毛、耳朵等成形。	早晚平躺在床上，腹部放松，手指轻按腹部后拿起，让胎儿感觉，每次5～10分钟即可。听欢快的音乐或儿歌，日常生活中避免劳动过度。
4月	此时胎儿已经能够感知妈妈的想法和情感。胎儿开始自己练习吸气和呼气，还会吞吐羊水。	听音乐或哼唱自己喜欢的歌曲，准爸爸可将报纸卷成筒状，与胎儿轻声说话或念一些诗文。同时，丈夫和孕妇应多看一些家庭幽默书籍。
5月	胎儿开始吮吸手指，并能自由活动身体。这是胎儿头脑和情感同时迅速发育的重要时期。	主动轻抚腹部，将耳机调到适度的音量在孕妇腹上放几分钟欢快乐曲。每天早、晚与胎儿打招呼："宝宝，早上好！宝宝，晚安！"
6月	听觉逐渐发达，可以分辨妈妈的声音和周围的响声。胎动更频繁，如果感觉不到胎动就应该向主治医生咨询。	晚 8 时左右孕妇仰卧在床上放松，双手轻轻抚摸腹部 10 分钟左右。增加和胎儿的谈话次数，给胎儿讲故事、念诗、唱歌、哼曲等。
7月	胎儿对外部的声音、气味，甚至光线的刺激都可以通过胎动做出反应，心脏和肺发育成熟。	用手电筒的光照射妈妈的腹部，给胎儿讲画册、色彩及动物形象、动物运动及特点。丈夫应多陪妻子散步、做操、听音乐、看书画展等。
8月	胎儿脑部的神经细胞呈几何级数增长。连接胎儿的胎盘对胎儿脑部发育十分重要，因此要保证血液循环的畅通。	帮助胎儿运动，和胎儿一起欣赏音乐，比前几个月胎教时间可适当延长，胎教内容可适当增加。孕妇应少吃多餐，以多营养、高蛋白为主。
9月	此时胎儿的成长速度减缓。为出生做准备，胎儿胳膊和颈部开始储藏脂肪，甚至堆积出褶皱。	在各种胎教活动正常进行的同时，应适当了解一些分娩知识，消除害怕心理，保持愉快的心态。养精蓄锐，练习用力、松弛方法，为分娩做准备。
10月	胎儿会获得母体本身具有的对所有疾病的抗体。此时胎儿的头部开始朝下，做好出世的准备。	怀孕后期，肚子随着腹壁的拉长变薄，胎儿对光线更加敏感。要尽量避免去明暗光线变换的电影院，否则可能会给胎儿带来压力。

孕产新篇

1 生二胎最晚年龄

国家开放二胎政策之后，不少妈妈开始备孕二胎。那么，女性最迟多大还能要孩子？有效受孕年龄的最晚界限是几岁呢？

自然受孕情况下

一般情况下，只要还没绝经，女性就有生育的可能。自然绝经代表了卵巢功能的衰退，雌激素分泌枯竭，月经停止，生殖功能也就终止。大多数女性在45～55岁之间绝经，但根据个人体质不同，绝经年龄会有约10年之差，因此既有三十几岁便绝经的人，也有五十多岁还能自然受孕生育的人。

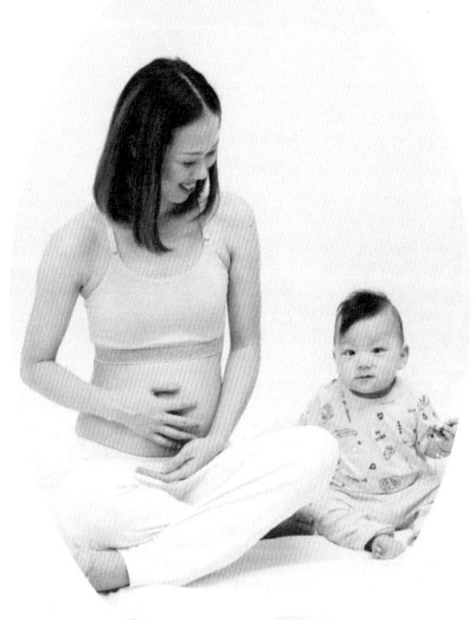

女性有效受孕年龄的最晚界限是几岁

在医学上，通常把绝经到来的前10年定为最晚生育极限，如55岁绝经，则45岁就是有效生育的最晚年龄。过了有效生育年龄，女性受孕几率会下降90%左右，很难再怀上孩子。

二胎妈妈如果要考虑生育宝宝，需要注意的是：

①最好的年龄是在24～29岁之间。

②因工作或者其他原因耽误了最佳生育年龄，也尽可能不要超过35岁生育。

③一些40多岁的女性，如果身体健康，有强烈生育要求，也可以尝试。建议孕前到医院做一次系统检查，随时监测身体状况。

人工干预情况下

借助发达的医学手段人工干预生育，是可以推迟怀孕年龄的，比如试管婴儿等。虽然女性的最晚生育年龄在医学的辅助下可以推后，但不可忽视的是，求子生娃路上的各种艰难也要比平常高出很多。

2 什么是试管婴儿

试管婴儿并不是在试管中孕育婴儿的意思，而是体外受精－胚胎移植技术的俗称，是分别将卵子和精子取出后，置于培养液内使其受精，再将胚胎移植回母体子宫内发育成胎儿的过程。试管婴儿最初由英国产科医生帕特里克·斯特普托和生理学家罗伯特·爱德华兹合作研究成功，该技术引起了世界科学界的轰动。1978年7月25日，全球首位试管婴儿在英国诞生。

试管婴儿技术的出现，使得很多女性有了做母亲的希望，比如：输卵管梗阻的患者；不明原因不孕的患者，通过IUI等治疗未能妊娠者；男方重度少弱精，或男方无精症，需经睾丸或附睾穿刺获取精子者；子宫内膜异位症伴不孕的妇女可以酌情采用IVF助孕；排卵障碍的患者，经一般的促排卵治疗无成熟卵泡生长的人等。

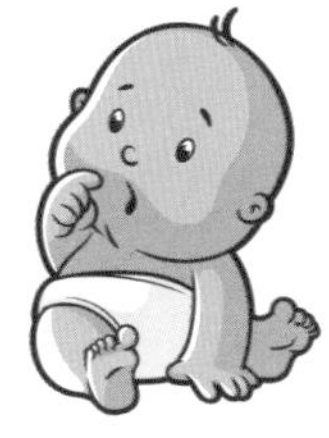

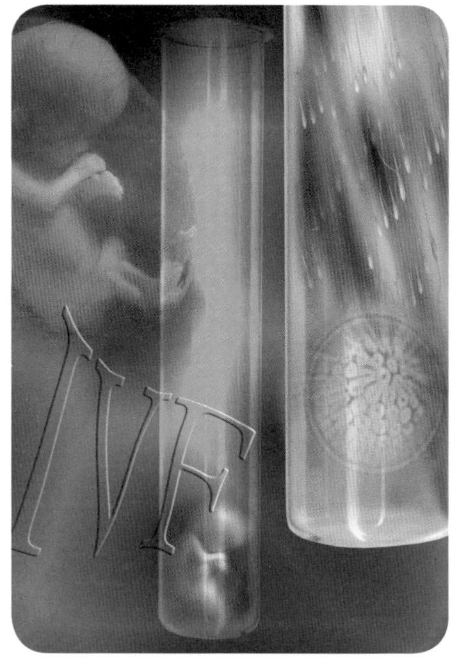

做试管婴儿的条件

身体条件：为了能让试管婴儿移植过程中能更好地提升成功率，女性需要进行前期的身体检查，以具备相关身体条件才能进行。试管婴儿移植手术成功与否，很重要的因素是男方的精子质量，如果精子本身存活率低，做试管婴儿也没有用。

合法证件：做试管婴儿的条件之一就是合法性。想要做试管婴儿的夫妇需要具备结婚证、夫妻身份证及准生证，作为依据进行有效的登记才能做试管婴儿。

费用条件：试管婴儿的费用也是一个非常重要的条件，因为试管婴儿属于尖端技术，相应的费用就会很高。因此，想要做试管婴儿前，就要咨询好相关的费用，做好准备。

第3周

1 特殊妈妈特殊护

高龄女子孕产须知

高龄孕妈妈（通常指35岁以上）通过孕前检查可让医生及早发现问题，及早处理。35岁以上产妇最多见的妊娠高血压和妊娠糖尿病，都可在孕前得到控制。

在计划怀孕前3个月（至少1个月）至孕后3个月，每天补充0.8毫克的叶酸或以叶酸为主要成分的制剂，则可防止有神经管缺陷的婴儿出生。

产前遗传咨询及诊断可以减少畸形儿出生，达到优生的目的。产前遗传诊断方法很多，包括羊膜穿刺术、绒毛取样术及脐血取样术等。随着产妇年龄的增长，流产会多见，但生双胞胎的概率也明显增加，因此，要到正规医院进行常规的产前检查，以保证产妇的孕期安全。另外，在医生的指导下，平衡的膳食、适当的运动、避免烟酒将对产妇有益。

总之，健康的身体，加之智慧与成熟，会使高龄产妇如愿得到一个健康的婴儿。

肥胖女子怀孕须知

肥胖女子在分娩时容易造成难产，因此在妊娠期间应该做到如下几点。

首先，要合理安排饮食。在膳食营养素平衡的基础上减少每日摄入的总热量，原则是低能量、低脂肪、适宜优质蛋白和复杂碳水化合物。蛋白质和脂肪所提供热能的比例应为4：1左右，以减少脂肪摄入为宜。

其次，要加强运动和锻炼。以中等或低强度运动为宜，因为机体耗氧量增加，运动后数小时耗氧量仍比安静时大，而且比剧烈运动容易坚持，如快步走、慢跑、跳舞、游泳等，活动30分钟即可消耗100～200千卡热量。但是，运动要量力而行，有心血管病、高血压时要注意安全。选择活动方式一般从小运动量开始，每日30分钟。

要养成健康的饮食行为。每餐不过饱，七八成饱即可，要细嚼慢咽，延长进食时间，特别挑选低脂食品，用小餐具进食，按进食计划把每餐食品计划好，可少量多餐完成日计划，能减少饥饿感，切忌暴饮暴食。

偏瘦女子怀孕须知

现代女性唯恐脂肪太多，影响身材，因此少吃少饮，以苗条身材为最终目标。但是成年女性的脂肪含量会影响雌性激素水平，脂肪量关系到这些雌性激素是否有活力。而且女性每月都会有一次月经，每次月经都需要消耗一定的脂肪，只有维持正常的月经周期，女性才能具备生殖能力。女性如果身体过瘦，脂肪过度减少，会造成排卵停止或症状明显的闭经，体内的性激素失效球蛋白含量升高，而这种蛋白能令雌性激素失效，从

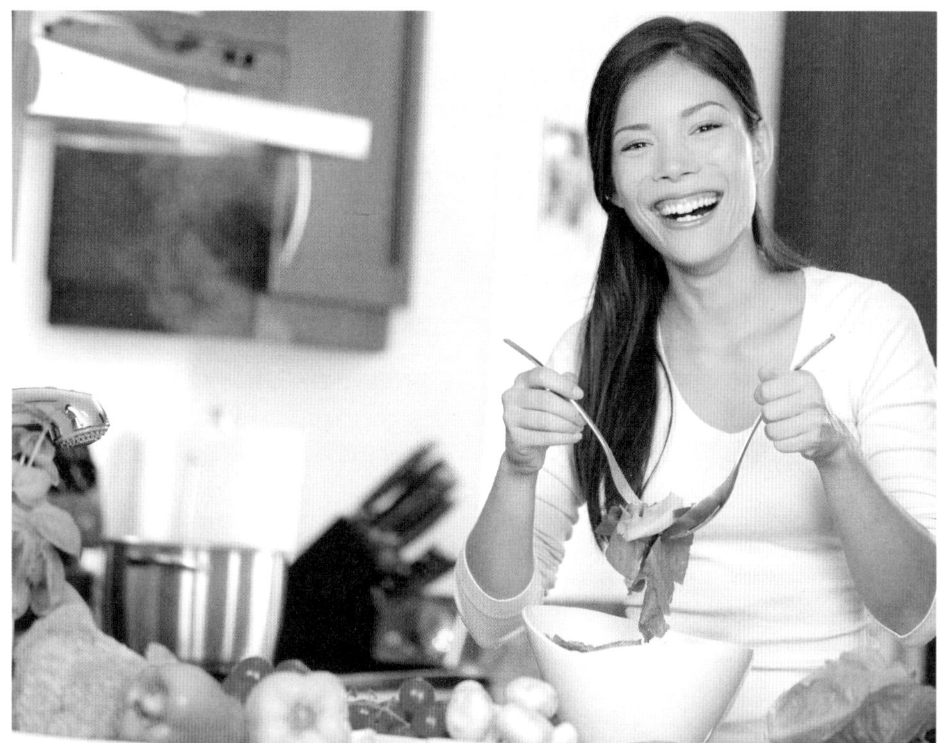

而导致女性失去怀孕能力。

因此，偏瘦的女性应该做到以下几点，千万不要为了身材苗条而失去做妈妈的机会。

①纠正厌食、挑食、偏食习惯，减少零食；停止药物减肥。

②检查潜在疾病造成的营养不良，如血液病、心血管病、肾脏病、糖尿病、结核等。

③检查有无营养不良性疾病，如贫血、缺钙、缺碘、维生素缺乏等，如有则需治疗相关疾病。如无明显缺乏，则需补充足量的维生素、矿物质和叶酸。

④增加碳水化合物、优质蛋白等营养素的摄入，多食新鲜蔬菜水果，脂肪按需要量摄入，不宜过多。

⑤禁烟酒及成瘾药物。

肾炎患者怀孕须知

怀孕前曾有过肾炎的妇女，孕期应特别注意保健，要多卧床休息，不可劳累，饮食中要摄入丰富的蛋白质和维生素。孕期中要有医护人员监护，以便及时发现妊娠高血压等疾病，随时采取有效的控制措施。

肝炎患者怀孕须知

若孕妈妈在妊娠早期患有急性肝炎，最好做人工流产，妊娠中、晚期则应在医生指导下积极治疗。治疗时可采用高蛋白质饮食疗法及卧床休息等。产后不宜用母乳喂养，以减少产妇体力的消耗及避免对婴儿的传染。

2 有害环境要远离

随着社会的不断发展，我们生活的环境也有了很大的改变，越来越多的女性从事各行各业的工作。但是有些妇女从事工作的环境却不利于胎宝宝的发育，在这样的情况下，我们的孕妈妈要尤其注意检查自己所处的环境是否不利于胎宝宝的生长。

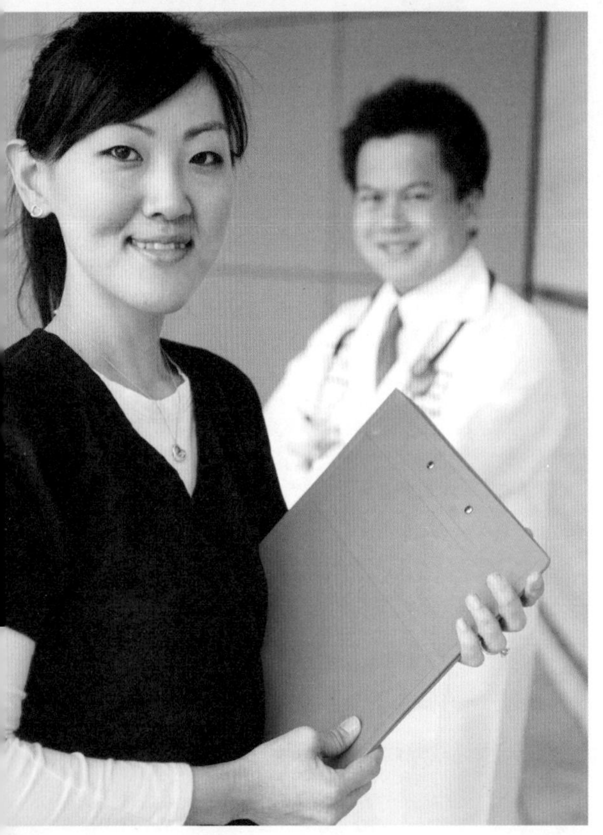

特殊环境

经常接触铅、镉、汞等金属，会增加妊娠妇女流产和死胎的可能性。其中，甲基汞可致畸胎；铅可引起婴儿智力低下；二硫化碳、二甲苯、苯、汽油等有机物，可使流产率增高；氯乙烯可使妇女所生的婴儿先天性痴呆率增高。

密切接触化学农药的环境也是孕妈妈需要远离的。

医务工作环境

尤其是某些科室的临床医生、护士，这类人员在传染病流行期间，经常与各种病毒感染的患者密切接触，而这些病毒（主要是风疹病毒、流感病毒、巨细胞病毒等）会对胎儿造成严重危害。因此，临床医务人员在计划受孕或者早孕阶段若正值病毒性传染病流行期间，最好加强自我保健，严防病毒侵害。

高温作业、振动作业和噪声过大的环境

有研究表明，工作环境温度过高，或振动甚剧，或噪声过大，均会对胎儿的生长发育造成不良影响。

接触电离辐射的环境

有研究表明，电离辐射对胎儿来说是“看不见的凶手”，可严重损害胎儿，甚至会造成畸胎、先天愚型和死胎。所以，接触工业生产放射物质，从事电离辐射研究、电视机生产以及医疗部门等放射线的工作人员，均应暂时调离工作岗位。

3 推算预产期早准备

预产期可以提醒你胎儿安全出生的时间范围，孕妈妈可以先推算好预产期，以便做好生产的准备。

人类的怀孕期是平均满40周（共280天），所以怀孕满40周的那一天就是预产期。因为一个月约4个星期，所以人们常说"怀胎十月"。可是一个月不都是28天，大月有31天，小月有30天，只有2月才是28天，所以仔细算起来，妊娠280天其实应是9个月零7天。因此，可采用以下方法来计算预产期。

月经规律的孕妈妈，预产期以最后一次月经的月份加9（如果加9后得出的数字超过12，则改为减3），天数加7即可得知。例如，最后一次月经为1月1日，则预产期就在10月8日；若最后一次月经为10月10日，则预产期即为第二年7月17日。

不过，这种推算法只适用于月经周期为28天的女性，因此，如果月经周期为23天的孕妈妈的预产期，需较28天的孕妈妈提前5天，而周期为35天的孕妈妈则往后延7天，依此类推。

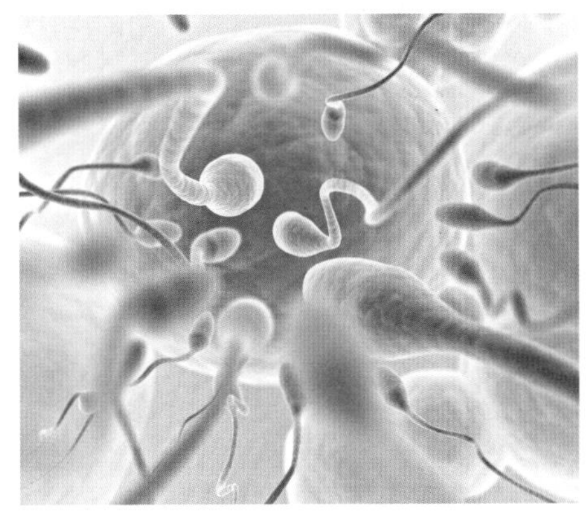

用上述方法推算出来的预产期，只能说是大概的分娩日期，并不是一定会在那一天生产。据统计，能在预产期生产的不到5%，在预产期前后两周内生产都属于正常现象。

如果孕妈妈对末次月经来潮的确切日期记不清了，那么可参考下面的方法进行推算。

根据早孕反应的时间推算

一般妊娠反应在闭经6周左右出现，这时，预产期的推算方法是：出现早孕反应日加上34周，为估计分娩日。

根据 B 超检查推算分娩日期

主要通过B超测双顶径（BPD）、头臂长（CRL）及股骨长（FL）进行测算。孕早期B超对胎龄的估计较为准确。

根据胎动出现的时间推算

一般情况下，孕妈妈能感觉胎动出现是在怀孕18～20周，那么按胎动推算预产期的方法是胎动出现日期再加上20周，这就能推测出大约的预产期。不过，曾生产过的孕妈妈往往会提早感觉胎动，大概在17周、18周就会发生，因此加22周才是预产期。自觉胎动时期往往因人而异，所以这种算法并不精确。

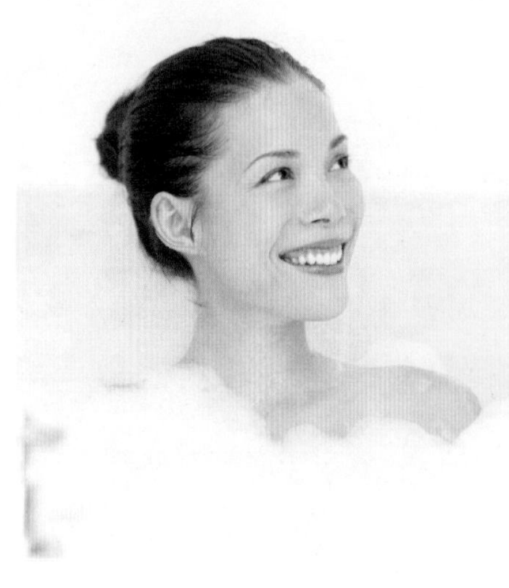

4 孕期要注意事项

要注意个人卫生

刚刚怀孕的女性朋友，由于身体的变化，以及对营养的需求增加，身体代谢会非常快，阴道的分泌物增多，使孕妈妈容易受到细菌的侵害。所以，进入怀孕期间之后，孕妈妈要特别注意自己的卫生，勤洗澡、勤换内裤。

不要剧烈运动

在怀孕情况，孕妈妈需要保持适当的运动。但是，在怀孕早期的时候，胎儿的发育不稳定，孕妈妈的身体状况也不稳定，在这个时候，孕妈妈应该不忙进行剧烈的运动，以免发生流产。

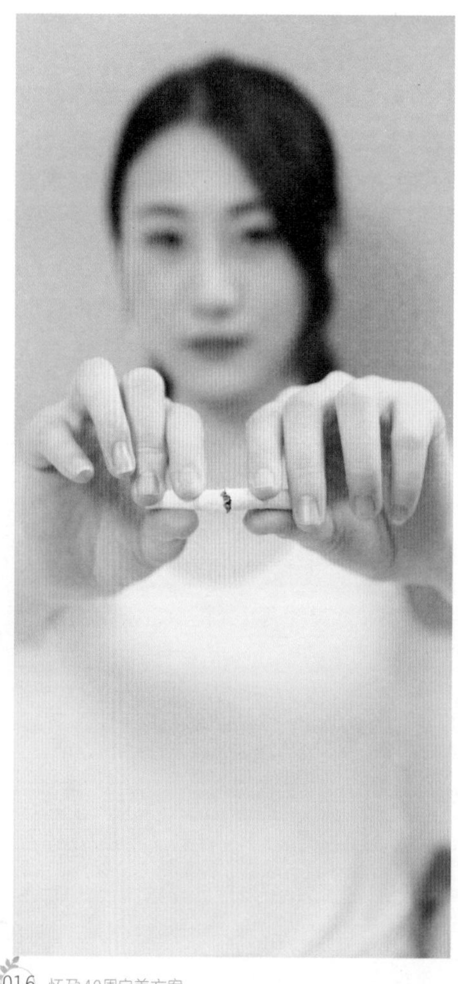

要保持充足的休息

孕妈妈的休息是非常重要的，每天应该保持8~10小时的睡眠时间，不要让自己处于疲惫状态。同时孕妈妈还应该远离辐射，不要长时间看电视、玩电脑或打电话。

养成良好的孕育习惯

女性在成为孕妈妈后，对于以往的一些不好行为一定要改正，养成良好的孕育习惯，如不喝酒、抽烟，不染发、烫发等。

补充叶酸，预防胎儿畸形

怀孕的头三个月是胎儿神经管发育的关键期，因此，准妈妈应尽量避免各种不良因素，如烟酒环境、有害化学物质、新装修的房屋、空气不流通的环境等，并且应提高自身免疫力，免受病毒感染，更不要私自服用药物。

孕产新篇

1 宫外孕如何测

孕卵在子宫腔外着床发育的异常妊娠过程，称为“宫外孕”。以输卵管妊娠最常见，病因常由于输卵管管腔或周围的炎症，引起管腔通畅不佳，阻碍孕卵正常运行，使之在输卵管内停留、着床、发育，导致输卵管妊娠流产或破裂。

宫外孕在流产或破裂前往往无明显症状，也可有停经、腹痛、少量阴道出血，破裂后表现为急性剧烈腹痛，反复发作，阴道出血，以致休克。

而早孕试纸是人们设计出来的一种方便女性检测自己是否怀孕的产品。

在受精后不久，胎盘滋养层细胞就会分泌一种人绒毛膜促性腺激素（HCG），是由受孕妇女体内胎盘产生的一种糖蛋白类激素，在孕妇的尿液中大量存在。一般正常人β～HCG放免测定值小于3.1，如果超过5就可以考虑受孕可能，如果超过10基本可以确定怀孕。孕后35～50天HCG可升至大于2500IU/ml，产后9天或人工流产术后25天，血清HCG应恢复正常。如不符合这一情况，则应考虑有异常可能。宫外孕的早期诊断主要是检测血HCG（绒毛膜促性腺激素），因HCG是妊娠时所分泌的特异性激素，所以β－HCG可用于协助宫外孕早期未破裂的诊断。正常发育的绒毛所分泌的HCG量很大，每天的滴度不断快速上升，每48小时上升66%以上，即如果β－HCG每两天增加的量大于66%，可以诊断为宫内妊娠；而如果增加的量小于66%，则宫外孕或宫内孕发育不良的可能性很大。

早孕试纸是利用女性怀孕所分泌的HCG来确定女性是否怀孕，它只能测出女性体内的HCG有无超过怀孕的标准量，却无法告知确实数据。所以，宫外孕是不能用早孕试纸测出来的。

容易发生宫外孕的妇女，如果确定怀孕，最好在停经后六周内到医院做一次全面的早孕检查，切不可盲目自行判断。

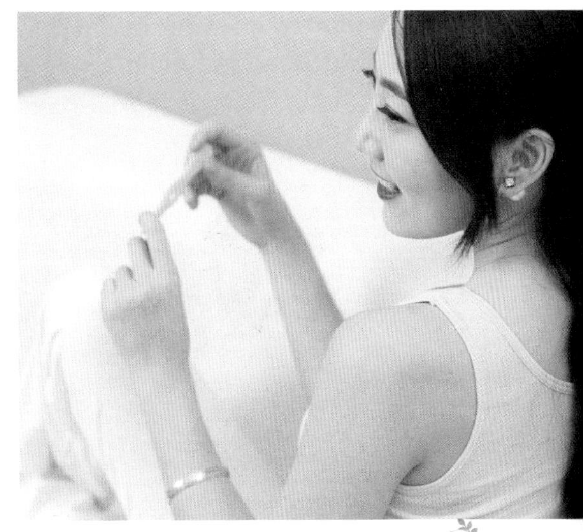

2 宠物与宝宝

很多人都认为孕妇不能接触猫、狗等宠物，甚至不少父母在子女准备要小孩时，都不允许家里养猫、狗了。这是因为宠物有可能会携带寄生虫，比如说弓形虫，弓形虫会造成孕妇流产、早产及胎儿畸形。

但是并不是所有宠物都会成为弓形虫的终宿主。弓形虫一般会存在猫的粪便里，所以孕妇怀孕之后，处理宠物粪便这种事不妨交给准爸爸。另外，接触泥土、食用没煮熟的肉也可能让孕妇感染弓形虫。

一般而言，家养的宠物患弓形虫的概率相对小一点，毕竟如果要感染弓形虫，早就感染了。为了预防万一，孕妈妈和准爸爸在准备怀孕之前，应先做好全套脱畸（包括风疹、弓形虫、巨细胞病毒三项检查，从根源上排除致畸因素，避免感染风疹病毒）检查，如果检查出感染了弓形虫，应治愈后再准备怀孕，如果在怀孕前感染过弓形虫，怀孕后一般不再有被传染的危险。因为只有在怀孕前没有感染过弓形虫的孕妇，在怀孕期间发生初次（原发性）感染才有可能传染给胎儿；如果未感染弓形虫，那么孕妈妈在孕期要注意预防。

怎样预防弓形虫

1.宠物要养在室内，并做好宠物的卫生。

2.食用完全熟透的食物。

3.不让家宠物在外捕食（宠物的传染是吃了感染的老鼠或鸟类，或者吃了污染粪的食物）。

4.避免与猫的粪便接触。孕妇以外的家庭成员应及时做粪便清洁工作。

5.及时做好家畜禽的体内外驱虫和相关免疫。

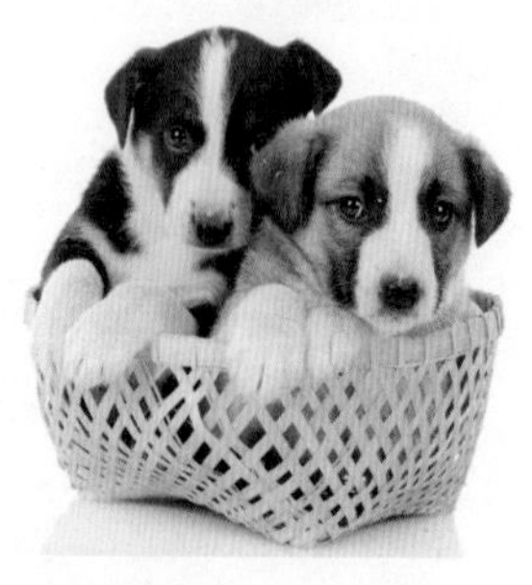

治疗方案

受感染的孕妇如果及时治疗，可使婴儿先天弓形虫感染的发生率由60%降低到23%；如果不治疗，大约有50%可经胎盘感染胎儿。

药物治疗目前一般采用螺旋霉素，此药属于大环内酯类，毒性作用小，孕妇应用较安全，大剂量应用时可出现恶心、呕吐、腹泻等胃肠道反应。用法用量请遵医嘱，请勿自行乱用。

及时和恰当的治疗可使弓形虫病得到控制或治愈。弓形虫病的治疗必须在有经验的医生指导下进行，以确定合宜的药物配伍、剂量和疗程，并防止药物副作用的发生。

如果孕妈妈或者家人都是非常小心的人，因此想把身边的宠物送出去，请务必给宠物找一个好归宿，或者等生下孩子之后再接回来住。

第4周

1 怀孕心理要健康

孕早期的心理变化

在怀孕早期，由于生理的一些变化，孕妈妈的心理和身体的压力会比平时大一些。特别是一些并没有做好怀孕心理准备的孕妈妈，像学习、工作等方面都会因为妊娠而带来种种不便。此时，孕妈妈常常会心烦意乱，会因为一点小事而发脾气、哭闹等。

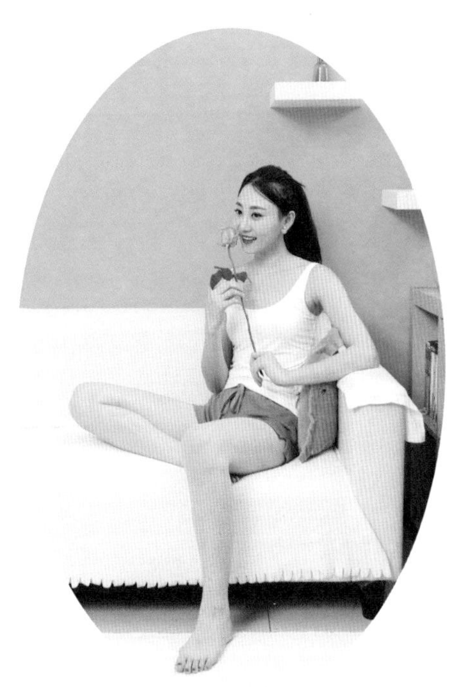

孕妈妈要保持良好的心态

在怀孕期间，孕妈妈一定要保持良好的心态，首先应该克制自己的情绪，做到胸怀宽广、情绪平和，多与家人沟通、谈心，为胎宝宝创造一个良好的生活环境。这样会使腹中胎宝宝胎动缓和而有规律，按着生命节律而良好有序地发育。若胎宝宝性情平和，对智力和形体发育都有着极好的促进作用。

准爸爸应做的事

怀孕第一个月，孕妈妈容易出现情绪不好、精神疲倦、烦躁不安等反应，这时，丈夫要比以前更加爱护妻子、体谅妻子。要注意做到以下几点：

- 保证妻子的营养供给。准爸爸要为孕妈妈安排好饮食，保证营养均衡。
- 不要抽烟喝酒，保持生活环境卫生，尽量避免性生活，以免给妻子和胎儿造成伤害。
- 保持开朗愉悦的心态，陪伴准妈妈就诊，参与每一项孕检过程。
- 帮助妻子做好情绪胎教。应多陪妻子到幽静的公园、田野中散步，给妻子看些描述天伦之乐的图书，与妻子开开适度的玩笑，或是陪妻子观看令人开心的影剧等。

总之，要让妻子的情绪始终保持平和、愉悦的状态，从而保证胎儿在母体内健康成长。

2 居住出行需注意

孕妈妈居住的环境要适宜

当夫妻决定怀孕的时候，最好将居室整理一番，因为孕妇的居住环境应该保证安静舒适、清洁卫生，有清新的空气以及良好的通风设施，这些都有助于孕妇轻松悠闲地度过孕期。

居室空间不一定很大，但是要温馨舒适，让孕妈妈身处其间，始终都能保持轻松愉快的心情；居室要注意整洁通风，要避免居室装修后所散发的气味，这种气味会严重地影响孕妇和胎儿的健康；同时在卧室可以悬挂一些两个人都喜欢的可爱宝宝的图片，会使准妈妈产生许多美好的遐想，心情愉悦，很多妈妈都说自己的宝宝和孕期常看的宝宝有几分神似呢。居室的色彩搭配应以温柔清新为主，可采用乳白色、淡蓝色、淡紫色、淡绿色等色调，可使孕妇内心的烦闷很快消除，心情趋于平和、安详。如果孕妇是在紧张繁忙、技术要求高的环境中工作，家中不妨用粉红色、橘黄色、黄褐色等暖色调进行布置，因为这些颜色会给人一种健康、活泼、鲜艳、悦目、希望的感觉，可使孕妇神经得到放松，有利于胎儿大脑的发育。

另外，因为孕妈妈经常起夜的缘故，建议在孕期准备一盏小夜灯，确保孕妈妈晚上的安全，等宝宝出生后，这盏小夜灯也能发挥很大的作用。

孕妈妈出行要注意

如果孕妈妈去坐公交车的话，一定要坐在汽车靠前的位置，这样能减少颠簸，以免有意外发生。安全出行的一个要素就是，你要把自己孕妇的身份让别人能够快速识别，这样能多一层安全保障。另外万一没有位置的情况下，要找一个能通风的地方，站稳扶好以免摔倒。如果孕妈妈去坐地铁，一定要找到位置坐好，应选择车头或车尾位置，切忌在车厢内走动，这样空气流通而且可尽量避免被人撞伤。还有一点很重要，那就是到站后，一定要等车完全停稳后再下车。

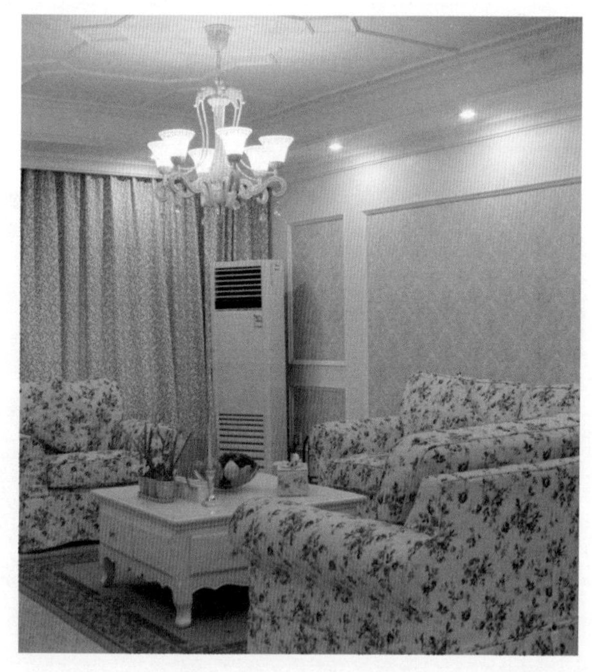

3 日常生活有指南

怎样记录妊娠日记

十月怀胎是否正常，分娩能否顺利，关系到日后小生命和母亲的安全与健康。因此在整个妊娠期间，如能将有关事项及时记载下来，则是一份宝贵的档案资料。

写妊娠日记可以帮助孕妈妈掌握孕期活动及变化，帮助医务人员了解孕妇在妊娠期间的生理及病理状态，为及时处理异常情况提供依据，可以减少因记忆错误而造成病史叙述不准确及医务人员处置失误。妊娠日记内容要简明确切，下列重要内容不可遗漏。

①末次月经日期。医生根据该日期可以大致判断预产期。

②早孕反应何时开始，何时消失，以及反应程度。

③第一次胎动的日期与以后每日的胎动次数。

④孕期出血情况，要记录下出血量和持续时间。

⑤若孕期患病，应加以记录，包括疾病的起始日期、主要症状和用药品种、剂量、天数、副作用等内容。

⑥有无接触有毒、有害物质及放射线。

⑦重要化验及特殊检查结果，如血尿常规、血型、肝功能、B超等。

⑧如曾经有过情绪激烈变化或性生活，也应加以记录。

⑨一些生活习惯、外出旅行的情况、工作状况等也应加以记录。

孕妈妈应尽量少用复印机

孕妈妈如果长时间与复印机接触，就会感到头痛、头晕，过敏体质的孕妈妈还会咳嗽、哮喘等。这是由于复印机的静电作用，会使空气中产生臭氧，而且复印机在启动时还会释放一种有毒气体，这样就会使孕妈妈出现一些不适症状。因此，孕妈妈应尽量减少与复印机打交道，多食用一些富含维生素E的食物。若孕妈妈工作的场所有一台复印机，则可以将它放置到通风、避光的地方。

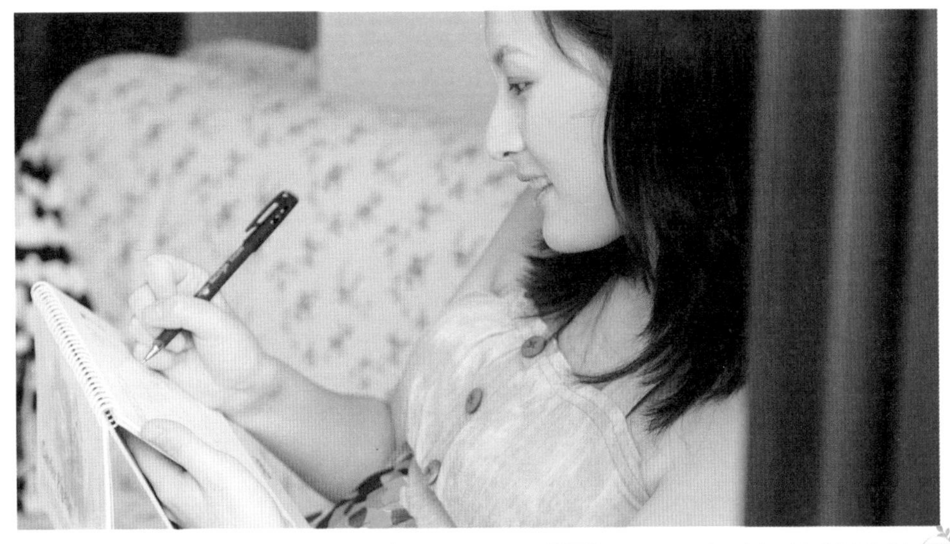

孕产新篇

孕早期用药需谨慎

孕早期用药原则

孕期间如需服药时需要注意以下一些问题。

①药物的致畸作用主要与药物性质、用药时胚胎发育阶段、胎儿对药物的敏感性、药物剂量的大小以及用药时间长短有关。妊娠的前3个月是胎儿的各器官分化、发育、形成阶段，3个月以后，除生殖器官和中枢神经系统进一步发育外，胎儿的多数器官均已形成。因此，在妊娠的前3个月内要尽可能避免用药，但不包括必需的治疗药物。

②任何药物（包括中草药、中成药）的使用必须得到医生的同意，并在医生的指导下使用。

③在孕期必须用药时，应尽可能选择对胎儿无损害或影响最小的药物，尽量避免大剂量、长时间使用药物或多种药物一起使用。病愈或基本痊愈后要及时停药，以达到既去除母体疾病，又不损伤胎儿的目的。如因病情和治疗需要而必须长期应用某种药物，而该药又会导致胎儿畸形时，则应果断终止妊娠（流产或引产）。

孕妈妈不宜服用的西药

在十月怀胎期间，孕妈妈难免因生病需要服药。那么有哪些药物可能会导致胎儿畸形呢？下面一些药物准妈妈们必须特别注意：

镇静催眠类药物：巴比妥、苯巴比妥、安定等药短期应用较安全，但长期服用可导致胎儿四肢畸形、唇腭裂、心脏病等。

噻嗪类精神药物：抗精神病的药物应在医生指导下应用。

解热镇痛药物：有报道说，妊娠早期如果长期服用阿司匹林，可致胎儿腭裂、唇裂、肾脏畸形、心血管畸形、神经系统畸形；消炎药则可致动脉导管过早关闭。

抗凝血药物：如双香豆素等，可能导致胎儿小头畸形，应在医生指导下服用。

激素类药物：性激素，如己烯雌酚、炔诺酮、炔雌二醇、甲羟孕酮、同化激素等可引起男胎女性化或女胎男性化；肾上腺皮质激素可导致兔唇、腭裂；糖皮质激素在妊娠早期可引起死胎、早产；胰岛素可致胎儿畸形。

甲状腺素和抗甲状腺药物：如他巴唑、脲类等，均有致畸作用，应在医生指导下应用。

中成药：凡说明书上注有“孕妇忌用”或“孕妇慎用”的中成药皆不宜服用。

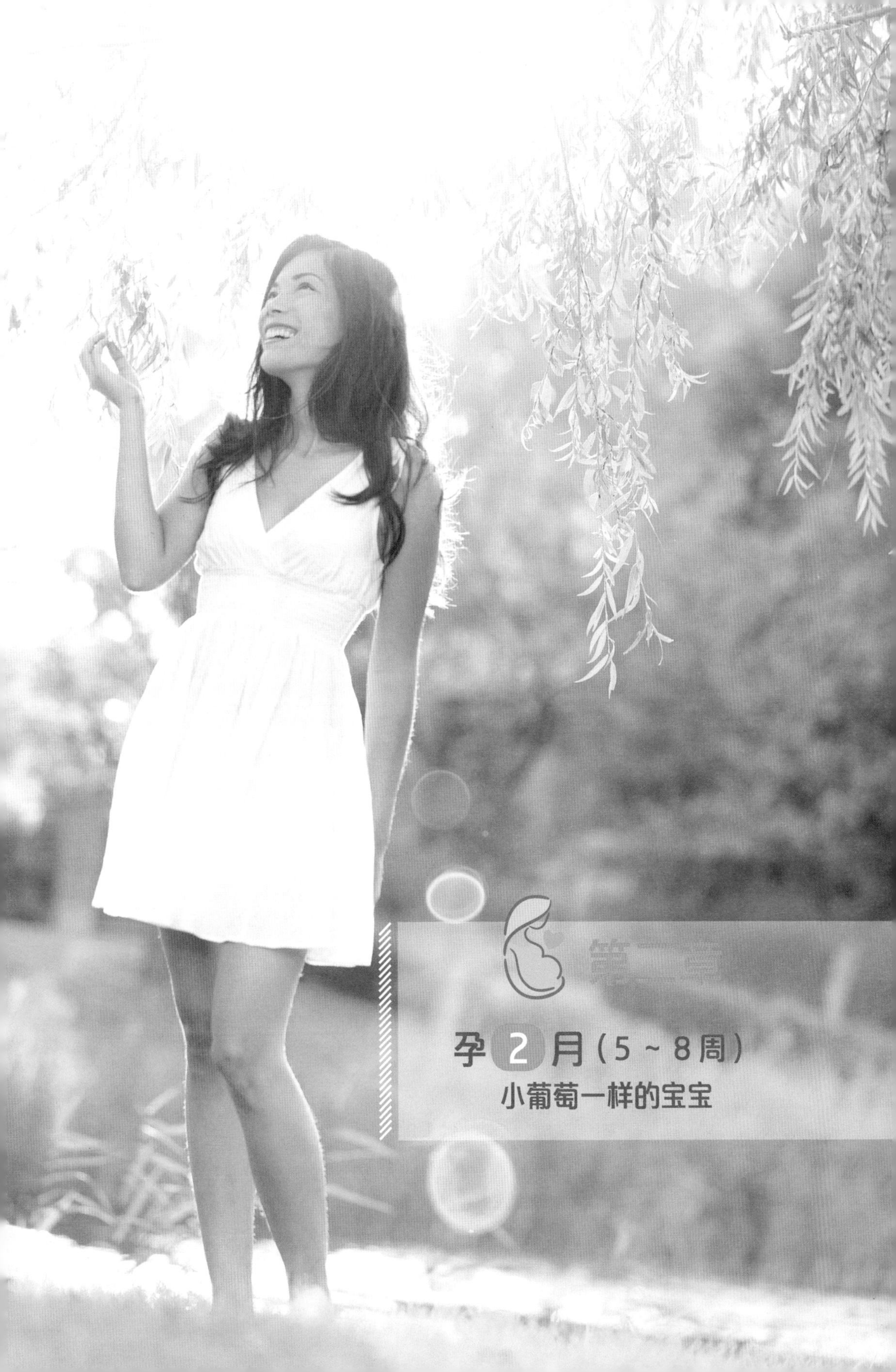

第二章

孕2月（5～8周）

小葡萄一样的宝宝

孕2月（5～8周） 小葡萄一样的宝宝

第5周

1 早孕反应怎么办

女性在怀孕早期会出现一系列异常现象，如食欲不振、恶心、呕吐、厌油腻、偏食、腹胀、头晕、乏力、嗜睡，甚至低热等，一般会持续1～2个月，最迟在第4个月末消失。这是孕妈妈特有的正常生理反应，这种反应的时间、程度、症状会因人而异。孕吐与其他因疾病所导致的呕吐不同，虽然呕吐却不会消瘦，这是孕吐的一大特征。

孕妈妈要特别重视连续性呕吐，甚至连喝水也吐，以至于不能进食、进水。孕妈妈只能靠消耗身体中原有的营养素来维持生命，会因此很快消瘦、体重减轻，十分虚弱，这时就容易产生电解质紊乱，对孕妈妈和胎儿不利。

如何克服早孕反应

早孕反应一般对生活和工作影响不大，在妊娠12周左右会自行消失。不过，为了顺利度过早孕期，孕妈妈们可想些办法使反应减轻，下面几点可供参考。

消除心理负担。要保持心情愉快，多了解一些相关的医学知识，并尽量消除对怀孕的心理负担，如对胎儿性别想得太多，担心怀孕、哺乳会使自己的体形发生变化，对分娩过分害怕，等等。闲暇时做自己喜欢做的事情，邀朋友小聚、散步、聊天都可以。

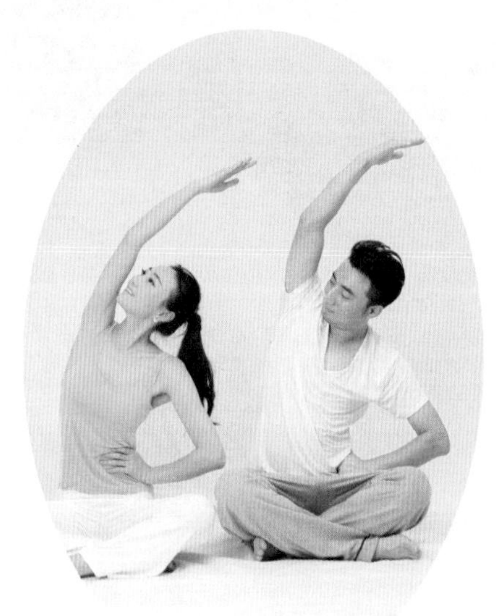

适量的运动。不能因为妊娠剧吐就整日卧床，尤其一些体质较差的人，环境稍微一变化就会因为不适应而生病，这样只会让症状变得更加严重。应该适当做一些运动，像和家人散散步、做做孕妇体操等，从而改善心情，使早孕反应减轻。

选择喜欢的食物。早孕反应剧烈会引起食欲不佳，这时可以选择一些自己喜欢的食物来吃。还可在医生指导下口服维生素B_1、维生素B_6、维生素C等，配合适当休息。在很难受的情况下，还可以用橘皮煎水饮用或口含姜片，这样对缓解症状有一定效果。

2 怀孕感冒有方法

感冒的症状及危害

普通感冒和流行性感冒都是由病毒引起的呼吸道传染病。普通感冒的主要病原是鼻病毒，一年四季几乎人人都可罹患，鼻塞、流涕、咽痛、咳嗽、全身酸痛是常见症状，有时只发低热。孕期患普通感冒的人很多，对胎儿影响不大，但如果较长时间体温持续在39℃左右，就有出现畸胎的可能。流行性感冒简称流感，病原是流感病毒，借空气和病人的鼻涕、唾液、痰液传播，传染性很强，常引起大流行。受感染后发冷发热，热度较高，头痛乏力，全身酸痛，常在发热消退时鼻塞、流涕、咽痛等症状才明显。患者体力消耗大，恢复也慢。流感病毒不仅能使胎儿发生畸形，高热和病毒的毒性作用也能刺激子宫收缩，引起流产、早产。有人调查了56例畸形儿，其中有10例产妇在怀孕当日至50天时患过流感。所以，妊娠早期发生流感需谨慎。

孕妈妈感冒应对法

如果孕妈妈感冒了，应尽快地控制感染，排除病毒。若高烧到39℃以上，且持续3天以上，可分以下两种情况来处理。

① 如果感冒的时间是处在排卵以后2周内，用药就可能对胎儿没有影响。

② 如果感冒处在排卵后2周以上，这一时期胎儿的中枢神经已开始发育，就可能会对胎儿造成影响。这种情况就需要与医生、家人共同商讨是否继续本次妊娠。

若孕妈妈在怀孕3～8周之后患上感冒，并伴有高热，则对胎儿的影响较大。病毒可透过胎盘进入胎儿体内，有可能造成胎儿先天性心脏病、兔唇、脑积水和畸形等，还容易刺激子宫收缩而造成流产。

因此，孕妈妈感冒时一定要去专科医院诊治，千万不能随意自行用药，以免对母体和胎儿造成不良影响。

孕妈妈感冒后的处理方法

轻度感冒：可选用口服感冒清热冲剂或板蓝根冲剂等，并且多喝开水，同时要注意休息、保暖，补充维生素C，感冒很快就会痊愈。

重度感冒，伴有高热、剧咳时：可选用柴胡注射液退热和纯中药止咳糖浆止咳。同时，也可采用物理降温法，如在额、颈部放置冰块，或以湿毛巾冷敷，或用30%左右的酒精（或将白酒兑水冲淡1倍）擦浴。也可选择使用药物降温，在选用解热镇痛剂时，要避免采用对孕妇、胎儿和新生儿有明显不良影响的药物，如阿司匹林之类的药物。可在医生指导下使用诸如醋氨酚等解热镇痛药。

3 适当运动身体好

孕妈妈参加运动的好处

研究结果表明，胎儿的生长发育不仅与母亲的营养和健康有关，而且与运动也有密切的关系。因为运动能促进机体的新陈代谢及血液循环，增强心、肺及消化功能，锻炼肌肉的力量，从而使人保持健康的身体及充沛的精力。户外活动能使孕妇呼吸到新鲜空气，沐浴在充足的阳光中，还可避免维生素D的缺乏。

运动还能增加氧的吸入，提高血氧含量，加速羊水的循环，并能刺激胎儿的大脑、感觉器官、平衡器官以及循环和呼吸功能的发育。

适当运动促进了母体及胎儿的新陈代谢，既增强了孕妇的体质，又使胎儿的免疫力有所增强。所以，孕妇应进行适度运动。

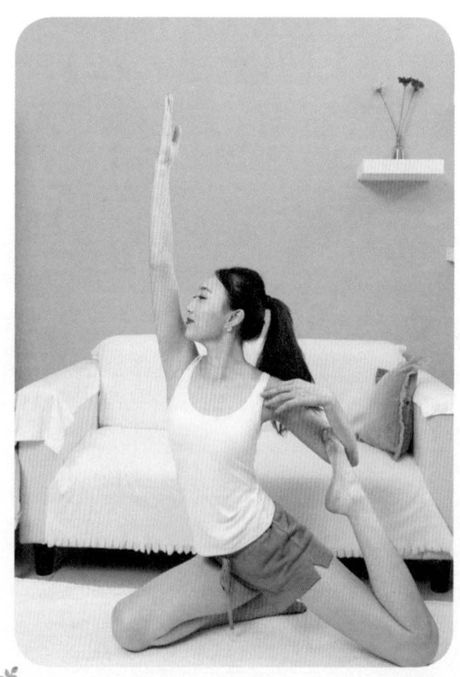

运动的安排要合理

对于女性而言，由于其力量小，耐力又较差，在运动时要对运动量、强度和时间进行合理的控制，以免给身体造成一些不必要的损伤。同时，女性的灵活性和柔韧性较强，所以可以选择瑜伽、慢跑、游泳、健美操、散步、骑自行车等来进行锻炼（瑜伽、健美操、骑自行车有一定风险，孕妈妈应注意），同时还可以在运动时配一些优美的旋律，使运动变得更有情趣。总之，在锻炼时应遵守循序渐进、持之以恒的原则，不要让身体太过疲劳。

孕妈妈运动时注意的事项

对孕妇来说，特别是平素体弱、肥胖、习惯于久坐的人，进行短时间缓和的活动即可，妊娠期不要做剧烈运动。以下几点是孕期禁忌，希望准妈妈们能够注意。

① 不宜肩挑重担，不要提举重物或长时间蹲着、站着或弯着腰劳动。这样过重的活动会压迫腹部或引起过度劳累，易造成流产或早产。

② 常骑自行车的孕妇，到妊娠6个月以后不要再骑自行车，以免上下车不便，出现意外。

③ 不要参加举重、打篮球、打羽毛球、打乒乓球等运动，这些运动不但体力消耗大，而且伸背、弯腰、跳高等动作幅度太大，容易引起流产。

4 开始胎教有必要

有些准爸爸妈妈可能会认为，孕早期的胎宝宝还是一个小胚胎，没必要进行胎教。这种想法是错误的。胎儿不是无知觉的物质，而是一个有各种感觉、鲜活的生命，他的感受经过不断的外界良性刺激会得到更好的发展。1~4个月是胎儿的快速成长期，也是胎儿手脚发育的重要时期。此时胎教的基础是营养，其次是良好的环境。

听音乐

刚开始进行胎教，最好听一些旋律舒缓、轻柔的音乐，因为孕早期的胎儿对声音的刺激尚不敏感，也不能受强声刺激。此时，就可以听一首舒曼的钢琴曲《梦幻曲》，这是一首描绘对童年美好回忆的作品，有着宽广如歌的旋律和诗一般的意境，尤其适合在孕早期听，能带给孕妈妈如梦如幻的美好感受。

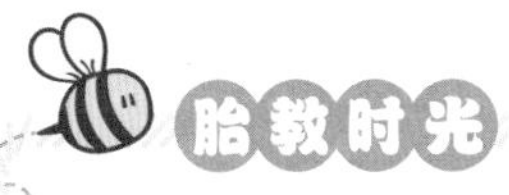

野猪林

西山坡一片绿荫，又种上了土豆、红薯和玉米。野猪们兴冲冲赶来安家落户。几年后，野猪越来越多，它们踩烂了红薯，压倒了玉米秆，将土豆地拱得到处是坑。

人们敲锣打鼓，点起火堆，野猪们吓得躲进了林子。可是，人们一停下来，野猪就又钻出林子乱来。村长气坏了，举起猎枪限野猪们三天内离开西山坡。野猪们就向大森林环保委员会主席大象告状，大家就派红毛狐狸去处理。

红毛狐狸赶到西山坡，先是好言好语相劝，见村长不理，就搬出了野生动物保护法："野猪是国家野生保护动物，受法律保护。你怎么可以用猎枪威胁他们？"村长毫不退让，大声说："难道我们的财产就不受法律保护吗？野猪破坏了我们的家园，我们完全有权保护自己的劳动成果！"

红毛狐狸去城里讨救兵，他找到了保护动物团体。城里来的保护动物团体先说出一番道理："这几年，树木多了，土豆、红薯、玉米多了，野猪自然就多了，这并不奇怪。奇怪的是，西山坡的野猪越来越多，为什么没有引来熊、虎、豹呢？看来我们对熊、虎、豹还保护得不够。"野猪们听得又喜又怕。

庄稼人怪城里人只会说风凉话。红毛狐狸起了一个念头，建议由动物保护团体帮助庄稼人集体搬家。野猪们欢呼叫好，保护动物团体点头赞成，庄稼人面对《野生动物保护法》，只得同意。于是，西山坡的庄稼人集体搬家了。从此，西山坡就称为野猪林了。

孕产新篇

1 孕后心情多变化

前一秒钟还好好的，下一秒钟就泪流不止，孕妈妈的心情就像六月的天空说变就变，孕期情绪的大起大落是很常见的，特别是怀孕早期容易心情不好。

孕激素和雌激素是调节生殖期的雌性荷尔蒙，它们被认为是孕期情绪多变的部分原因。但大部分的孕期情绪波动只是由于怀孕对孕妈妈而言是一个巨大的变化，孕妈妈有可能在某一天因为想到有了宝宝而欣喜若狂，然后马上又开始担心起自己的未来。

即使宝宝是在热烈期盼中来临的，对很多狂喜的孕妈妈们来说，对未来的担忧仍然会时不时地冲淡她们的幸福感，孕妈妈可能担心夫妻关系会不会受到影响、宝宝是否健康、有了宝宝以后将面临的经济问题等等。一些孕期很小的问题，比如胃灼热、疲劳以及尿频，都可能给孕妈妈带来心理负担。所有这些担忧都会让孕妈妈的孕期情绪起伏不定。

孕期情绪波动最容易发生在孕早期。如果孕妈妈怀孕早期心情不好，不必担忧，这是很正常的，等孕妈妈适应了身体激素水平的变化后，情绪波动的情况就会逐渐减少。

如果孕妈妈正处在闷闷不乐的状态中，可以做些事情让自己感觉好起来。睡一小觉或找个朋友陪自己散散步，别对自己太苛求。怀孕是人生中的重大事件，它肯定会使任何人，哪怕是一个期盼宝宝已久的准妈妈，不时地感到茫然、易激动和焦虑。

如果孕妈妈感觉自己的孕期情绪波动超出了一般正常的状况，那么最好去看一下专业的医生。虽然怀孕早期心情不好是正常现象，但确实有大约10%的准妈妈会在孕期遭遇轻到中度的抑郁。如果不是偶尔心情不好，而是经常或持续性地感到情绪低落，就有可能是这种情况。

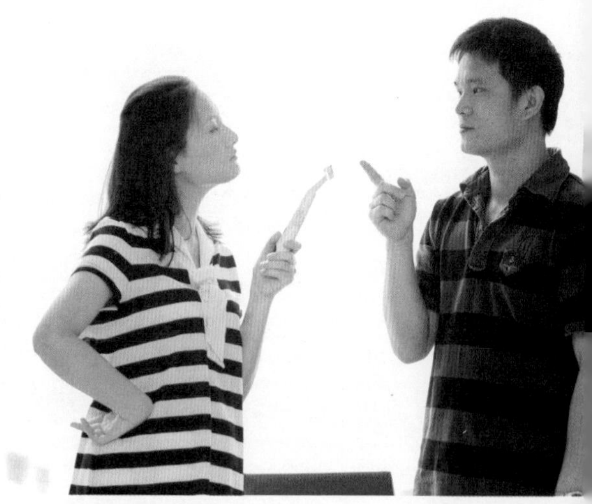

2 HPV疫苗可接种

HPV病毒与宫颈癌

宫颈癌是中国15～44岁女性所面临的最大死亡威胁之一，据有关数据报道，有99.7%的宫颈癌和HPV病毒相关。80%的女性一生中可能感染HPV，HPV会使子宫颈发生变化，进而在8～10年发展成癌。

对宫颈癌来说最危险的是怀孕，如果在怀孕之前没有检查出来已经患有宫颈癌，那么随着怀孕，子宫大量充血，妈妈输送来的营养不仅养了宝宝，同时会使癌变部位以极其迅速的速度增长。再加上身体因怀孕分泌的一些激素对癌症有促进作用，怀孕时身体免疫力下降，而宫颈癌的一些征兆如出血等又会被认为是先兆流产的现象而被忽略，等到生完宝宝再发现时就晚了，预后的效果很不好。所以孕妇在怀孕前，一定要做好各种检查，尤其是涂片，否则，经过孕期的时间，有些疾病会被漏掉，引起严重的后果。

目前全球HPV疫苗有哪些

2006年，首支HPV疫苗在美国上市。截止2014年，全球共有3种宫颈癌疫苗上市。除了2016年在我国批准进口的2价疫苗外，还有美国默沙东研发的4价和9价两种疫苗，其中2价疫苗可以有效预防涵盖70%的宫颈癌，覆盖最广的9价疫苗则可以涵盖90%。

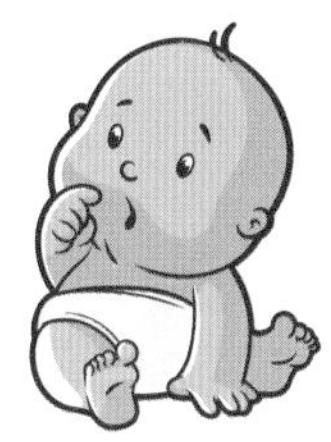

HPV疫苗接种最关键的几个问题

最适宜接种年龄。大部分HPV病毒是通过性传播的，而HPV疫苗是预防HPV感染，并不能治疗，所以第一次性尝试之前就接种HPV疫苗才能获得最好的保护。世界卫生组织认为，能获得HPV疫苗保护的人群年龄为9~26岁，而最适宜接种的年龄为11~12岁。

有了性生活也能接种。因为HPV疫苗最好是在第一次性生活之前接种，所以有不少已经有过性生活的女性就对此疫苗有所顾忌，但接种这类疫苗主要是预防以后性生活中HPV的感染，有过性生活甚至感染了HPV病毒（包括HPV～16和HPV～18）这两种，也可以接种宫颈癌疫苗。但是需要注意的是，这类疫苗不会对已经感染的HPV病毒有治疗的效果。

HPV疫苗不能保证一定不会患宫颈癌。可以引起宫颈癌的HPV病毒有100多种，目前打的疫苗，只能防止HPV病毒中的18、18、6、11这些常见病毒，16、18这两种最容易引起宫颈癌。宫颈癌疫苗是一种预防性疫苗，它的预防效果为70%，而非100%，注射疫苗后的女性仍有机会接触到其他高危型病毒，患宫颈癌的风险仍然存在，而且随着注射时间的推延，疫苗抗体的效价也可能下降。

建议准备怀孕的女性在怀孕之前到医院做一次宫颈涂片细胞学检查，以便及早治疗。

第6周

1 饮食结构要调整

孕妇在这一时期的饮食营养，主要以富含维生素B_6、维生素B_1、微量元素锌，以及易于消化、蛋白质丰富的食物为主。这个月是胎儿组织分化的重要时期，如果孕妇营养不良，就会影响胎儿大脑及神经系统的发育，使细胞分裂减慢等，因此要多食能促进胎儿大脑发育的食物。孕妈妈应特别注意摄取以下几种营养素：蛋白质，参与细胞的组成，是脑细胞的主要原料之一；脂肪是脑神经发育不可少的物质；碳水化合物是脑细胞代谢的物质基础；矿物质中，锌、钙、铁、碘、锰作为辅酶，直接参与脑细胞中蛋白质等的生物合成过程。在各种各样的食物中，以下一些食物对胎儿大脑的发育起着重要作用。

NO.1 使脑细胞体积增大的食物

要把握好脑细胞的分裂期，及时补充营养。怀孕后2～4个月，胎儿脑细胞胎分裂最活跃，数目增加最快；怀孕后7～8个月，胎儿脑细胞又一次快速分裂。在这关键时期中给予合适足量的营养物质，不仅能使胎儿脑细胞数量达到最多，而且体积也会达到最大。为此，孕妈妈应多吃些鱼、蛋、瘦肉、动物肝脏等含蛋白质多的食物。

NO.2 使脑细胞活跃的食物

要使脑细胞活跃，就要使脑细胞的树突增生，树突间能迅速有效地传递各种信息和刺激。孕妈妈要多补充一些含维生素及微量元素的食物。

把握时机，摄取足量、丰富、适宜的营养物质，是优生学对营养方面的一个基本要求。而且，这种全面均衡又有重点的营养供给应持续到孩子出生后至少3岁。

NO.3 促进胎儿智力发育的食物

人的大脑主要是由脂类、蛋白质、糖类、B族维生素、维生素C、维生素E以及钙等七种营养成分构成，有人又把富含这七种营养成分的食品称为益智食品。在胎儿大脑发育的几个关键时期，孕妈妈的饮食营养对胎儿的智力起着举足轻重的作用。因此，孕妈妈在此时应多吃一些益智食物，从而在一定程度上促进大脑细胞的发育。

2 食品添加日渐多，孕期食物如何选

如今食物安全问题越来越常见了，不仅原料堪忧，农药、激素泛滥，添加剂也不少。但吃的还得吃，处在孕期的准妈妈该怎么去选择食品呢？

少吃蜜饯、陈皮、话梅等食物

在日常生活中，蜜饯、陈皮、话梅、杨梅干、罐头、糕点及各种清凉饮料中都含有一定的甜蜜素，孕妈妈摄入过量的甜蜜素容易对肝脏和神经系统造成危害。有学者发现，甜蜜素虽然本身不能被人体代谢吸收，但被肠内细菌降解为环已胺后，反而会引起血压的升高。国家规定每千克的果蔬汁中含甜蜜素不能超过0.25克。孕妈妈在选购食物时，要注意看食品配料表中甜蜜素的含量；一天喝含甜蜜素的饮料不宜超过300毫升；常吃杏仁、花生、三文鱼、胡桃等食物，则有助于防止血压升高。

少吃酱菜

大部分酱咸菜都含有日落黄，有学者发现，如果长期食用酱咸菜等含有日落黄的食品，其毒素会沉积于肾脏，对人体的头皮组织、毛囊细胞造成损害，首先出现的症状是脱发。孕妈妈吃了含有日落黄超标的食品，可能会引起过敏、腹泻等症状。孕妈妈在孕期最好不要食用酱菜，如果实在很想解解馋，可将酱咸菜用约40℃的温开水浸泡2分钟以上再食用，这是因为日落黄溶于水，浸泡后可以去掉一部分添加剂。

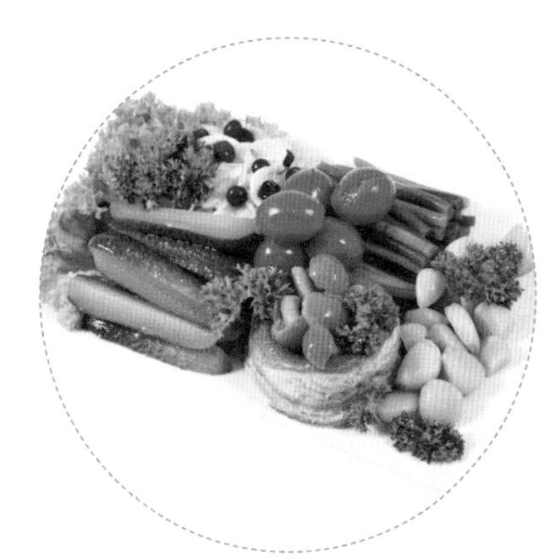

少吃火腿、速食鸡肉等

目前流行的仿生食品一般是用豆腐、魔芋、淀粉等原料，通过添加咸味香精等原料，模仿肉的口感和口味做成的，如火腿、速食鸡肉等。但有研究发现，咸味香精经高温加热后，具有升高血糖、诱发炎症和动脉粥样硬化等危害。日常生活中，除了各种仿生食品，各种肉类罐头、膨化食品、方便面等食品都含有咸味香精。孕妈妈在孕期最好选购新鲜的鸡肉、鸭肉、鱼肉，尽量少吃或不吃罐头类、膨化类和仿生类食品。

经过加工的食品，食品添加剂肯定不少，所以孕妈妈应首选天然、完整、未加工过的食物，比如各种新鲜蔬果、粗粮糙米、豆类等；如果要买加工过的食物，最好选择加工度低的食品或半成品，少选能直接进食的成品。

3 宝宝发育开始了

进入第6周后，胚胎正在迅速地成长，人体的各种器官均已出现，只是结构和功能还很不完善。小心脏也已经开始有规律地跳动。胚胎的长度有0.6厘米，像一颗松子仁，包括初级的肾和心脏等主要器官都已形成，神经管开始连接大脑和脊髓。四肢开始出现了，但还是不甚规则的凸起物，医学上称它们为“胚芽”。

和孕前相比，本周的孕妈妈体重没有太大的变化，从外观上看不出孕妈妈已经怀孕了。但是从本周开始，由于雌激素和孕激素的刺激作用，孕妈妈会感到胸胀、乳房变大变软、乳晕颜色加深，感到困倦、排尿频繁，清晨起来常觉得恶心、呕吐，同时伴有头晕、食欲不振、厌恶油腻食物等症状。

需要提醒的是，妊娠以后，大约从第5周开始，孕妈妈会开始出现孕吐。孕吐会造成胃酸倒流，可能会影响口腔环境，腐蚀牙齿。另外，怀孕使得孕妈妈内分泌发生改变，牙齿格外脆弱，这就给一些病菌和毒素提供了可乘之机，容易产生各种牙齿问题，因此这一阶段应特别注意防治口腔问题。

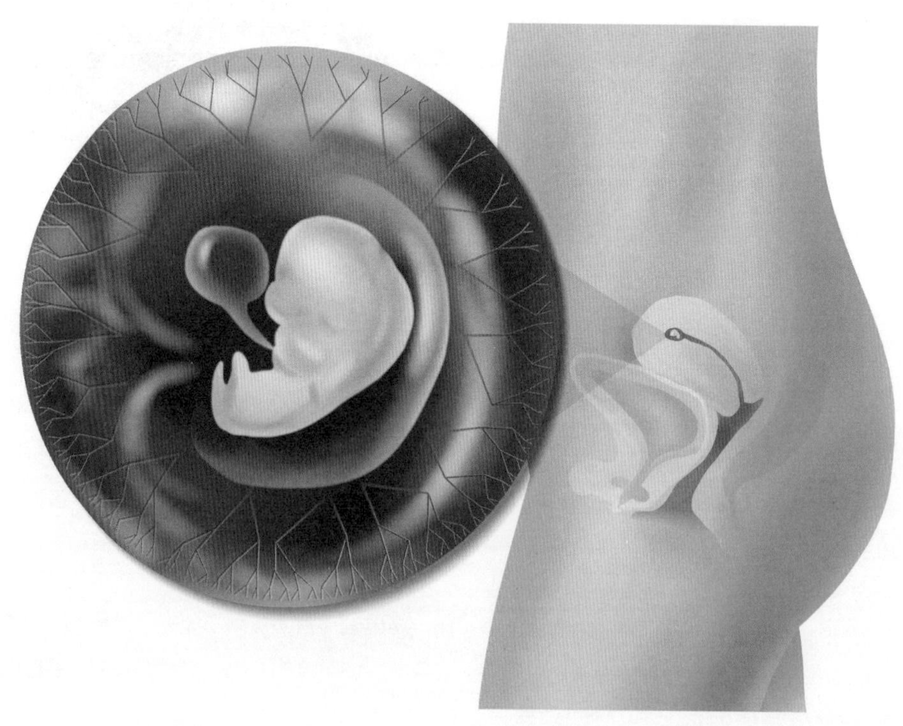

4 保胎事项要注意

有流产征兆就应保胎，这似乎是理所当然的。但是，盲目地、无休止地保胎，常常是徒劳无益，甚至是有害的。

正确认识流产，勿盲目保胎

引起流产的原因是多方面的，有些是由于母亲患有全身性疾病或生殖器官疾病，如子宫畸形、子宫肌瘤、宫颈口松弛等。但流产发生的原因有一半以上是胚胎发育的异常，其中60%~70%有染色体异常，这种胚胎一来保不住，二来保住了也只能是个无用的坏胚胎。发育好的胚胎是不容易流产的，由于偶然意外，如腹部跌撞、挤压等导致流产的只是极少数。所以，对于流产的正确态度是仔细查找原因，区别情况，分别对待，盲目的保胎往往适得其反。

盲目保胎的危害

发生流产征兆后，孕妈妈及家属总希望医生能千方百计给予保胎，其心情是完全可以理解的。但是，作为医生来讲，要对流产原因作具体分析，然后做出正确处理，绝不盲目保胎，因为盲目保胎会产生以下危害：

POINT 1 胎宝宝畸形

有些流产是胚胎发育异常之故，盲目保胎可生出畸形婴儿。

POINT 2 母体凝血功能障碍

坏死胚胎滞留宫内，可释放凝血酶原，干扰母亲凝血功能，引起出血，甚至会危及生命。

POINT 3 心理创伤

由于未找到流产的原因，虽多次妊娠，多次保胎均告失败，孕妈妈会对怀孕产生担忧心理，背上很沉重的思想包袱。

POINT 4 过期流产

盲目保胎会使滞留在宫腔内的胎盘与子宫壁发生粘连，保胎药中的某些激素有抑制子宫收缩的作用，使坏死的胚胎不易排除，导致过期流产。再次补救人流，不仅增加孕妈妈的痛苦，而且还易发生胚胎残留、子宫穿孔或术后宫腔粘连等并发症。

POINT 5 生殖系统感染

发生此感染又不及时处理，可发展为慢性炎症，造成继发性不孕。

5 宝宝交流要积极

本周开始，胎宝宝的内脏器官开始形成，已经开始有心跳了，所以这时候的胎教也不能忽略哦。

营养胎教

美国的一项研究显示：孕妈妈在孕期的饮食偏好会直接影响到孩子出生后的口味选择，胎儿能通过子宫“品尝”到食物的味道，而且他们还对此有超强的记忆力。也就是说，通过在子宫内的“品尝”，胎儿会熟悉妈妈曾吃过的食物的味道。

营养胎教的目的，不仅仅是保证孕妈妈孕期健康，让宝宝顺利成长，最关键也是给胎儿做一个“好榜样”。为了保证宝宝的健康，建议孕妈妈在饮食方面做到以下几点：

1 多吃粗粮

虽然粗粮口感不如细粮，但是粗粮中所含的各种微量元素是孕妈妈此时最需要的。

2 多吃新鲜蔬果

蔬果中含有丰富的叶酸和B族维生素，对胎儿的神经系统的发育有着重要的作用。

3 适量摄入脂肪

脂肪是爱美女性的天敌，可对于孕妈妈来说，宝宝的健康成长和大脑发育都离不开它的参与。建议尽可能食用健康的脂类食品，如豆油、花生油、橄榄油等。

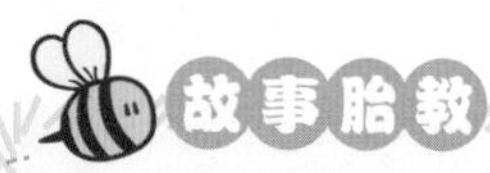

两只小麻雀

一天，一只小麻雀飞累了，落在一个窗台上休息。突然，它看见地板上有另一只小麻雀，它高兴地打招呼：“你好啊！小麻雀！你怎么跑到人类的家里啦？不怕人类把你抓住吗？”“不怕，我是塑料做的小麻雀，每天的任务就是陪小主人玩儿。”塑料小麻雀说。“这样啊！那你总是待在这小小的房子里，不无聊吗？”“说实话，无聊极了！”“那你怎么不去外面看看呢？”“因为我不会飞啊！”“哦！那你想去外面吗？”“太想啦！”“我带你去？”“真的吗？那我们快走吧！”于是小麻雀驮起塑料小麻雀，带着它飞上了蓝蓝的天空。

孕产新篇

1 孕妇晨吐少流产

英国科学家公布的一项研究结果显示，孕妇晨吐反应所引起的恶心、呕吐等现象，其实是一种保护孕妇免受食源性疾病困扰的天然方法，对妈妈和宝宝都有益，还能帮助胎儿屏蔽造成器官畸形的化学物质的困扰。

上述研究成果来自于一项涉及21个国家怀孕妇女的综合研究项目。英国学者比较了21个国家中怀孕妇女出现恶心、呕吐的比率以及他们的饮食情况，研究显示，孕妇晨吐与其摄入的糖、甜味佐料、咖啡因等刺激物、蔬菜、肉类、牛奶和蛋类等食品密切相关，而与她们摄入的谷类及豆类食品没有太大关系。孕妇晨吐反应通常伴随着对食物的反感，最常见的是对肉类、鱼类、禽肉和蛋类食物厌烦。而这些食物在经过现代化的冷藏和处理过程之前，也更容易携带有害的微生物和寄生虫。另外，含有咖啡因的饮料和酒精类饮料同样也是怀孕妇女所不喜欢的。

研究还指出，那些出现了孕妇晨吐反应的女性与那些没有出现这种反应的妇女相比，前者明显更不容易发生流产现象。

但是那些没有任何孕吐症状的孕妈妈也不必担心，有孕吐的孕妈妈孕早期流产的概率虽然比没有孕吐的孕妈妈下降了几乎一倍，但是只要注意孕期的饮食安全和卫生，也同样可以在不恶心呕吐的情况下，保证身体和宝宝的健康。

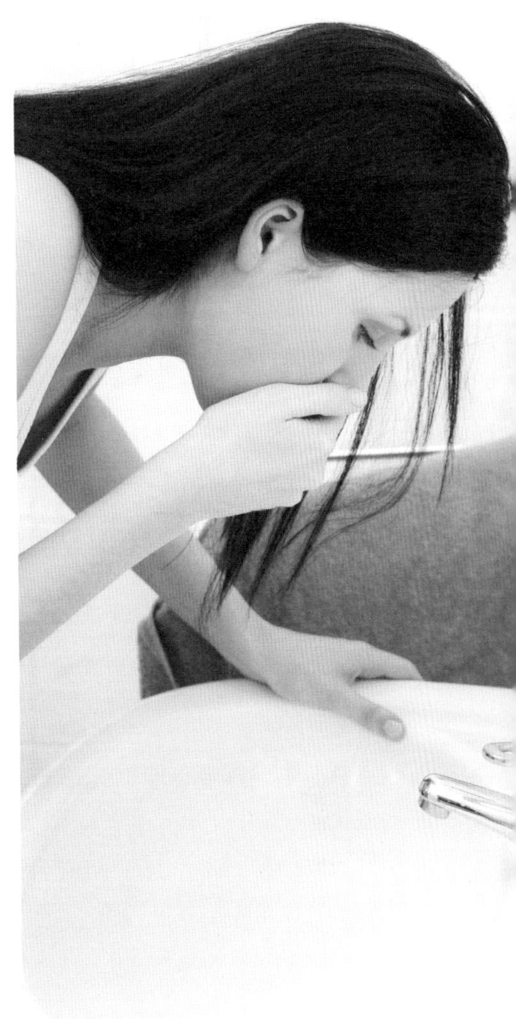

2 孕初喜讯不保密

在怀孕初期，胚胎的着床还不稳定，容易发生流产，有些孕妈妈为了不让自己的欢喜到头来是一场空，就按捺着内心的喜悦，保守自己怀孕的消息，一直到第四个月胎宝宝稳稳地扎根在自己的子宫内才将喜讯公之于众。那么怀孕前三个月是不是一定要保守秘密呢？

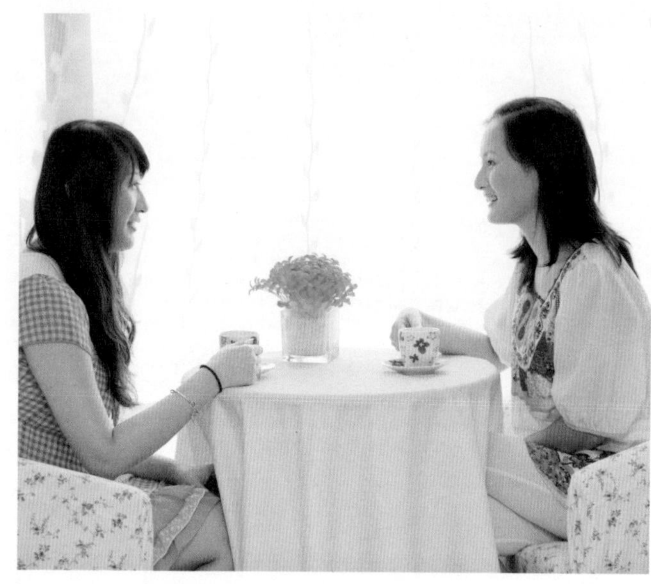

一定要告诉医生

有些家庭出于种种禁忌，在怀孕初期会把自己怀孕的消息瞒得紧紧的，一直到三个月之后才到医院做产检。但是，这种行为是不可取的。

专家表示，无论基于什么情况的考虑，怀孕的讯息都不能对医生保密。这是因为怀孕初期变化很大，不做产检很危险，建议女性在停经之后就到妇产科检查，以确认是否正常怀孕。

初期检查很重要

位置：除了要确定胚胎是否安然着床外，更要确定着床的位置是在子宫内，万一是宫外孕，则要及早处理，否则容易对母体造成伤害。

周数：胚胎发育状况是否与怀孕周数相符也是产检的重点，如怀孕6～8周时应有心跳，9周左右可见手脚。月经不规律者，则可通过超声波测量胎儿的大小来推算实际的周数和预产期。

个数：需确认是否为多胞胎。因多胞胎的自然流产率比单胞胎要高，更需要特别留意。

主动告诉大家

虽然很多人在怀孕初期更愿意保持低调，但是有时候还是应主动告诉大家自己怀孕的消息，一来可以跟自己的朋友家人分享自己的喜悦，二来也有助于别人更好地照顾自己。比如在工作中，最好让主管知道你怀孕的消息，以便根据情况调整工作，让怀孕初期能在平稳的状态下度过。

第7周

1 妈妈宝宝的情况

本周孕妈妈的腹部依旧没有什么变化，但是胚胎的细胞却在迅速地分裂，到本周末时，胎儿长到约1厘米，胎重约4克，大小就像一粒蚕豆。有一个特别大的头，眼睛的位置会有两个黑黑的小点，鼻孔开始形成，腭部发育，耳朵部位明显突起，脑垂体也开始发育。除了头部发生了较大的变化之外，胚胎的手臂和脚已具有人的雏形。心脏开始划分成心房和心室，而且每分钟的心跳可达150次。胎儿的内脏器官也发生了翻天覆地的变化。这一时期，胎儿已经长出了阑尾和胰腺，肝脏也马不停蹄地在制造红细胞。并且有一段肠开始进入脐带，里面的薄薄的血管承担着给胎儿运输氧气和营养物质的重大责任。孕7周时，羊膜腔内的羊水已经产生。为了从妈妈那儿得到养分的供给，胎儿的脐带组织快速地发育。

还有一件神奇的事情，胎宝宝还长着一条小尾巴，像一只小蝌蚪一样。不过那并不是什么不好的东西，而是胎宝宝尾椎骨的延伸，几周后就会消失得无影无踪。

大多数孕妈妈仍会有晨吐现象。有的孕妈妈反应大，什么东西都吃不下；而有的孕妈妈则随时可能会有饥饿的感觉而吃掉很多东西。总之，此时胎宝宝的器官正在生长，孕妈妈不管食欲如何，都要想办法保证营养的补给，选择的食物可以少而精。

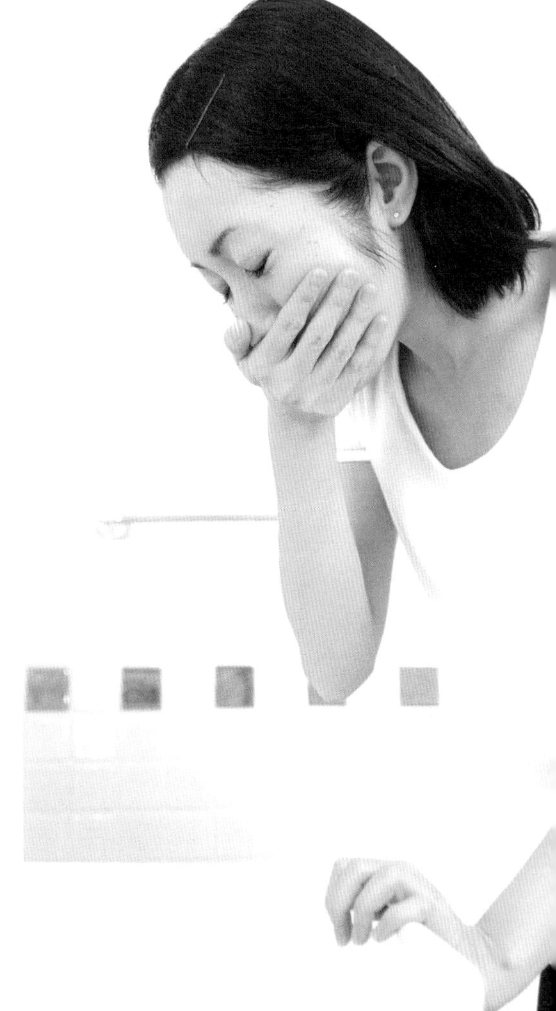

2 服饰选择有妙招

很多孕妈妈都会感觉很烦恼，孕期应该怎么选择合适的服饰才能既漂亮又不会影响宝宝的发育呢？

怀孕早期，孕妈妈的腹部凸出还不明显，体型变化也不大，因此在服装方面并不需要特别强调，只是根据季节的不同，选用不同的衣服便可以了。

孕妈妈身体要保暖

如果孕妈妈身体受凉，特别是腰、腹部，会使腹部瘀血，导致流产或早产。覆盖式内裤不仅能保暖，而且还可以自行调节松紧度。

孕妈妈不要穿紧身衣

紧身衣会影响腹部的血液循环而使胎儿发育不良；孕妈妈易出现水肿，因此袜口不要太紧，避免水肿加剧，并要具有吸汗防滑的特性；鞋帮和鞋底要松软和柔软，并有牢牢支撑身体的宽大后跟，有一点坡度反而会减轻孕妈妈身体沉重带来的腰部酸痛及脚跟痛。

孕妈妈内衣的选择需要考虑胸部与腰部的变化

内衣质料选择易清洗、高棉质的，可防治因皮肤变得敏感所带来的不适。同时，孕妈妈的分泌物会增多，所以内裤最好选用触感和吸水性好的棉质内裤，且能包住腹部与大腿，这样可以防止因腹部着凉而引起的早产或流产，另外在腹部及大腿处要有松紧束缚。

科学选用乳罩

戴乳罩不但是为了美观，更主要是因为乳罩有支托、稳定、保护乳房的作用。要选择大小合适的乳罩，既不要松松垮垮、过于宽大，也不要像个紧胸背心，使乳房受压，以致乳房血液循环发生障碍，影响乳房增大。乳罩过紧可造成乳头内陷，不但影响哺乳，还特别容易发生乳腺导管炎。

孕妈妈不宜穿三角形内裤

很多女性平时喜欢穿三角形内裤，因为其舒适而贴身，还可显示女性的形体美。但是由于在妊娠期容易出汗，阴道分泌物也会增多，三角形内裤不利于透气和吸湿，容易发生妇科炎症。而且穿着此类型内裤有时会出现着凉现象，同时，待孕妈妈的肚子逐渐增大时，三角形内裤就无法穿用了。因此，孕妈妈最好选用能把腰腹全部遮住的肥大短裤。

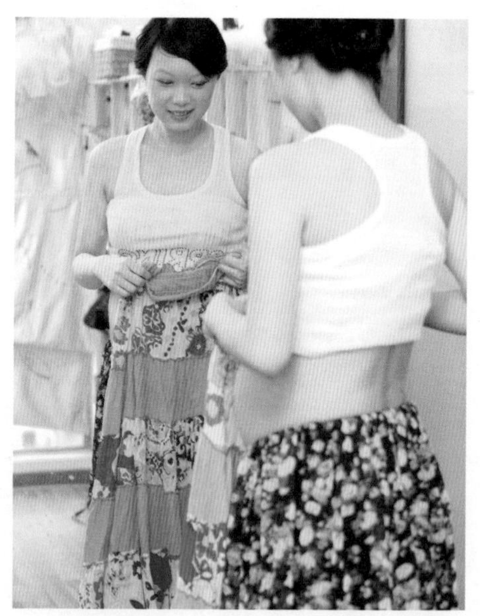

3 爸爸角色很重要

胎宝宝是准爸爸和孕妈妈爱情的结晶，在妊娠反应剧烈的这个时期，准爸爸需要和孕妈妈一起守护你们的胎宝宝。

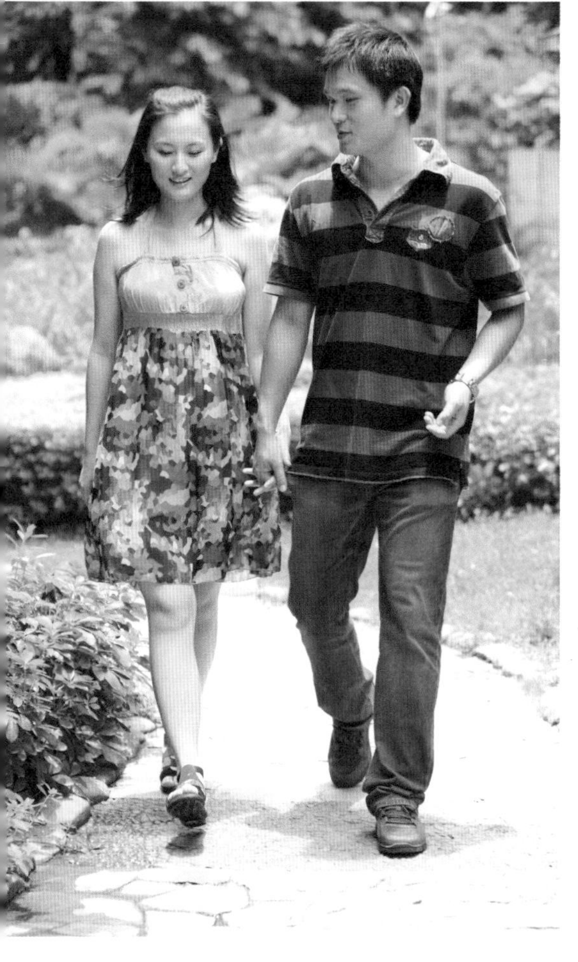

理解妻子的心情

女子在怀孕以后，由于早孕反应的出现，以及身体的变化，心情一般会变化较大，性情变得易怒、激动、烦躁，因此准爸爸的角色在此时就变得很重要了。此时做丈夫的要理解妻子在心理上的这种变化，要尽量迁就妻子，多体贴妻子，在她身体不适时要多加照顾。注意劝慰妻子切不可因妊娠反应、体型改变、面部出现色素沉着等而产生不良情绪，努力创造和睦、温馨的生活环境。

帮忙做家务劳动

在此期间，丈夫最好能下厨做饭。有些孕妈妈会因孕吐而吃不下东西，丈夫要注意选择做一些妻子喜欢的、能吃得下的饭菜，以保证营养的供给，要尽量多准备几种小菜，供妻子选择。此外，丈夫还应注意不要让妻子干体力活，要帮助妻子提重的物品，帮助妻子从高的地方拿东西或者放置东西，打扫浴室等，要让妻子尽可能得到充分的休息。

创造良好的胎教环境

丈夫要帮助妻子创造良好的胎教环境。应经常陪同妻子到空气清新的大自然中去散步，多让妻子看一些激发母子感情的书刊或电影、电视，引导妻子爱护胎儿；要陪同妻子一同想象胎儿的情况，描绘胎儿活泼、健康、漂亮的样子。这些对增进母子感情是非常重要的。

4 孕妈妈不宜之事

孕妈妈不宜做X线检查

X线是一种波长很短的电磁波，能透过人体组织使体液和组织细胞发生物理与生物化学变化，引起不同程度的损伤。不同X线的射线每次对人体照射的量虽然很小，但却很容易损伤人体内的生殖细胞和染色体。

受孕后2～8周，胚胎器官正处于高度分化和形成中，此时一旦不慎接受X射线检查，就有可能使胚胎基因的结构发生变化，或者使染色体发生断裂，从而造成胎儿畸形甚至死亡。因此，在最初妊娠2个月里要绝对禁止做下腹X线检查。

妊娠3个月以后，胎儿的大多数器官已经基本形成，X线检查对胎儿的危害虽然小了一些，但也会影响胎儿的性腺、牙齿和中枢神经系统的继续发育，使胎儿在子宫内发育缓慢，出生后智力低下。另外，有关专家还指出，早期胎儿被X线照射，还有可能在其10岁以内增加发生恶性肿瘤和血癌的危险。

孕妈妈不宜做CT检查

CT是利用电子计算机技术和横断层投照方式，将X线穿透人体每个轴层的组织。它具有很高的密度分辨力，要比普通X线强100倍，其对人体的危害也比X光大得多。孕妈妈若在怀孕的前3个月内接触放射线，可能引起小儿畸形、胎儿脑积水或造血系统缺陷、颅骨缺损等严重后果。如测查孕妈妈必须做CT检查时，需要在腹部放置防X射线辐射的装置，以避免和减少胎儿畸形的发生。

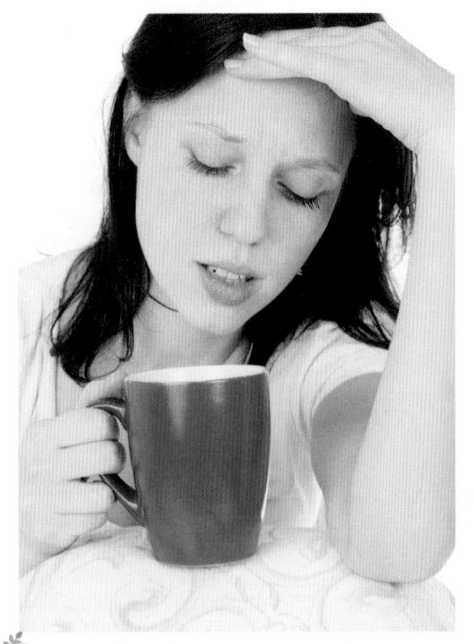

用药方面的注意事项

妊娠期，尤其是怀孕第2个月，是胚胎各器官发育的关键时期，如果此时随便用药，则易导致胎儿畸形，像解热镇痛药中大多都含有对乙酰氨基酚，其能够通过胎盘对胎儿造成伤害，所以孕妈妈应慎用或禁用；泰诺、白加黑等药物中均含有氢溴酸右美沙芬，孕妈妈应慎用。感冒药多数含抗组胺成分，该成分可加深中枢神经抑制的副作用，所以孕妈妈也应慎用。

孕妈妈要尽可能地避免服用一些不必要的药物，凡属于可用可不用的药物一律不用。对于某些情况必须用药时，千万不要自己随便用药，一定要经过医生确诊后再对症下药。

孕产新篇

1 孕期癖好好奇怪

据说有些妈妈怀孕的时候会有一些“怪癖”：比如喜欢闻各种奇怪的味道，如汽油；比如变得很勤劳，喜欢打扫卫生；比如喜欢吃白煮鸡蛋；比如喜欢买买买……

孕期那些小怪癖，你中了几条？

①开始喜欢闻各种奇怪的味道。孕期因为各种激素水平的升高，孕妈妈会出现一些特殊的爱好，比如喜欢某种气味、讨厌某种气味等。但值得注意的是，汽油味闻多了对身体没有好处，一些有凉血功效的中药最好也不要去闻。

②喜欢吃白煮鸡蛋。以前不喜欢吃白煮蛋的孕妈妈自从怀孕了之后就每天都要吃一两个白煮蛋。怀孕期间所大量分泌的黄体素能够保护子宫，让子宫不收缩，进而达到保护胚胎的目的，因此，孕妈妈胃口不好的时候，可能就会比较喜欢一些特别的味道。

③看到关于宝宝的影像莫名其妙很感动。怀孕之后只要看到关于宝宝的一些新闻或者电影，都会莫名其妙地感动，甚至跟着哭，即便电影并非那么催人泪下。这是因为孕后体内激素的变化，所以对关于孩子的一些信息会比较敏感。

④喜欢打扫卫生。有些孕妈妈怀孕之后就很喜欢打扫卫生，特别是收拾整理房间，房间被打扫得一尘不染就感到心情非常愉悦。这是因为胎宝宝快要出来跟妈妈见面了，孕妈妈会想替宝宝布置一个安全、温暖、舒适的家。不过，由于生产本身就是耗费体力的一件事，建议孕妈妈在打扫的同时也不要过度浪费精力，以免影响胎儿的稳定。

怀孕期间，因为身体激素的影响，孕妈妈们会产生一些特殊的癖好，这些都是正常的，也很难用医学角度来解释为什么，只要不妨碍母体及胎儿的健康即可。

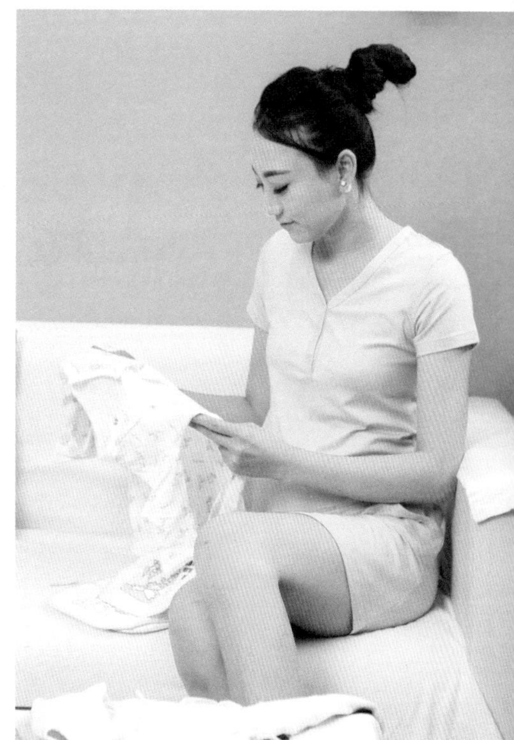

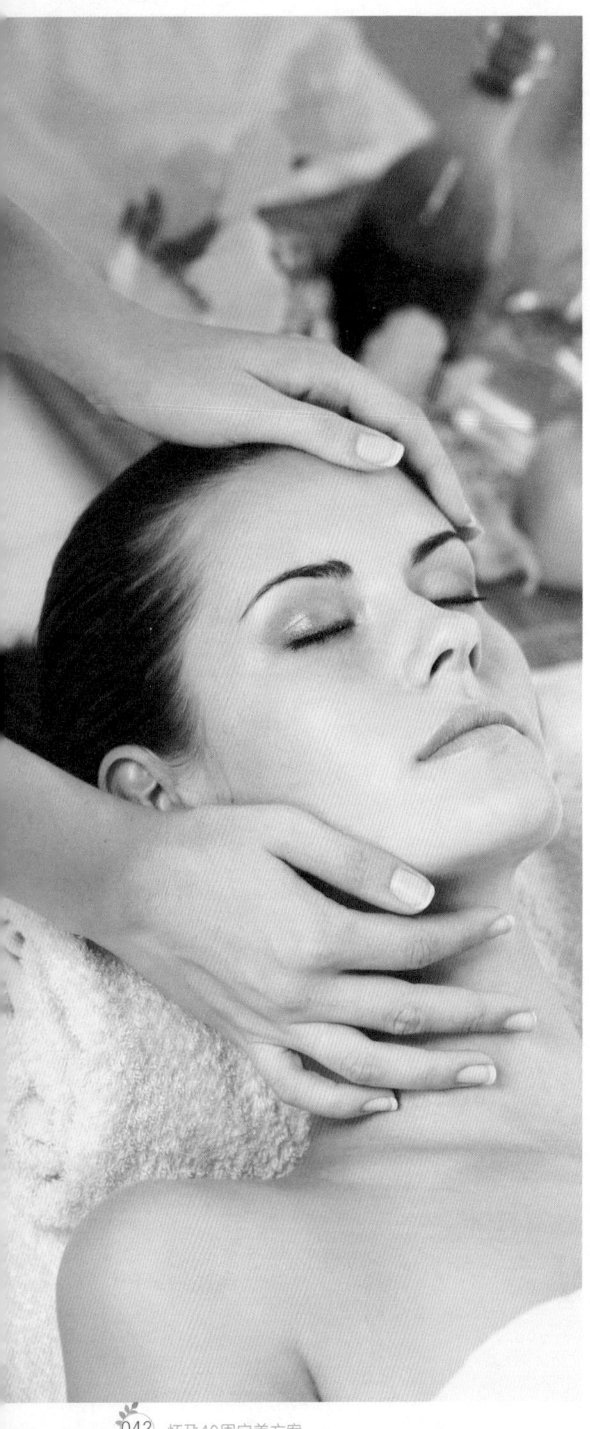

2 精油使用慎又慎

精油疗法越来越为都市女性所喜爱。但许多的精油使用法中都标示有“孕妇禁用”，这是因为纯度过高的精油具有一定的微毒性，对一般人并无严重的伤害，但是对于代谢系统与吸收系统敏感的孕妇与胎儿，就有伤害的危险了，所以孕期使用精油一定要谨慎。

精油不是药物，有害物质不会残留在体内，对于正常健康人，排除时间是3～6小时，不健康者10多个小时就会全部代谢出去。有些精油具有“调经”的功能，对于一般妇女，可以缓和月经带来的不适，并让经期更顺利，但是如果孕妇使用，就有引发流产的危险。

精油的分子极微小，很容易经皮肤渗透入体内，所以孕妇及授乳期间并不适合做精油的按摩，以免因精油而影响到胎儿。即使是孕妇可用的精油，最好也只是作为室内芳香，不要让精油接触皮肤。

洋甘菊、玫瑰、罗勒、肉桂、丁香、薄荷、雪松、没药、丝柏、薰衣草、鼠尾草、迷迭香、牛膝草、茉莉、杜松、樟树、茴香、马郁兰、百里香、艾草、山金车、白桦、薄荷、冬青以及其他有毒的精油，这些都是怀孕期间不宜使用的精油。

目前市面上的精油也有特别针对孕妇调制、适合孕妈妈使用的精油，孕妇在购买这类产品时，可以询问相关的人员，或者查看标示上的指示及说明。

第8周

1 宝宝安全在心中

孕妈妈禁用风油精。头痛、头昏、轻度的烧伤和皮肤瘙痒时，人们习惯用风油精或清凉油来擦拭，因为其有轻度的消炎退肿、爽神止痒的作用，还能提神。但是，从优生角度来讲，孕妈妈不宜使用风油精和清凉油。因为清凉油的主要成分之一是樟脑，而樟脑经皮肤进入人体会造成一定的危害，若孕妈妈用了清凉油，其中的樟油可通过胎盘屏障危及胎儿，甚至导致胎儿死亡。因此，怀孕期间特别是怀孕的前三个月内，孕妈妈应避免使用清凉油，也不要接触含樟脑成分的所有制剂。

孕妈妈切莫浓妆艳抹。“爱美之心，人皆有之”，孕妈妈偶尔化化淡妆倒也无妨，但切不可浓妆艳抹。因为各种化妆品均含有对人体有害的物质，如砷、铅、汞等被孕妈妈的皮肤和黏膜吸收后，可透过胎盘屏障进入胎儿循环，可导致胎儿畸形。有调查表明，每天浓妆艳抹的孕妈妈胎儿畸形的发生率是不化妆的孕妈妈的1.25倍。同时，还要注意的是：化妆时为防止皮肤对化妆品过敏，孕期最好不要使用新的化妆品，而应沿用已经习惯的产品。

孕妈妈不宜服用驱虫药和泻药。一些人由于卫生习惯不好，容易患肠寄生虫病，特别是蛔虫病。这时，患者大多采用驱虫药和泻药的方法来进行治疗。但是如果孕妈妈在孕期（特别是孕早期）患有肠寄生虫病，若无紧急症状，一般不要服药进行驱虫。因为胎儿处于器官分化阶段，各种驱虫药和泻药或多或少会对胎儿产生副作用，甚至引起流产、早产。

孕妈妈不要忽视唇部卫生。空气中混杂的灰尘和一些有毒物质，如氮、硫、铅等元素，它们都会落在孕妈妈的嘴唇上，孕妈妈喝水和吃食物时，这些物质就会带进孕妈妈体内，从而导致胎宝宝无辜地受到伤害。因此，孕妈妈要注意唇部的卫生，外出时最好涂上一层能阻挡有毒物质的护唇膏，吃完食物后要用纸巾或湿毛巾将嘴唇擦干净，外出回家后也要清洁一下嘴唇。

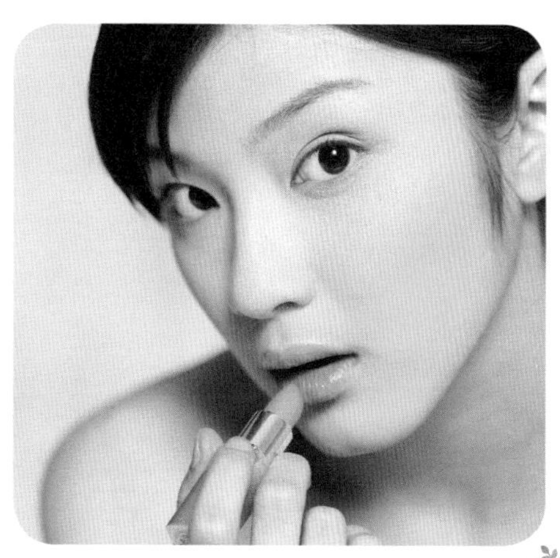

2 口味变化不烦恼

很多孕妈妈会发现，当自己怀孕之后，对饮食的口味就会出现一些变化，原本一些不喜欢吃的食物，突然就变得喜欢吃了，一些喜欢的食物变得不爱吃了。这究竟是怎么一回事呢？

怀孕后口味变化大之原因解析

孕期孕妈妈们的口味变化是正常的，主要是怀孕期间孕妈妈对食物的味觉感受和以前不一样了，这就是为什么有些食物，孕妈妈们原本在孕期不爱吃的，现在喜欢吃了。

如果有极个别的孕妈妈产生一些比较奇怪的口味喜好，比如喜欢吃纸、吃烟灰等等，那么这个时候就建议孕妈妈们最好是要到医院化验营养，看身体或精神上是否有潜在的问题。

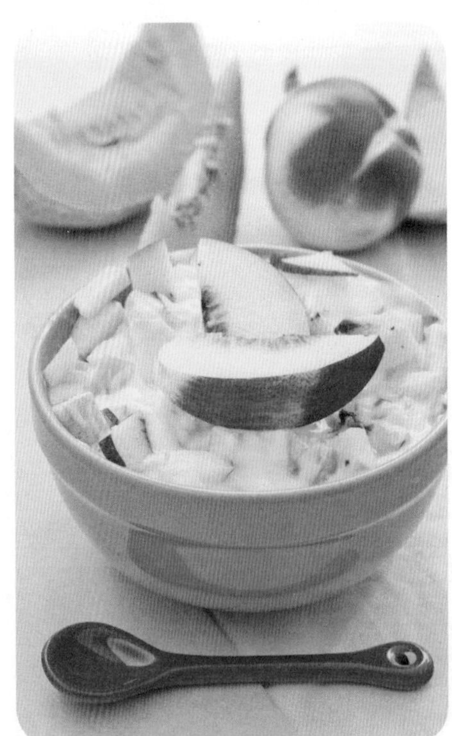

怀孕后口味变化大之要有节制

对于孕妈妈们来说，口味的变化大部分都会有一个共同的特点，就是喜欢酸或者喜欢辣，因此，有了一个“酸儿辣女”的说法，虽然这种说法并不科学。

喜欢吃酸的食物的孕妈妈们，是因为怀孕后体内的激素变化，导致胃酸的分泌量变得过少，影响到食欲和消化功能。而吃酸的食物的话，可以刺激胃酸的分泌，增加食欲。但在这里也要提醒孕妈妈，孕期吃酸要有节制和选择。比如一些腌制的酸性食物，是不宜孕妈妈们经常食用的，因为腌制食物中含有较多的亚硝酸盐，并且为了提味，制作的过程中还会添加大量的盐和味精。建议孕妈妈们可以选择一些健康的食物吃，比如像酸味的蔬果（杨梅、橘子、猕猴桃、西红柿等），可以直接吃或者榨汁。也可以吃酸奶，或者是将酸奶和水果混合着吃。

而一些喜欢吃辣味食物的孕妈妈，是因为本身怀孕前就喜欢吃辣，而孕期受到了限制，从而就会变得更想吃而已，跟怀孕没有必然的关系。如果孕妈妈们一直喜欢吃辣的话，那么在孕期偶尔吃一点是没有多大关系的。因为孕妈妈们在怀孕期间的身体负担是比较重的，要是吃了太多辛辣刺激的食物的话，就会容易引起消化不良、痔疮、便秘等，这样不仅孕妈妈们会更辛苦，而且胎儿的成长也会受到一定的影响，因此希望喜欢吃辣的孕妈妈们还是节制一点比较好。

3 病毒感染须警惕

脆弱的胎宝宝

孕八周时，胎宝宝对各种致畸因素最为敏感，一旦孕妈妈感染后，就可通过胎盘血循环传染给胎宝宝，从而导致流产、死胎及胎宝宝畸形等严重后果。但是，到第3个月之后，胎儿的敏感度下降，因此，这一时期的孕妈妈一定要特别警惕，避免被可致畸的病毒感染。

致畸病毒种类

水痘：可引起胎宝宝肌肉萎缩、四肢发育不全、白内障、小眼畸形、视网膜炎、脉络膜炎、视神经萎缩、小头畸形等。

流感：可引起胎宝宝唇裂、无脑、脊椎骨等神经系统异常。

单纯疱疹：可发生小头畸形、小眼畸形、视网膜炎、晶状体浑浊、心脏异常、脑内钙化、神经系统异常、短趾（指）等。

风疹：孕早期患急性风疹可引起胎宝宝畸形，常见的为先天性白内障、视网膜炎、耳聋、先天性心脏病、智力障碍及小头畸形等。但风疹属于终身免疫类疾病，感染过风疹的人不会再感染风疹。

巨细胞病毒症：孕早期感染可致流产及胎死，孕中晚期感染可致胎宝宝黄疸、肝脾大、脑积水、小脑畸形、脑软化、巨细胞病毒性肺炎、先天性心脏病、白内障、唇裂、腭裂等。

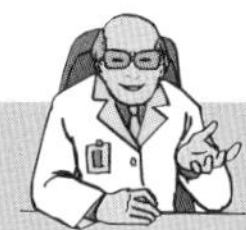

如何预防病毒感染

畸形的发生与孕期患病早晚有关，胎龄越小，畸形发生率越高。因此孕妈妈在怀孕早期尽可能不要到人多的公共场所，不接触传染病人，减少患病的机会。

孕妈妈不要吃生的或者未煮熟的肉类。切生肉时不要用手触口和眼，切后彻底洗手。

尽量保持空气流通，孕妈妈不能呼吸新鲜空气，被感染的几率增大。

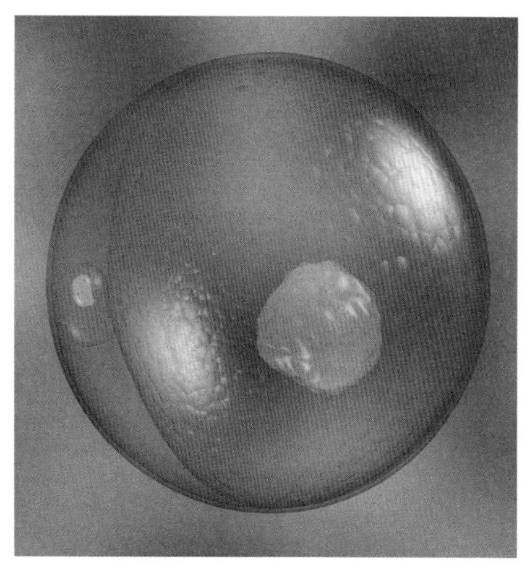

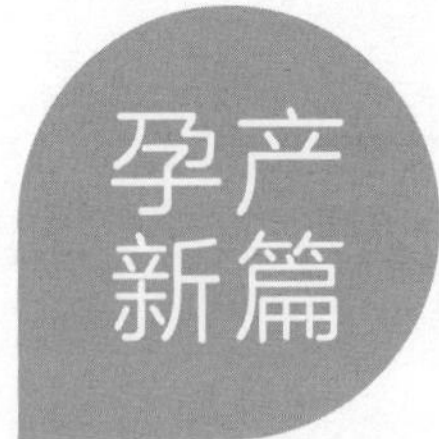

卧床保胎看情况

很多孕妈妈因为孕早期早孕反应较重，孕酮较低，因此早早就卧床保胎了，但是，这样早早卧床保胎所引起的伤害往往更大。

卧床保胎的危害

降低血液循环

每天长时间静卧在床上会使孕妇的全身血液变得缓慢，从而造成身体的抵抗能力下降，这样血液在孕妇身体很容易形成凝固，孕妇容易出现下肢、盆腔的静脉血栓等情况。

影响消化功能

怀孕之后孕妈妈因为胎盘激素对消化功能的抑制出现恶心、呕吐、厌食的症状，如果在这个时候孕妈妈还长期卧床休息的话，就会因为缺乏锻炼使消化能力更低，很容易造成便秘的情况。

造成精神影响

孕妇长期卧床会损害记忆力，使语言表达能力下降，运动锻炼的能力也会日益下降，注意力难以集中。

损害身体健康

长时间待在床上会使得孕妈妈的肌肉僵硬、麻木、萎缩。长时间静养会使怀孕期间出现心绞痛、便秘、隐隐的背部疼痛等症状，还会造成肌肉减少，易缺钙导致骨质疏松。

卧床保胎看情况

孕期安胎是否需要卧床应根据不同的情况进行区分，而不应该盲目卧床保胎。如果孕妈妈在孕期出现先兆流产或前置胎盘出血等情况就应避免活动或减少活动。

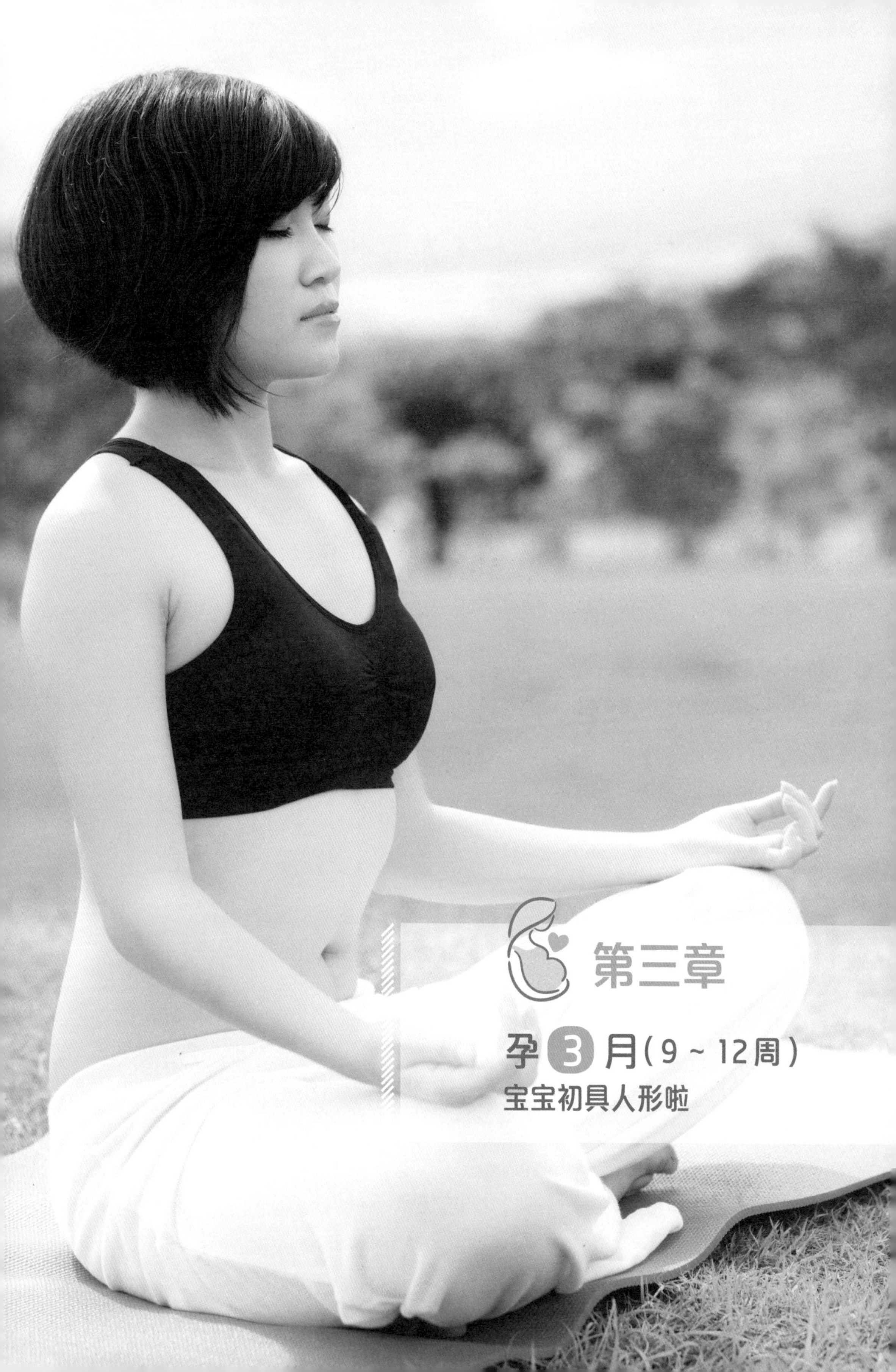

第三章

孕 3 月（9 ~ 12周）

宝宝初具人形啦

第9周

1 孕早期常见病症

剧烈呕吐

正常的早孕反应一般在12周左右会自行消失。偶尔有少数孕妈妈反应严重，恶心呕吐频繁，可吐出胆汁和血，滴水不进，以致体内失水、失盐、酸中毒，出现脉搏增快、体温升高、尿少、黄疸、视网膜出血、意识模糊等症状，这是妊娠剧吐。孕妈妈如果出现早孕反应稍重时，要适当改变饮食，少食多餐，在医生指导下服用药物缓解症状。如积极治疗仍无好转，建议到医院做详细检查。

黄体囊肿

女性在每次月经排卵之后，又有较小的黄体（月经黄体）形成，月经黄体分泌孕激素。如果受孕，黄体依赖胚胎滋养细胞产生的绒毛膜促性腺激素继续成长，并分泌孕激素和雌激素以支持妊娠，直到胎盘长成，分泌足量雌激素和孕激素为止。在大多数情况下，黄体在上次月经后约10周时就会失去功能。但有大约十分之一的妊娠中，黄体并没有在其存活时间内功成身退，反而形成黄体囊肿。一般而言，这种囊肿属生理性的，并不对身体构成危险。万一囊肿超乎寻常地增大，或发生蒂扭转或破裂时，则要考虑手术治疗。

孕早期流产

流产又可分为先兆流产、难免流产、不全流产、完全流产、过期流产、习惯性流产，实际上是一般流产的发展过程。孕早期流产在人类和其他哺乳动物中均比较常见。导致流产的原因很多，遗传基因不正常或外界不良因素的影响、物理因素如放射性物质、在胎宝宝发育过程中母体异常、胎盘内分泌不足、母儿双方免疫不适等都有可能造成早期流产。

葡萄胎

孕早期发生阴道流血症状的，还应考虑是否为葡萄胎。

妇女怀孕后，在子宫内生长的不是胎儿，而是无数成串的大小不等的透明水泡，大者像葡萄，小者像绿豆，由于其外形似成串的葡萄，因此医学上称之为葡萄胎，又称水样胎块。葡萄胎多伴有比正常妊娠的孕妈妈更强烈的孕吐、腿肚臃肿、子宫大而软、阴道流血等，有时可排出葡萄样物。

葡萄胎确诊后应及时清除子宫内容物。葡萄胎子宫大而软，易发生子宫穿孔，一般采用吸刮术，手术较安全。所有葡萄胎患者皆应定期复查。

2 孕妇保健要知道

本月仍是胎儿发育的关键时期，要谨防各种病毒和化学毒物的侵害。本月还是最容易发生流产的一个时期，应停止激烈的体育运动、体力劳动、旅行等。坚持工作的孕妈妈要注意量力而行，工作量不可太大。

本月末，应该到医院办理保健手册，以便今后定期进行产前检查。产前检查很重要，即使一切正常，也要定期接受医生的检查。

这时孕妈妈还可以参加“孕妈妈教室”等活动，学习一些妊娠生活中需注意的事项，还可学习将来如何育儿。经过这些学习，也能提高孕妈妈的母性意识。

孕妈妈脸上出现红血丝怎么办

怀孕后，由于孕妈妈的血管变得特别敏感，毛细血管也遭到破坏，受热后容易扩张，接触冷物体后又会马上收缩，有些孕妈妈的脸会变得红彤彤的，而且还能发现有少量红血丝。此时孕妈妈不要过分在意，平时注意避免脸部受到过冷或过热的刺激，用一些有益肌肤的护肤品，并多按摩一下脸部，这样就可以缓解症状了。

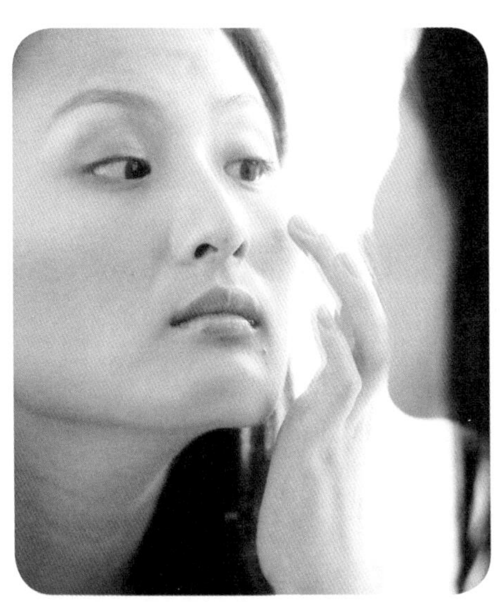

关注子宫增长速度

胎宝宝在子宫内的生长速度是有一定规律的，它和子宫的高度都会随之妊娠月份而变化，孕妈妈的体重也会随之增加。妊娠期，有些孕妈妈的子宫增长过大，这可能是双胞胎、葡萄胎或羊水过多，应及时到医院进行检查；也有些孕妈妈的子宫增长过慢，这可能是胎宝宝发育迟缓或胎死宫内，也应该引起足够的重视。总之，孕妈妈子宫增大的速度是与妊娠月份相符合的，孕妈妈要关注子宫的增长速度。

唾液分泌过多怎么办

唾液分泌过多又称为多涎症，有明显早孕反应的孕妈妈较为常见，有时可引起孕妈妈身体不适，情况严重者可使恶心短暂性加重。唾液分泌过多的孕妈妈应注意每天吃适量水果，因为水果可以减轻症状。在按照健康饮食原则的情况下，孕妈妈应尽量减少食用淀粉类食物和奶制品，可以适当吃一些薄荷糖、口香糖和小饼干，这样有助于减少唾液的产生。孕妈妈还应用薄荷香型产品刷牙或漱口，保持口腔清新，也可以吸吮一片柠檬。

3 幸福一家做胎教

准爸爸必修课

怀孕第3个月，孕妈妈的妊娠反应加重，丈夫应担负起为父为夫的责任，如陪妻子去医院检查、为妻子做一些有助治疗和改善呕吐症状的饭菜、给妻子买回一些平时爱吃的小食品等，最重要的是不能在妻子旁边抽烟。此外，丈夫还应经常与妻子一起畅谈家庭的未来发展计划以及孩子的培养目标，共同进行胎教活动。还要特别注意自己的言谈举止，更不能对妻子的呕吐表现出厌烦、嫌脏的情绪，要一如既往地照顾、疼爱妻子。

孕妈妈情绪对胎儿的影响

孕妈妈的精神和情绪能对胎儿的生长发育产生至关重要的影响。如果孕妈妈在怀孕早期的情绪不好，会造成肾上腺皮质激素增高，这就可能阻碍胎儿上颌骨的融合，造成腭裂、唇裂等畸形。因此，为了孩子的身体健康，孕妈妈应保持心胸豁达、心情平静愉快，切不可过度兴奋或悲伤，尽量避免情绪激动、精神紧张，从而达到优生、优育的目的，确保胎儿的健康生长。

胎教时光

大自然是什么样子的呢？为什么有时候寒冷，有时候炎热呢？孕妈妈此时可以将关于四季的童谣唱给宝宝听，让宝宝对四季有一个初步的印象。

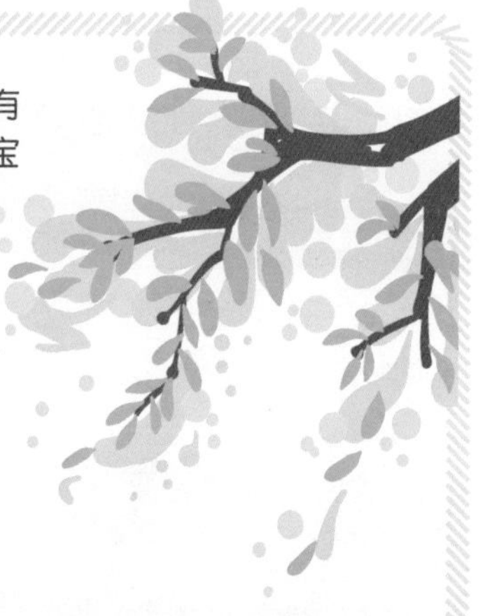

春风暖，布谷叫，小苗出土咧嘴笑；
夏天热，蝉儿叫，荷花出水咧嘴笑；
秋天凉，雁儿叫，颗颗棉桃咧嘴笑；
冬季里，雪花飘，朵朵梅花咧嘴笑；
过新年，放鞭炮，小朋友们咧嘴笑。

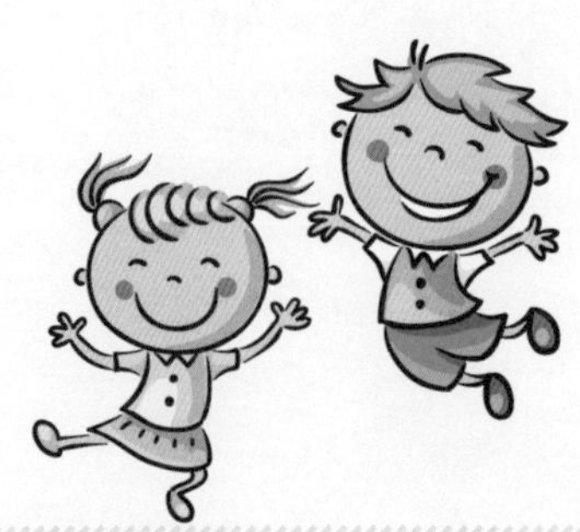

春天里，东风多，小燕子，搭新窝。
夏天里，南风热，红太阳，像团火。
秋天里，西风吹，大雁飞，黄叶飘。
冬天里，北风刮，小雪花，纷纷下。

孕产新篇

1 唇腭裂的秘密

先天性唇腭裂是临床一种常见的先天性口腔颜面部畸形，2004年我国公布的发病率为1.485%。新生儿唇腭裂的发生是遗传与环境因素共同作用的结果。近年报道唇腭裂的遗传率为20%，且为多基因遗传。父母一方有唇腭裂，其子女会有5%出现唇腭裂的几率；父母双方都有唇腭裂，其子女出现唇腭裂的几率可能为15%。

唇腭裂的病因

唇腭裂的发生是多方面的原因造成的。

药物因素：多数药物进入母体后都能通过胎盘进入胚胎。有些药物可能影响胚胎的发育而造成畸形，目前已知的抗肿瘤药物、抗惊厥药物、抗组织胺药物及治疗妊娠性呕吐的敏克静和某些安眠药物（如沙利度胺）均可导致胎儿畸形。

感染和损伤：母体在妊娠初期如遭受某种损伤，特别是能够引起子宫及其邻近部位的损伤，都可能影响胚胎的发育而致畸形。母体罹患病毒感染性疾病如风疹等，也能影响胚胎的发育而成为唇裂发生的可能诱因。

内分泌的影响：妊娠早期的妇女因患病使用激素治疗后出生的婴儿即有某种先天畸形发生的可能。此外，在唇裂患儿家族史的调查中，也发现有的母亲在怀孕早期曾有过各种明显的精神创伤因素，推论可能由此而出现应激反应，导致体内肾上腺皮质激素分泌增加，而诱发先天性畸形。

烟酒影响：妊娠期大量吸烟及酗酒，胎儿唇裂的发生率比无烟酒嗜好的妇女要高。

新生儿的唇裂原因还包括物理损伤，如在胎儿发育时期，孕妇频繁接触放射线或微波等均可能影响胎儿的生长发育而成为唇裂发生的可能诱因。

唇腭裂预防

营养平衡：在怀孕期，均衡而多元化的饮食是非常重要的。多吃蔬菜和新鲜的水果，少吃含糖分、盐分和经过加工的食物。

情绪稳定：杜绝忧虑、焦急、暴躁、恐惧等不良情绪，并戒除烟酒。

疾病早治：有糖尿病、贫血、妇科病及甲状腺功能减退疾病的孕妇，要尽早治疗。

慎重用药：在医生指导下正确用药。还应特别注意预防风疹等病毒感染。

避免感冒：调查发现，很多唇腭裂儿的母体在孕前期都感冒过，这也是导致唇腭裂的重要因素之一。

2 通便食疗三部曲

便秘的原因

妊娠期孕妈妈由于受到黄体酮的影响，肠道的蠕动会变弱，腹壁肌肉收缩功能降低，而且加上子宫变大后压迫到直肠，因此会经常发生便秘。如果孕妈妈偏食或食物吃得过于精细，也会造成便秘。因为孕妈妈摄入的粗纤维过少，或饮食太少以及运动量减少等因素会造成粪便在结肠和直肠停留较长时间，也就导致了便秘的发生。

通便食疗三部曲

补充水分。便秘通常是因为水分缺乏而形成小而硬的大便，无法顺畅地排出体外。孕妈妈必须及时补充充足水分。

食用富含膳食纤维的食物。膳食纤维可以软化分解大便，促进肠蠕动，能有效地预防大肠癌、糖尿病、肥胖、便秘等疾病。但膳食纤维摄入量不能太多，过多会引起肠胀气、大便次数过多等不适现象，也容易妨碍一些必需微量元素的吸收。每日蔬菜、水果与谷类和豆类食物的比例应该是5：6。

适当食用营养补助食品。改善便秘的营养品主要为乳酸菌。它含有抗菌物质和大量活性乳酸，具有帮助消化的作用。不过，孕妈妈不要把食用营养品与吃饭等同，这只是辅助的作用。孕妈妈在选择营养品的时候请注意质量，选择安全性高的产品。

通便食物

土豆：土豆所含的粗纤维可促进胃肠蠕动和加速胆固醇在肠道内的代谢，具有降低胆固醇和通便的作用，对改善孕期便秘很有助益。

玉米：其膳食纤维含量很高，能刺激胃肠蠕动，加速粪便排泄，对妊娠便秘大有好处，还具有利尿、降压、增强新陈代谢、细致皮肤等功效。

黄豆：它含有非常优质的蛋白质和丰富的膳食纤维，有利于胎儿的发育，并促进孕妇的新陈代谢。同时，黄豆含有丰富优质的膳食纤维能通肠利便，利于改善孕妇便秘。

芋头：孕妈妈常吃芋头，可以促进肠胃蠕动，帮助母体吸收和消化蛋白质等营养物质，还能清除血管壁上的脂肪沉淀物，对孕期便秘、肥胖等都有很好的食疗作用。

草莓：草莓营养丰富，含有多种人体所必需的维生素和矿物质、蛋白质、有机酸、果胶等营养物质，其中的胡萝卜素有明目养肝的功效。最主要的是其所含的果胶和膳食纤维可以助消化、通大便，对胃肠不适有滋补调理作用。

防便秘食物

圆白菜：圆白菜营养丰富，具有抗氧化、防衰老的功能，富含维生素、叶酸和膳食纤维，多吃可促进消化、预防便秘，提高人体免疫力。

生菜：生菜极富营养，含有多种维生素和丰富的矿物质，常食用能改善胃肠血液循环，促进脂肪和蛋白质的消化和吸收，清除血液中的垃圾，排肠毒，防止便秘。

竹笋：竹笋富含B 族维生素及多种矿物质，具有低脂肪、低糖、多纤维的特点，能促进肠道蠕动、帮助消化、消除积食、防止便秘等。

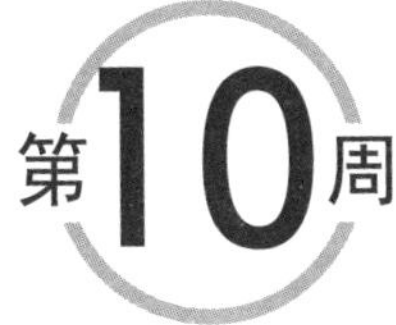

第10周

1 安全美丽孕妈妈

不能因为妊娠反应或其他原因就邋里邋遢，孕妈妈在怀孕期间更应该注意修饰打扮，做一个美丽的孕妈妈。

孕妈妈要美丽

孕妇的穿着窍门是把重点摆在胸部与领口部分，服装可以选择那些穿在身上能够体现出胸部线条美、使隆起的腹部显得不太突出的样式，也可以适当地佩戴一些花饰装饰一下，或戴短而鲜明的项链等。此外，应选择方便穿脱的衣服。

孕妈妈要选择合适的鞋子

大多数孕妈妈怀孕会出现浮肿，妊娠后期更严重。孕妈妈体重的不断增加使血液循环不畅，脚底会产生压迫感，从而还会加剧腰痛。因此，准妈妈选择鞋子时应注意以下几点：孕期不能穿高跟鞋；鞋要松软、透气性好；能正确保持脚底的弓形部位；孕妈妈弯腰系鞋带不方便，应穿容易穿脱的轻便鞋。

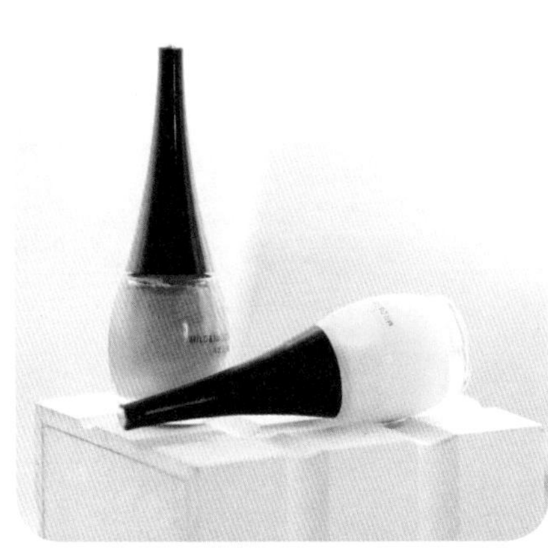

孕妈妈着装要宽松

孕妈妈在冬天需要注意保暖，要穿厚实、宽松的衣服，如羽绒服或棉服，既防寒又轻便。夏季易出汗，宜穿肥大不贴身的衣服，如不束腰的连衣裙，或胸部有褶和下摆宽大的短衣服，裤子的腰部要肥大，也可穿背带裤。注意不要穿紧身衣。

孕妈妈要慎用化妆品

某些化妆品中包含有害的化学成分，会对胎宝宝的生长发育产生不利影响，孕妈妈应该慎用染发剂、冷烫精、口红、指甲油等含有对人有害的化妆品。

2 孕期饮食要注意

孕期饮食是所有孕妈妈都很纠结的事，如果稍微不注意就会酿成无法挽回的后果，所以孕妈妈在饮食上一定要多加注意。

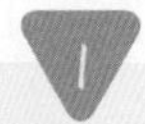

孕妈妈不宜多吃菠菜

研究表明，菠菜里虽然含有铁，但并不是特别多，却含有大量的草酸，草酸对锌、钙等有着不可低估的破坏作用。孕妈妈摄取过多草酸会使体内缺钙缺锌，从而导致孕妈妈食欲下降、味觉下降。将菠菜入沸水中焯烫后再如常法烹饪，这样可去除一部分草酸。

孕期慎吃辛辣调味品

辛辣调味品主要是指葱、姜、蒜、辣椒、芥末、咖喱粉等。由于怀孕的时候必须严格地控制食盐的摄取量，所以可以在食物中添加一些香料，但是绝对不能吃得太过量。尤其是有妊娠毒血症倾向的孕妈妈，最好是避免吃刺激性的食物及调味品。

孕妈妈要少吃山楂食品

现已证明，山楂对孕妈妈的子宫有兴奋作用，可促使子宫收缩，倘若孕妈妈过量食用山楂食品，就有可能刺激子宫收缩，甚至导致流产。尤其是过去有过自然流产史或是怀孕后有先兆流产症状的孕妈妈，更要格外注意，不要食用山楂食品。

孕妈妈不宜多吃水果

水果中90%是水分，此外还含有果糖、葡萄糖、蔗糖和维生素。这些糖类很易被消化吸收，并产生热量。果糖和葡萄糖经代谢还可转化为中性脂肪，不但会促使体重迅速增加，而且易引起高脂血症。所以一般主张孕妈妈每天水果食量不应超过800克，而且在饭后1小时后吃才不至于影响食欲。

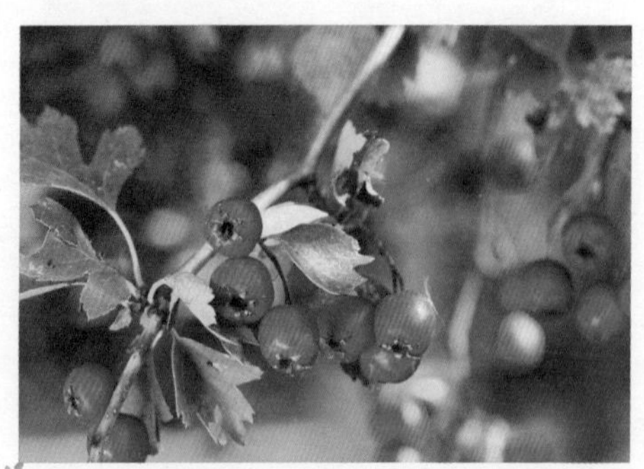

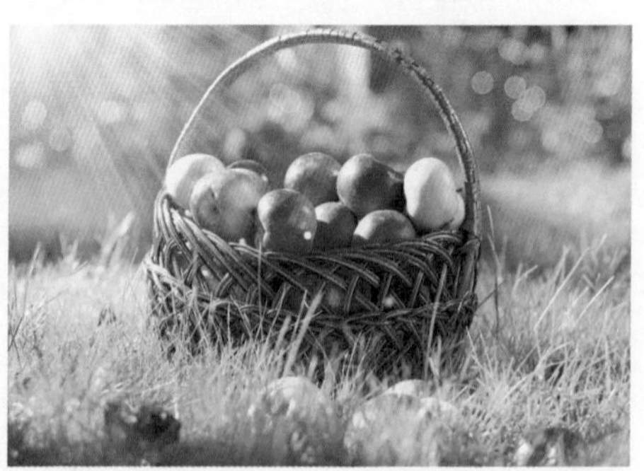

3 日常生活有危险

拿高处的物品

孕妈妈拿取高处物品时，容易因重心不稳被掉落的物品砸到或摔倒，最忌讳孕妇垫椅子拿高处的物品，万一不小心可能会跌倒受伤，如需拿取高处物品还是由他人代劳为宜。

浴室滑倒

孕妈妈需小心避免在湿滑浴室中发生滑倒意外，因此，浴厕最好保持地板干燥，多增加一些防滑垫。如果必须跨越浴缸时，一定要记得先抓好一旁固定的把手。如果需要洗头，最好是坐着洗或小心站好，提防重心不稳或晕眩而摔倒。

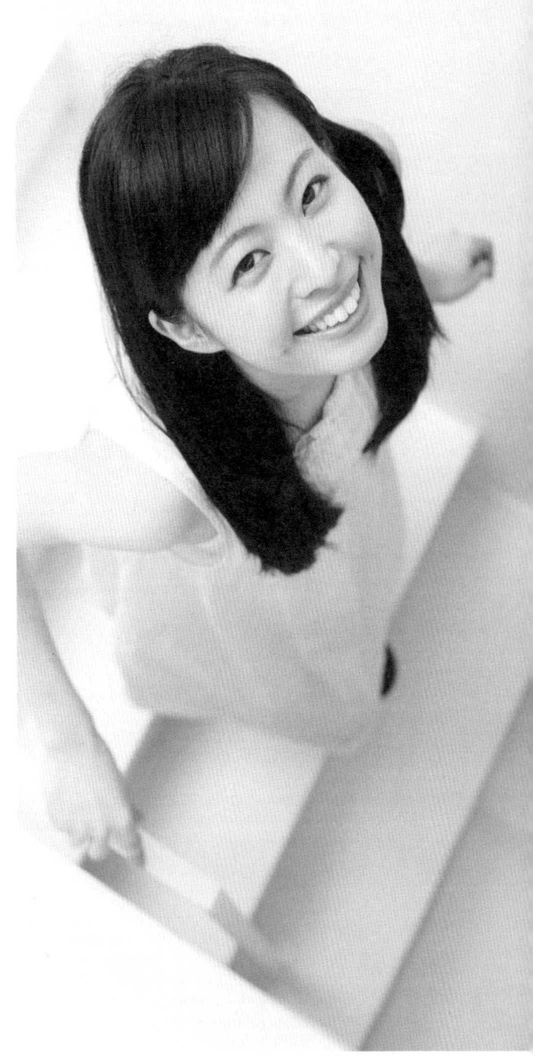

上下楼梯

孕妈妈上下楼梯应尽量扶着把手行走，不能急急忙忙，应讲究正确的行走方式，一步一步地慢慢上下，避免膝盖受到强烈的冲击。同时避免在行走楼梯时讲电话、拿东西，以防不注意发生摔倒的危险。

搬重物或抱小孩

孕妈妈搬重物或抱小孩，必须以腰部前挺的方式来支撑，这样就可能会造成腹部过度用力，并引起子宫收缩。所以孕妈妈最好不要提重物，特别是有早产前兆的孕妈妈更要注意。

逛街购物

女性朋友多半都爱逛街购物，孕妈妈也不例外。不过，孕妈妈逛街时最好挑选非假日或非周年庆时期，而且要选择较宽敞的商店，否则一不小心在人潮中就容易被推挤或碰撞。所以，孕妈妈去逛街最好避开人潮时段；穿着明显的孕妇装，让别人清楚发现你是孕妇，减少危险；人潮较多时，可将空出的一只手挡在腹部前，以防发生碰撞的危险；购物后如果物品较重可考虑请商店代为寄送，不要大包小包全部扛在身上。

孕产新篇

正确饮水该知道

不喝没烧开的自来水

因为自来水中的氯与水中残留的有机物相互作用，会产生一种叫“三羟基”的致癌物质。孕妇也不能喝在热水瓶中贮存超过24小时的开水，因为随着瓶内水温的逐渐下降，水中含氯的有机物会不断地被分解成为有害的亚硝酸盐，对孕妇身体的内环境极为不利。

少喝鲜榨果汁和饮料

有些孕妈妈认为多喝果汁可增加营养，甚至以果汁代替水，这其实是不正确的。鲜榨果汁中大约95%以上是水分，此外还含有糖类和维生素，这些糖类很容易消化吸收，会促使体重迅速增加。孕妈妈每天饮用果汁量不宜超过300～500毫升。而果汁饮料含有防腐剂、色素和香精，这些成分对人体有害无益，孕妈妈应慎重选择，尽量不喝或少喝这些饮料。

不口渴也要喝水

科学研究指出，人体每天从尿液、流汗或皮肤蒸发等流失的水分是1800～2000毫升。我们不能等到口渴才喝水，口渴就像田地龟裂后才浇水一样，是缺水的结果而不是开始，是大脑中枢发出要求补水的救援信号。口渴说明体内水分已经失衡，细胞缺水已经到了一定的程度。而孕妈妈负担着两个人，饮水应每隔2小时1次，每日8次，共1600毫升。

早晨起床后喝水

研究表明：白开水对人体有“内洗涤”的作用。早饭前30分钟喝200毫升25～30℃的新鲜开水，可以温润胃肠，使消化液得到足够的分泌，以促进食欲，刺激肠蠕动，有利定时排便，防止痔疮便秘。

早晨空腹饮水能很快被胃肠道吸收进入血液，使血液稀释，血管扩张，从而加快血液循环，补充细胞夜间丢失的水分。

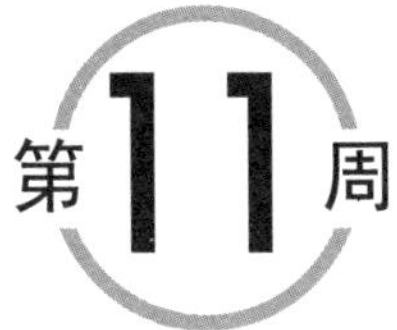

第11周

1 早期流产有方法

流产与早产的区别

流产和早产的妊娠月份不同。一般而言，在怀孕满27周之前的称为“流产”；而发生在孕28周至未满37周之间的分娩，则称为“早产”。大部分流产最后都会变成死产，但早产儿的存活概率较大。

流产的原因

流产因胎儿方面的原因有受精卵异常、子宫外孕等。

因母体方面的原因有以下几种情况：

①母体罹患疾病：急性传染病、心脏或肾脏的疾病、肺结核、盲肠炎、腹膜炎、严重腹泻、妊娠中毒症、梅毒以及其他疾病。

②子宫发育不全：子宫形状或位置的异常、子宫颈部的裂伤、子宫肌肿大、卵巢囊肿或附属器官发炎等。

③过度疲劳、操劳过度、跌倒、精神上的打击、营养不良等。

④曾多次进行人工流产。

⑤宫颈管无力症。

流产的症状

濒临流产：会有少量出血或黄褐色的出血现象，不久下腹部、腰部的疼痛也会随之而来。

进行流产：当对濒临流产疏于治疗，或是没有充分静养，或是没有注意到时，就会转移至进行流产的阶段，这时会大量出血，血色鲜红，其中掺杂暗红色的大小血块。由于子宫口已张开，所以只要一移动身体就会出血，有时甚至会排出胎儿或绒毛的一部分。

完全流产：多半发生在怀孕初期，是指受精卵完全排出，子宫自然恢复，数天之后就止血的情况。

不完全流产：是指孕囊或胚胎部分排出阴道，仍有一些绒毛或脱落膜残留在子宫内，这时候即使大量出血的现象已经停止，但仍会有少量的出血持续现象。

滞留流产：死于子宫内的胎儿或胎芽，数日后（最迟1～2周之后）就会出现流产的现象，自然地排出子宫外。有时并无任何出血现象，而死胎却长期滞留在体内。

先兆流产的防治

先兆流产是指仅有流产的先兆，表现为有少许阴道血性分泌物或少许阴道出血，伴有轻微下腹部疼痛。经检查子宫大小与孕月相符，宫口未开。妊娠试验阳性，超声波检查有胎心搏动。此时应绝对卧床休息，禁止性生活，根据情况酌情使用对胎儿危害少的镇静药物及其他保胎药物。孕妈妈需安定情绪，解除思想顾虑，生活有规律，加强营养等。经过治疗及休息后，如胎儿存活，一般仍可继续妊娠。

习惯性流产的防治

当妊娠妇女连续3次或3次以上出现自然流产，每次发生流产的时间不管在不在同一妊娠月份，都要注意是否是习惯性流产了。

产生习惯性流产早期的原因有夫妻一方或双方的染色体异常、卵巢黄体功能不足、精神因素、垂体功能不足、精子缺陷等；晚期最常见的原因是宫颈内口松弛、子宫畸形、子宫肌瘤、母儿血型不合等。

对于习惯性流产的防治首先应查出原因，针对病因治疗。孕妈妈要注意休息，加强营养，禁止性生活。

另外，子宫颈内口松弛可能是先天发育异常，也可能继发于分娩、手术、刮宫损伤，所以育龄妇女要尽量避免或减少人工流产。

怎样防止流产

由于怀孕16周以前是最危险的时期，所以必须特别小心。以下所叙述的各种事项，孕妈妈必须加以注意。

①不要拿重的东西。

②避免精神上的压力。

③减少外出的次数。

④不要压迫下腹部。

⑤小心性生活。

⑥拿取地板上的东西时一定要先蹲下。

⑦避免激烈的运动。

⑧不要让下腹部着凉。

⑨上下楼梯要避免摔跤。

尤其是有过流产史及习惯性流产的人，在医生指导下尽早使用一些黄体酮来安胎。早产的避免较难，只能是发生异常情况尽早就医、及时治疗，可以减少早产的发生。

流产后的注意事项

加强营养。由于流产后会失血，孕妈妈的身体会变得很虚弱，有些人甚至会出现轻度贫血。因此，流产后要加强营养，多吃一些新鲜蔬菜、水果、鱼、肉、蛋等。

注意个人卫生。孕妈妈流产后要保持阴部卫生，半个月之内不能盆浴。这是因为流产时子宫颈口会开放，若要完全闭合还需要一段时间，如果不注意卫生就会被感染。

多加休息。孕妈妈流产后要注意休息，尽量不要参加体力劳动，千万不可过度疲劳，否则会发生子宫脱垂的病症。

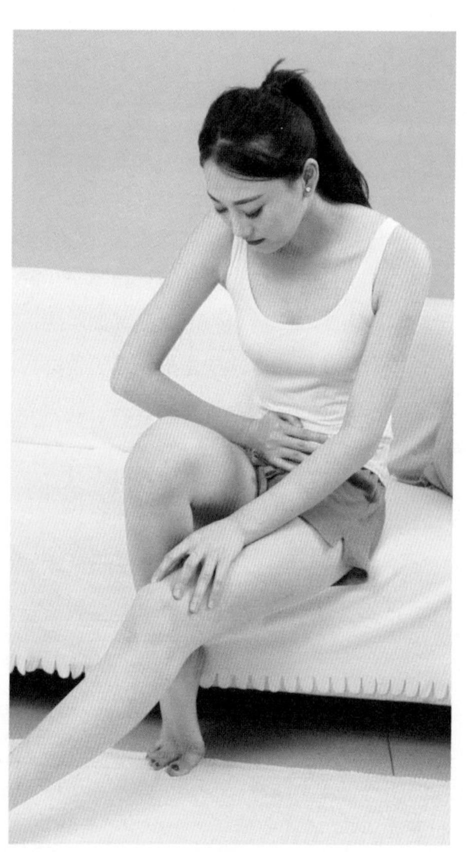

2 宝宝健康我知道

孕期进行的一系列测量是为了更好地了解孕妈妈的身体状况，和了解宝宝的各方面发育情况，比如体重的异常增加有可能是妊娠中毒症。宫高的测量是为了观察胎宝宝发育与孕周是否相符。在怀孕期需要进行的测量包括身高、体重、腹围、子宫底、血压及骨盆外测量等。孕妈妈还可以在家自我测量，做到心中有数。

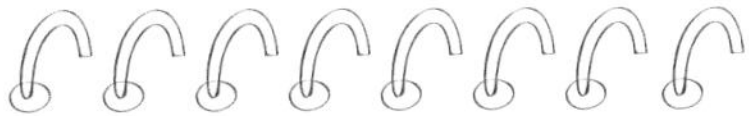

测量骨盆外的方法

骨盆外测量可以判断能否自然分娩。但也不能说骨盆狭小的人就一定不能自然分娩，如果胎儿的头不是很大，自然分娩也不成问题，因此不要只看数字就悲观。骨盆外测量就是用骨盆仪测量骨盆的入口、出口和直径的尺寸，由此得知产道的大小，这项测量对初产孕妈妈是特别需要的。

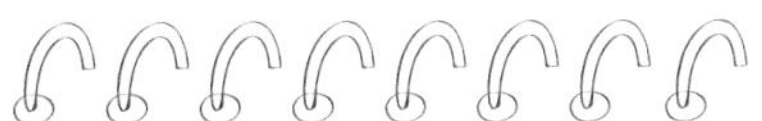

测量宫高的方法

妊娠期间，孕妈妈子宫的增大有一定规律性，表现为宫底升高、腹围增加。因此，从宫高的增长情况也可以推断妊娠期限和胎儿发育情况。

测量宫高的时间与测量腹围的时间相同。测量时，首先让孕妈妈排尿后平卧在床上，然后家人用软尺测量耻骨联合上缘中点至子宫底部最高点的距离，此距离即为宫高，它反映子宫纵径长度。最后将测量的结果记录下来，以便观察。

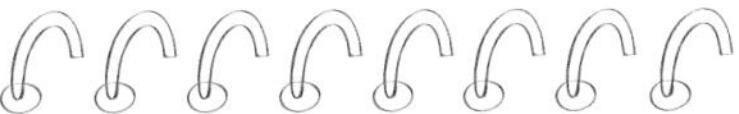

测量腹围的方法

腹围的测量是为了查看胎儿是否在按部就班地正常成长。按怀孕周数的比率，腹围过大时，可能是双胞胎或羊水过多症等。

腹围的测量一般从孕20周开始，每4周测量1次；怀孕28～35周则需每2周测1次；怀孕36周以后则需每周测量1次。测量时，首先让孕妈妈排尿后平卧在床上或站直，然后家人用软尺绕腹围一周，这一周的长度就是腹围，然后将测量的结果记录下来后与孕周标准相比较。测量时要注意软尺要经过肚脐，也不能勒得太紧。

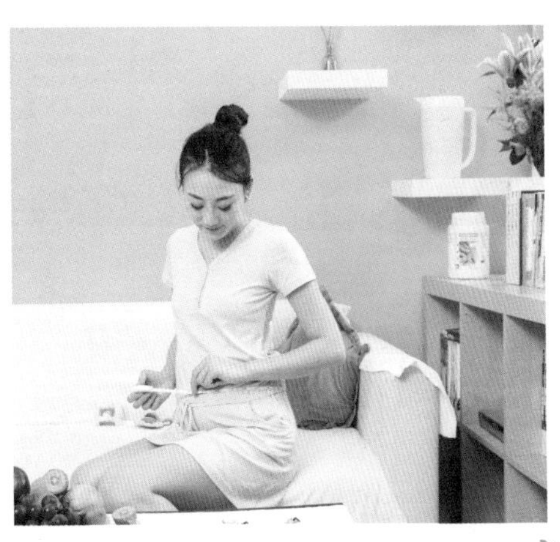

3 做好爸爸要知道

稳定妻子的情绪

妊娠会使孕妈妈脸上产生蝶形色素沉着，腹部脂肪松弛，皮肤失去弹性，体态变得臃肿等，有些孕妈妈会产生“丑”的感觉，担心失去丈夫的宠爱。这时做丈夫的一定要细心，不能在妻子面前指出这些变化，用其他活动，如散步、听音乐、读书等分散妻子的注意力。

准爸爸还可以购买一些有效缓解孕妈妈不安情绪的优美音乐、幽默相声、小品、故事CD或书籍、杂志等，以丰富妻子的业余生活。在节假日时，不妨带妻子一块儿到离家不远的亲朋好友家中串串门，聊聊家常，讨论各种有关怀孕的知识等。所有这些，对于稳定孕妈妈的情绪、保证胎儿健康成长都是十分必要的。

注意孕妈妈的饮食营养

怀孕初期3个月，对于胎儿大脑的发育非常关键，因此，为孕妈妈提供充足的健脑食物是十分必要的。准爸爸应注意多为孕妈妈选用一些健脑食物，如核桃、黑芝麻、金针菜、小米、玉米、香菇、海产品等。为了让不喜欢吃饭的妻子能摄取到各种营养，有时需要在旁边稍微地劝食。孕妈妈也会出现一些违背常理的食欲要求，即异食现象，如吃臭鸡蛋、喜酸嗜辣等，如妻子的异食对身体和胎儿没有太大的危害，丈夫应该尽量满足妻子。有些妊娠反应严重的孕妈妈，不仅本人不能吃饭，而且连饭的味道都不能闻，这时丈夫可以寻找适合妻子妊娠期间的菜谱，或一起外出吃饭，这也是增进妻子食欲的好办法。

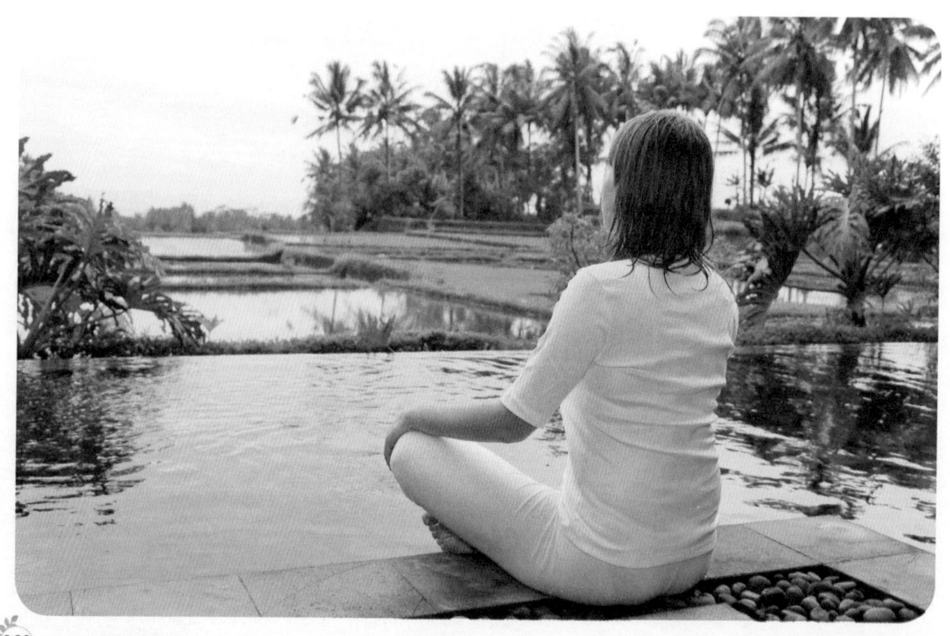

4 爱的交流与互动
孕妈妈的行为胎教

古人认为，胎儿在母体内就应该接受母亲言行的感化，因此要求孕妇清心养性、遵守礼仪、品行端正，给胎儿以良好的影响。

所以，准父母们一定不要忽视行为胎教，尤其是孕妇，自身的言行会影响胎儿乃至孩子的一生。对孕妈妈来说，培养良好的日常生活习惯，也是对胎儿进行行为胎教的方式。培养良好习惯要从如下点滴小事做起。

①日常服饰要整洁，适合自己的身份和职业。

②言谈举止要文明，尊重他人。

③待人接物要诚恳有礼。

④为人处世要磊落大方。

⑤多一些怜悯、恻隐之心，少一些刁难、邪恶之意。

这既是一位女性良好精神修养的外在表现，也体现了一位现代女性应该具备的良好形象。孕妈妈要规范自己的言行，给胎儿做榜样。

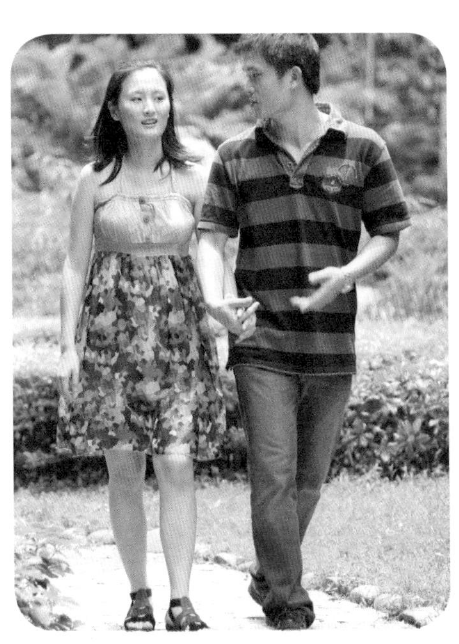

准爸爸的参与

在孕妈妈早孕反应发生时，准爸爸要想方设法缓解孕妈妈的不适，并尽可能调动孕妈妈的愉悦情绪，比如同孕妈妈一起想象胎儿的情况，描绘宝宝的样貌，想象他活泼、健康、漂亮的样子等。这不仅能增进与胎儿之间的感情，也能使孕妈妈的心情感觉到愉快。

准爸爸除了在生活中一如既往地关爱孕妈妈，还要帮助孕妈妈一起创造良好的胎教环境。应经常陪同孕妈妈到空气清新的大自然中去散步，多让孕妈妈看一些激发母子感情的书刊或电影电视，引导孕妈妈爱护胎儿，或给孕妈妈朗读一些优美的文章，唱一曲动听的歌等。准爸爸要积极参与，和孕妈妈一起守护小天使。

语言胎教

人间最美的是三月，因为初春开始万象更新。胎宝宝就是孕妈妈的“三月”，会带给你无尽的喜悦。下面这首诗的作者是艾米莉·狄金森，她的诗歌纯净如水，透亮地反射出人性的本真。

早晨，在清新的空气流淌进来的时候，孕妈妈不妨将这首美丽的诗读给自己和胎宝宝听。

爱的交流与互动

亲爱的三月，请进！

亲爱的三月，请进！
我是多么高兴，
一直期待你光临，
请摘下你的帽子。
你一定是走来的吧？
瞧你累得上气不接下气的。
亲爱的，别来无恙？
你来的时候，大自然可好？
哦，快随我上楼，
我有许多话要问你。
你的信我已收到，
而鸟和枫树，却不知你已在途中，
直到我宣告，他们的脸涨得多红啊。
可是，请原谅，你留下
帮我在那山山岭岭上涂抹色彩！
却没有适当的紫红可用，
你都带走了，一点不剩。
是谁敲门？准是四月。
把门锁紧，
我不爱让人纠缠，
他在别处待了一年，
正当我有客，才来看我。
可是小事显得这样不足挂齿，
自从你一来到这里，
以至怪罪也像赞美一样亲切，
赞美也不过像怪罪。

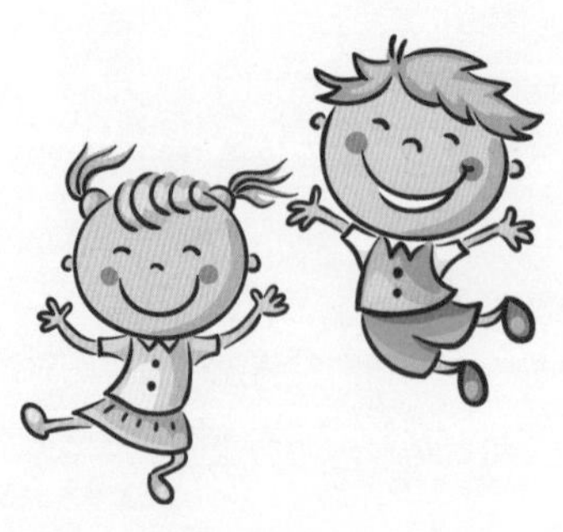

孕产新篇

防辐射服难防辐射

众所周知，手机、电脑等是有一定的辐射的，因此，防辐射服应运而生。那么，防辐射孕妇服是否真的能防辐射呢？

有关机构对市面上21款防辐射服进行了专业的比较试验，发现大部分防辐射样品都能够屏蔽电磁辐射，对日常生活中广泛存在的工频交变电场（50Hz）普遍具有良好的屏蔽效果；大部分样品对2.45GHz电磁波具有较明显的屏蔽效果，但对于100MHz～2.45GHz范围内的电磁波屏蔽效果较低。

但也有专家表示，目前市面上的防辐射孕妇服的生产厂家很多，各种品牌的宣传攻势很大，但行业内并没有明确的划分标准。市面上的防辐射孕妇服多是在布料中织入金属纤维，但是这种金属纤维究竟是纯金属拉成纤维，还是在织料上镀上一层金属，生产厂商并没有说明。有些消费者反映，自己所买的防辐射服在水洗了几次后就完全失去了防护作用。这说明防护服并不是真正用金属纤维织成，很可能是金属涂层或者是黏合而成。据了解，防辐射服中织入的金属丝也有两种情况：一种是将金属丝作为经纱或者纬纱；另一种是金属丝呈网状分布。第二种情况下的防辐射服重量比较大，目前这种方法多用于专业的防辐射服，而在要求轻便的防辐射孕妇服中则较难实现。

人们购买防辐射孕妇服是利用了手机测试来检验是否有效，但是需要注意的是，防辐射服能包裹住手机，却不能包住孕妈妈的身体，且手机、WiFi等利用的都是能绕射的电磁波，而市面上的防辐射孕妇服大多是吊带或者围裙形式，无法遮挡身体全部部位。

总而言之，防辐射服有一定的作用，但却不能完全隔绝电磁辐射，而是可以减少身体的电磁辐射的吸收。

所以，在此也提醒各位孕妈妈，孕妈妈可以穿防辐射服，但不能过度依赖防辐射服，正确防护，减少辐射，健康生活对胎宝宝的健康更加有益。

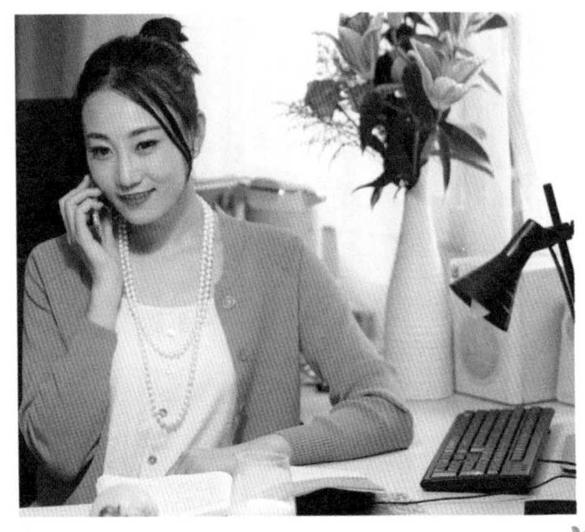

第12周

1 首次产检知多少

什么是产前检查

产前检查是从月经停止及发生早孕反应时开始，大多数孕妈妈会在12周做一次较全面的检查。检查包括以下内容。

询问病史

了解孕妈妈的一般情况，如年龄、职业、住址。

了解既往病史，如有无心、肝、肾等病史。

家族遗传病史，如夫妻双方家族中有无传染病、遗传病史。

月经史，如初潮年龄、月经周期、来潮天数、末次月经等。

婚姻史，如结婚年龄、配偶年龄、配偶健康情况等。

妊娠及分娩史，如过去有无流产、早产、死产等情况，过去妊娠、分娩的情况。

本次妊娠经过，如早孕反应、有无病毒感染或服药、是否做过X线检查等。

验血

检验是否贫血。

验血型，如生产时需要输血，就可以马上告知医生孕妈妈是什么血型。

化验小便

每次做产前检查，都要先化验小便。因为妇女怀孕后，肾脏的工作量大大增加，如果肾脏不能负担这项额外的工作，经它排出来的小便就会起变化。

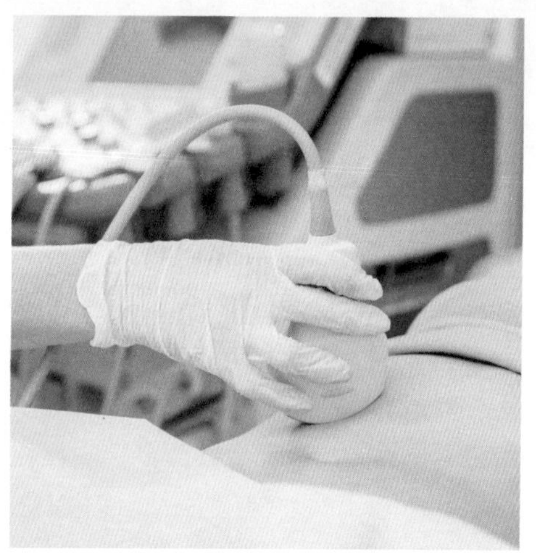

全身检查

检查孕妈妈全身状况、营养情况，测量身高、体重、血压，检查乳房发育情况，并检查各脏器情况。

产科检查

腹部检查。检查子宫底高度、腹围、胎位、胎心等。

阴道检查。了解阴道有无真菌或滴虫，产道、子宫及附件是否异常。

骨盆测量。测量骨盆内外径。

产前检查的好处

有些孕妈妈对产前检查不太重视，认为检不检查都无所谓，其实这样的想法是不对的。通过产前检查，可以方便医生及早了解孕妈妈的全面情况和发现潜在的不利于妊娠和分娩的各种因素。从确定怀孕时开始，孕妈妈就应定期到当地医院请妇产科医生做全身体格检查和产前检查。产前检查的目的有如下一些：

①经过定期检查，可以了解胎儿发育和母体各方面的变化情况。如有异常，可及早进行预防和治疗，使其不致威胁孕妈妈健康和影响胎儿正常发育。

②在妊娠18周前后进行产前检查，可对胎儿是否患有先天性畸形或遗传性疾病做出诊断。

③通过孕期卫生知识的教育以及做好临产前各种准备工作的指导，可使孕妈妈增强体质，精神愉快，顺利地度过孕期。

④通过全面和系统的观察，可以及时发现和纠正异常胎位。还可以结合孕妈妈的具体情况，早期确定分娩时的处理方式，保证安全分娩。

因此，产前检查是贯彻“预防为主”的方针，是保障母体及胎儿健康和安全分娩的必要措施。

产前检查时的注意事项

在检查的当天，早上不要吃早餐，可自带早餐前往，待检查完成后进食，因为刚吃完饭后尿里容易出现糖分，这时做尿检容易得出错误结论。检查前，应穿那些穿脱方便的衣服，应准备纸和笔，以便把准备向医生提出的问题以及医生提出的注意事项认真记录下来。通过产前检查，医生将根据每位孕妈妈的具体情况给予指导。

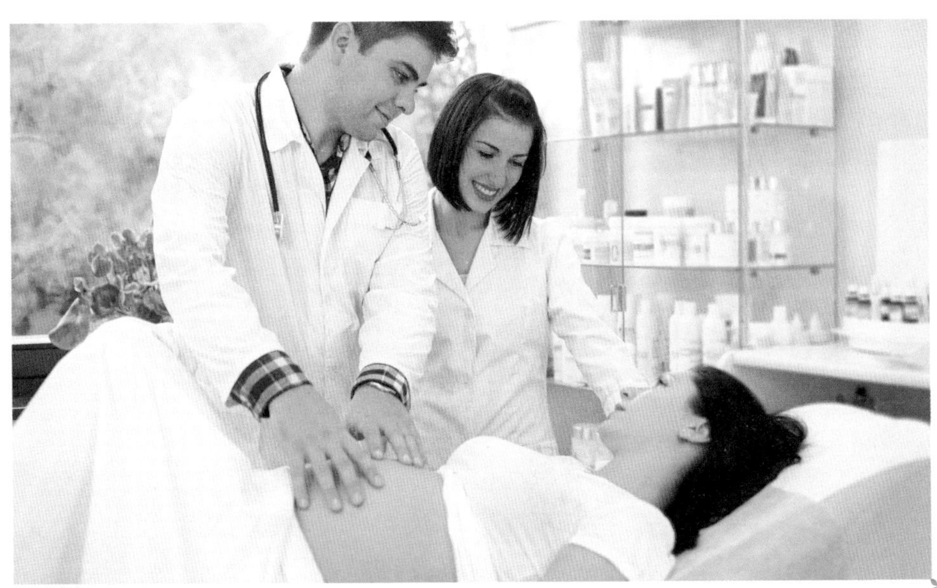

2 抓住机会补营养

怀孕第3个月，根据胎儿的发育状况，孕妈妈的饮食安排应该以品种丰富的食谱为主。食物要富含铁、磷、钙、维生素C、蛋白质、糖、植物脂肪等，这样才可满足胎儿生长发育的营养需求，同时也补充了孕妈妈体内的能量。由于在此期间胎儿不断增大，孕妈妈的负担也越来越重。在这一个月内，一些孕妈妈开始出现贫血的症状，因此要特别注意营养的调剂，进行合理的饮食安排。

这个时候，由于体内新陈代谢加快，孕妈妈也得注意补充水分，饭前少饮水，饭后可以大量饮水。早上起来时，孕妈妈可以吃一些饼干、全麦面包、包子或喝点豆浆、牛奶，然后再去刷牙。同时，这个月是最容易流产的时期，因此，孕妈妈的饮食要以保胎为主。

一天的饮食安排

早餐	菜肴	虾仁炒蛋，其他清淡蔬菜1小碟
	主食	牛奶250毫升，果酱75克，面包2片或粥1碗
	水果	苹果1个，或香蕉2根
午餐	菜肴	香菇鱼片，虾皮炒茭白，板栗烩鸡翅
	主食	米饭2小碗，或面条2小碗
	水果	苹果1个，或香蕉2根
晚餐	菜肴	米饭2小碗，或包子2～3个（面粉量均在100克以内）
	主食	滑子菇炒肉片，青豆肉丝，骨头汤1碗
	水果	爱吃的水果100克

3 产检时间一览表

正式产检时间：孕12周开始。

产前准备：舒适易脱的衣服、鞋子，医保卡、保健手册、就诊手册。

每次检查项目：血压、体重、宫高和腹围、血常规、尿常规、多普勒听胎心。

次数	时间	注意事项	重要检查项目
第1次	孕12周	空腹	1.建立妊娠期保健手册；2.空腹血糖；3.肝功能和肾功能；4.乙型肝炎病毒表面抗体；5.梅毒螺旋体；6.HIV筛查；7.心电图
第2次	孕13～16周	检查前一晚12点以后禁食禁水，空腹	唐氏筛查（注意：唐筛和年龄、环境等诸多因素有关，若唐筛结果显示高危，可进一步做羊水穿刺或无创DNA检测进行筛查）
第3次	孕17～20周		B超畸形检查（胎儿外观是否发育正常），此时可以查出宝宝是否有神经管、四肢等畸形
第4次	孕21～24周	测试前3天，不控制饮食；前一晚8点之后禁食，少喝水，第二天空腹	妊娠糖尿病筛查（过关技巧：喝糖水的速度不要太快，一点一点喝，3～5分钟内喝完，喝完后多走动）
第5次	孕25～28周	空腹	乙型肝炎抗原、梅毒血清试验
第6～9次	每两周一次		是否有水肿、B超检查（评估胎儿发育状况、预估重量）、胎心监护（做之前多运动，吃饱饭）
第10次至生产	每周一次		胎心监护、测量骨盆（宝宝已足月，随时待产）

4 宝宝时光与胎教

这周开始，孕妈妈的腹部会慢慢增大起来。为了提高孕妈妈支撑身体重心的能力，更为了防止失去平衡而发生危险，所以从此时开始，孕妈妈应该开始平衡练习。

孕妈妈在家练习平衡很简单，方法是这样的：双手扶住一个牢固的支撑点，比如沙发的靠背、桌子等，向后抬起脚，再轻轻放下。

孕妈妈健康生活ABC

①防止便秘，最好养成每日定时上厕所的习惯。

②不宜长时间使用电扇和空调，预防感冒，下腹不可受寒，注意时时保暖。

③不宜去人多的地方。

④不熬夜，保持规律的生活习惯。

⑤阴道分泌物增加，易滋生病菌，应该每天淋浴，以保持身体清洁。

⑥采取各种方法排解不良情绪。

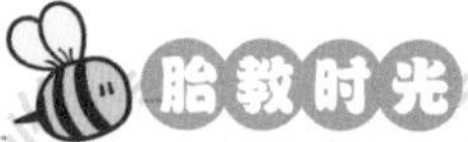

这首《两只老虎》几乎是家喻户晓的经典儿歌，妈妈可以唱给胎宝宝听听。孕妈妈在唱这首歌的时候，可以模仿老虎的样子做相应的动作，让胎宝宝“感受”到老虎可爱的样子，体会到逗趣的心情。

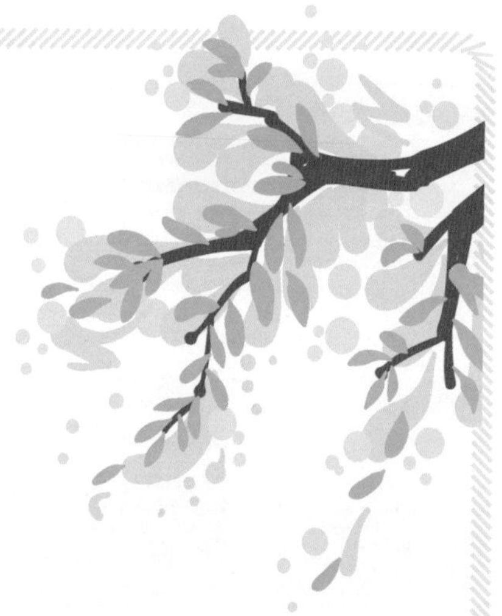

两只老虎，两只老虎，
跑得快，跑得快，
一只没有眼睛，

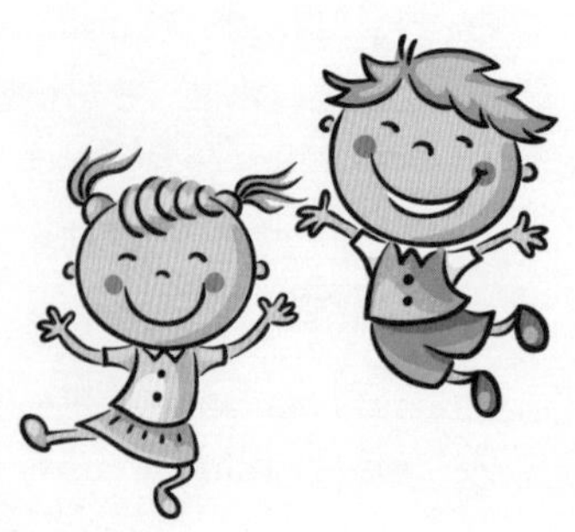

一只没有尾巴，
真奇怪！
真奇怪！

胎教故事

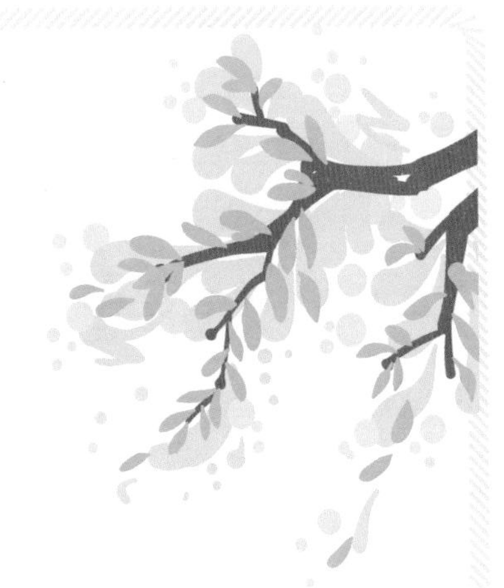

冬天来了，天好冷哦！爸爸对小猪说："天这么冷，千万不要出去乱跑！"小猪不情愿地点点头。可是小猪觉得待在家里太没意思了，就想出去活动活动。于是它趁着爸爸不注意，"嗖"的一下跑出去好远。走啊走啊，突然，远处雪白的地方一团黄黄的东西映入眼帘。"咦？是什么呢？"走近一看，是一顶黄色的帽子，小猪把它捡起来，戴在自己的头上，哇！真暖和！这时，小猪想起了爸爸，爸爸现在肯定也很冷，我把帽子送给爸爸戴吧！小猪蹦蹦跳跳回了家，一拉开门，呀！不得了！爸爸正站在门口呢！小猪把头埋得低低的，不吭声。"你去哪儿了？"爸爸很不高兴。"我……"小猪把捡到的帽子拿给爸爸看，"我捡到了一顶帽子，想把它送给你。"猪爸爸拿着帽子，感动极了："对不起，是爸爸错怪你了。爸爸向你道歉！"说着戴上了这顶温暖的帽子。"没关系爸爸！这下，你再也不冷啦！"小猪一头扑进了爸爸的怀抱里。

准爸爸的参与

随着孕周的增长，这时孕妈妈的身形有了变化，动作也迟缓了些。细心的准爸爸应该想到此时孕妈妈有很多动作做起来不方便，如洗头，如果孕妈妈弯腰太久的话，不但会腰酸，肚子也会不舒服。因此，准爸爸一定不能错过这个表达爱意的机会，给妻子洗个头吧，让妻子坐在有靠背的椅子上，慢慢享受这个甜蜜的服务吧。

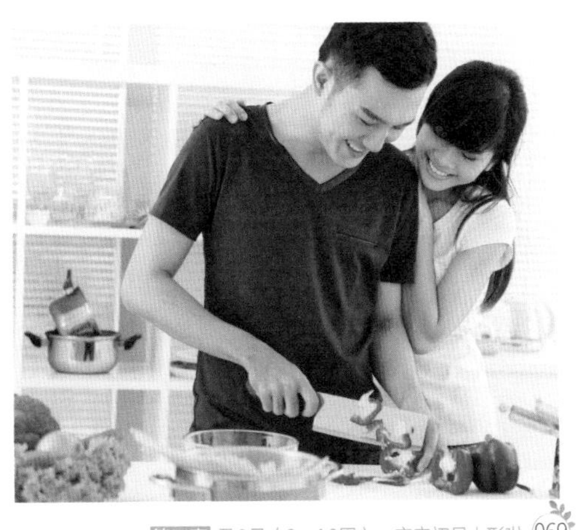

准爸爸还可以亲自下厨，给准妈妈做一顿爱心晚餐。

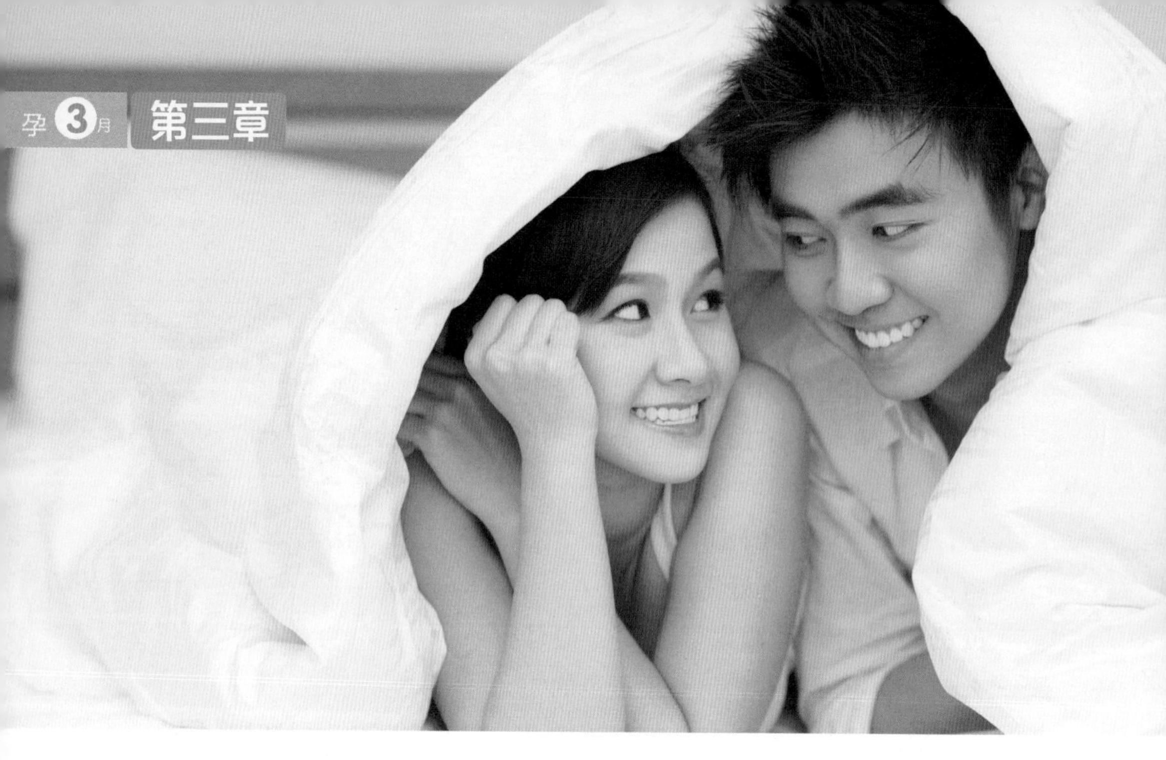

5 性生活"早"避免

孕妈妈怀孕之后，家庭生活中很多事情都需要改变，包括夫妻间的性生活。怀孕之后能否继续享受性生活，这也是准爸爸孕妈妈关心的事。

一般而言，有的医生会建议孕早期应暂停性生活，这是因为孕早期胎盘正在形成，胎儿的各器官正在分化发育，防治流产的孕激素分泌还不充分，因此是最容易发生流产或先兆流产的阶段；有时不正当的性生活还可能引起阴道感染。

当然也有医生认为孕早期可以进行性生活。在孕妇身体一切正常的前提下，孕早期继续性生活是安全的。如果孕妈妈的羊膜囊和子宫肌肉足够强健，会保护肚子里的胎儿。而且，孕妈妈的子宫颈口处封着稠厚的黏液栓，能够抵御感染。

总的来说，孕早期性生活一定要建立在孕妈妈身体状况良好的条件下，并且在进行性生活时要注意：

①孕早期性生活不宜太激烈。

②孕早期性生活不宜太频繁。

③准爸爸要更加小心，不要压迫到孕妈妈的腹部，避免子宫收缩。

④进行性生活要注意男女双方的卫生情况，避免感染。

⑤不要频繁变换体位，动作幅度不宜过大；也不要采取危险的姿势。

努力了很久才成功怀孕的孕妈妈，会格外小心翼翼，准爸爸们也格外紧张，生怕一不小心惹出祸来。在这种情况下，孕后性生活可能会影响夫妻感情，所以孕早期性生活还要看双方的意愿，如果有任何一方觉得不妥，不妨推迟性生活。

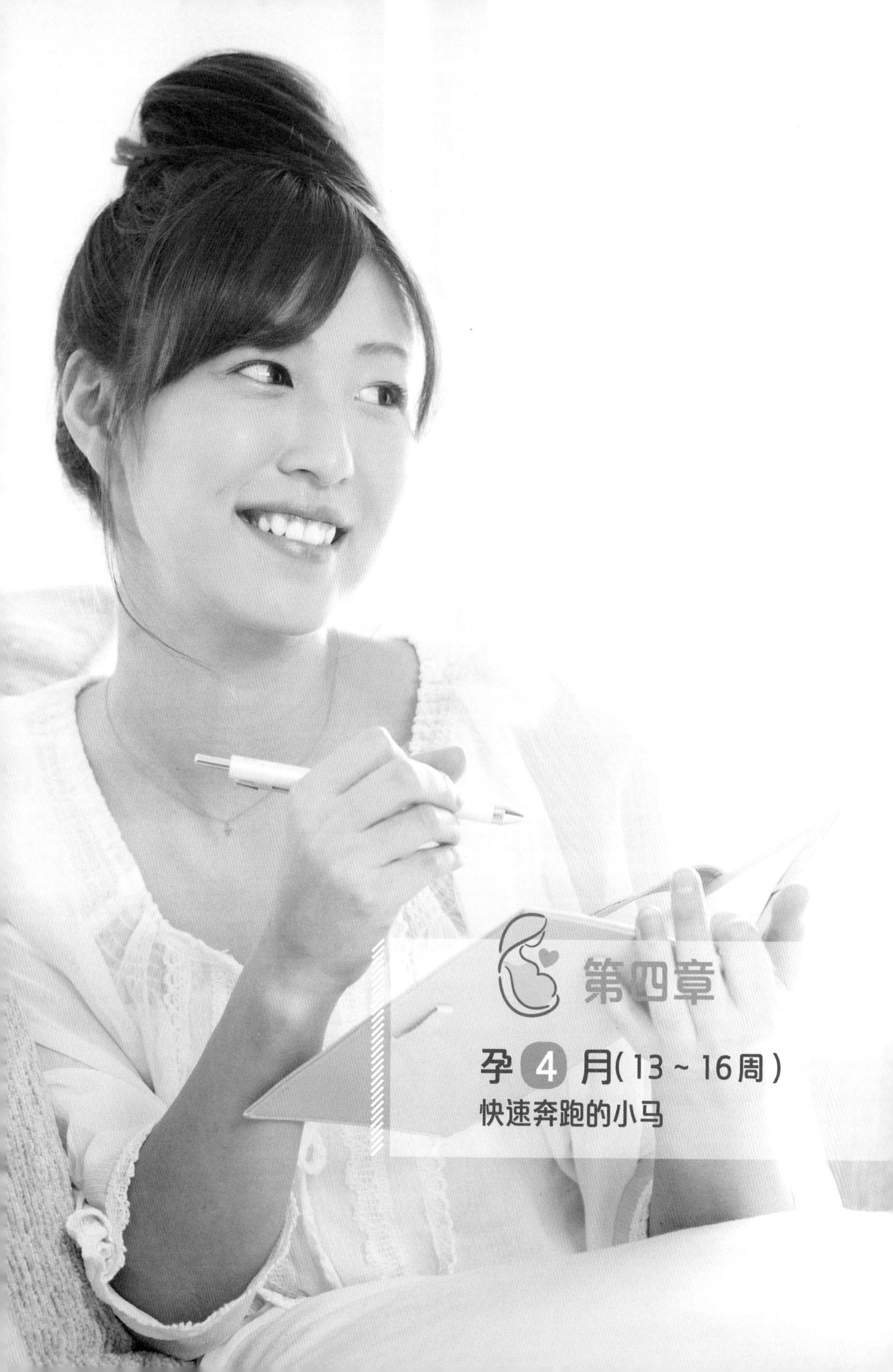

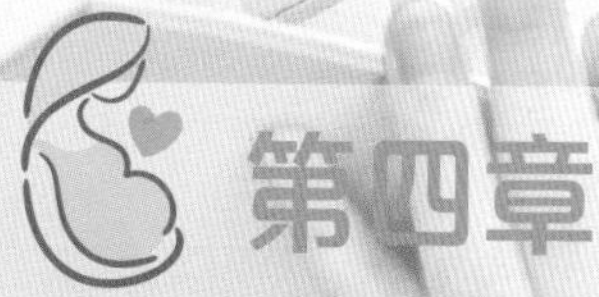

第四章

孕 4 月（13 ~ 16周）

快速奔跑的小马

孕4月（13～16周） 快速奔跑的小马

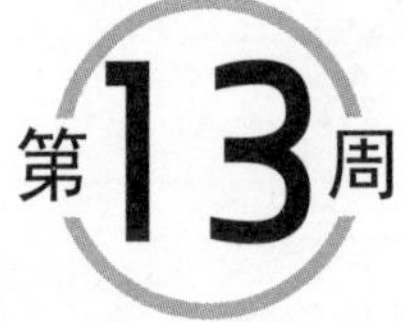

第13周

1 宝宝开始长大了

孕妈妈身体的变化

孕妈妈在这个阶段基础体温开始下降，一直到生产时都保持低温状态。这段时期稍能看出腹部的隆起，子宫明显增大，从而使子宫长出了小骨盆，在下腹部很容易摸到。乳房也明显变大，乳头及乳晕呈深褐色，此时应该随时保持乳头的清洁。此外，孕吐已经结束，孕妈妈的心情会比较舒畅，食欲开始增加，尿频与便秘渐渐消失。

从这时起，每次产前检查都要测量子宫底，测量从耻骨中央到下腹部的隆起处（这就是子宫底）的长度，根据这个长度来判断子宫的大小，到15周末时，子宫的高度应是5～12厘米。

胎宝宝的成长

在妊娠15周后期，胎儿的身高约为16厘米，体重约120克。此时，胎儿的骨头和肌肉发达，胳膊、腿能稍微活动。尽管如此，母体还是感觉不到胎儿的活动。

此时胎儿已完全具备人的外形，由阴部的差异可辨认男女，皮肤开始长出胎毛，内脏发育大致已经完成，心脏跳动活泼，可用超声波听诊器测出心音。

还有，胎盘在这时已形成，与母体的连接更紧密，流产的可能大大减少。由于胎盘长出，运输了母体供给胎儿的营养，胎儿的成长速度加快。胎膜也长结实了，羊水量也从这个时期开始急速增加。呼吸肌开始运动，这时胎儿已经具有吞咽和排尿功能。

胎儿的皮肤颜色发红、光滑透明，可透过皮肤看到血管，在胎儿皮肤颜色加红的同时，皮肤也增厚了，有了一定的防御能力，有利于保护胎儿的内脏器官。

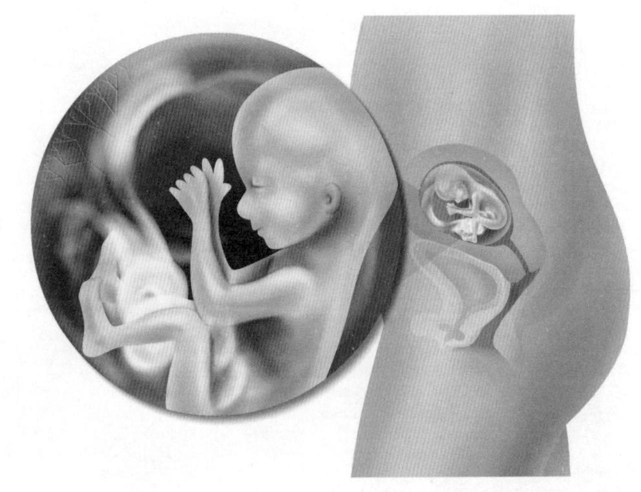

2 晒太阳也有讲究

太阳光中有三种光线——红外线、紫外线、可见光线。其中，紫外线照到人的皮肤上，可穿透皮肤表面，作用于皮下的脱氢胆固醇，合成维生素D，维生素D可以促进肠道对钙的吸收，从而帮助骨骼生长，抗佝偻病。所以，钙也是孕妈妈最需要的营养素之一。晒太阳有利于人体补钙，孕期经常晒太阳对妈妈和宝宝都十分有益。

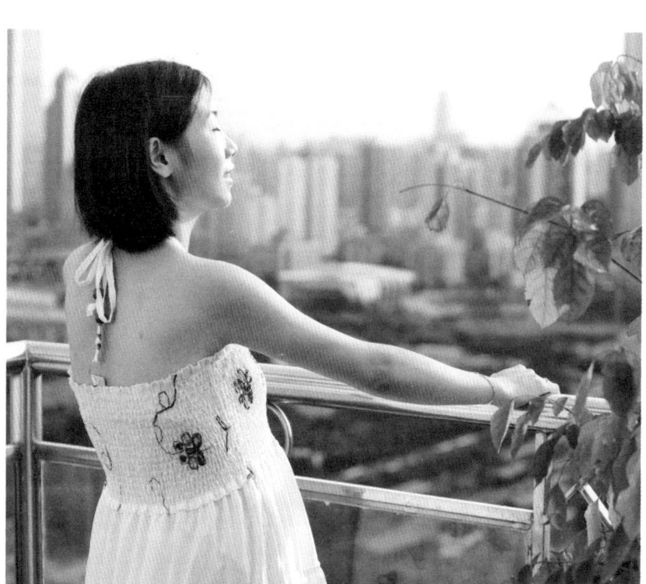

孕妈妈如何晒太阳

掌握每日最佳日晒时间。上午9～10点，下午4～5点，这是人们总结的每日最佳日晒时间。而在这两个时间中间的中午，阳光中的紫外线过强，长时间日晒会对皮肤造成伤害。

尽量保证每天的日晒时间。准妈妈要把晒太阳作为每日必修课，晒太阳要足量，冬季每天不少于1个小时，夏季每天不少于半小时，特别是对那些久坐办公室或在地下室等场所工作的女性更为重要。另外，紫外线还有杀菌功效，半个小时左右的日晒就能起到对皮肤和房间空气的消毒作用。

注意季节性，避免盛夏暴晒、冬季不足。晒太阳也要考虑季节因素。如果处于夏季，则要尽量避免暴晒，适当减少晒太阳时间。一方面是为皮肤健康考虑，阳光中的紫外线过强会伤害皮肤，孕妇本来就容易发生色素沉淀，暴晒会让雀斑、痣等颜色加深；另一方面，暴晒会让体温迅速升高，影响胎儿正常发育，还可能发生中暑。所以在夏季准妈妈尽量避免直晒，可以在树荫下享受散射，外出衣着尽量透气、轻便。如果皮肤对阳光敏感，可以选择物理性防晒为主的防晒用品。而到了冬季，则要尽量多外出晒太阳。

不要隔着玻璃晒太阳。阳光中的紫外线有利于合成维生素D，但紫外线无法穿透普通的玻璃。坐在屋子里隔着玻璃晒太阳实际上只是得到了阳光的温度，却拒绝了日光的营养。所以准妈妈尽可能在自然条件下接受阳光。

3 保护动作知多少

怀孕之后，孕妈妈很多姿势动作都必须改正，尤其是当孕妈妈的肚子渐渐隆起，很多会压迫腹部的姿势都要避免。

起床

孕妈妈起床应调整成侧卧位，再换成半坐位，然后起床。不能直接以仰卧姿势起身。

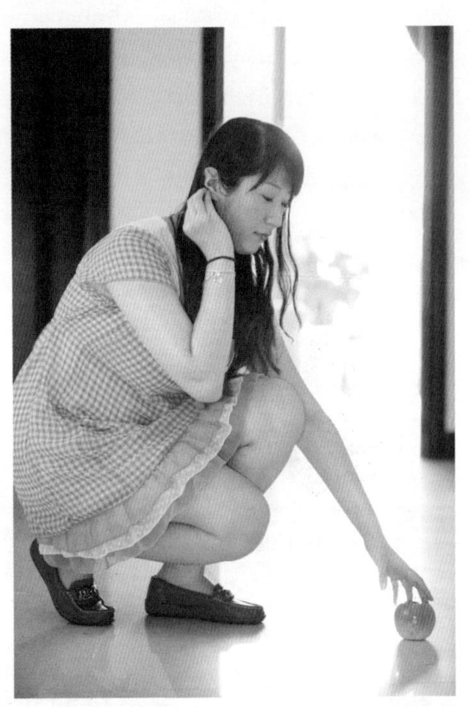

拿物

孕妈妈需要朝地上取物、放物时，要注意不能压迫腹部，应保持腰背挺直，屈膝降低重心，拿稳东西，重心转移到另一侧身体，再双膝站起，切忌直接躬身弯腰、直接蹲下。

站姿

孕妈妈不宜长时间站立，这样会减缓腿部的血液循环，导致水肿及静脉曲张。孕妈妈每站立一段时间，必须要让自己休息一会儿。需要长时间站立的孕妈妈，站立时应两腿平行，双脚稍分开，把重心放在足心附近，这样就不易疲劳。隔几分钟把腿的位置前后调换一下，转移重心。

坐姿

孕妈妈的正确坐姿是后背紧靠椅子坐下来，必要时还可以在后腰放一个小枕头。如果孕妈妈是坐着工作的，要时常起身活动一下，有助于血液循环、预防痔疮。切记不要久坐，如果孕妈妈工作量很大，最好每隔一小时就放松一下。

4 中期锻炼不可少

虽然在怀孕期间女性身体变笨重是不可避免的，但是即便如此，也要坚持做力所能及的健美操。做健美操可以使你继续拥有美丽的皮肤、结实的臀部，并且为产后尽快恢复昔日的窈窕身材做好准备。

靠近体操

这个运动可以强化腋下至胸部的肌肉，预防乳房向两侧松弛扩散。若在温水里练习，将会有更好的效果。

1.挺直上半身，手臂平举于两侧，手肘与手臂成直角，吸气。

2.一边吸气，一边让手肘保持向上，两手肘在脸的前方会合。以此动作重复30次。

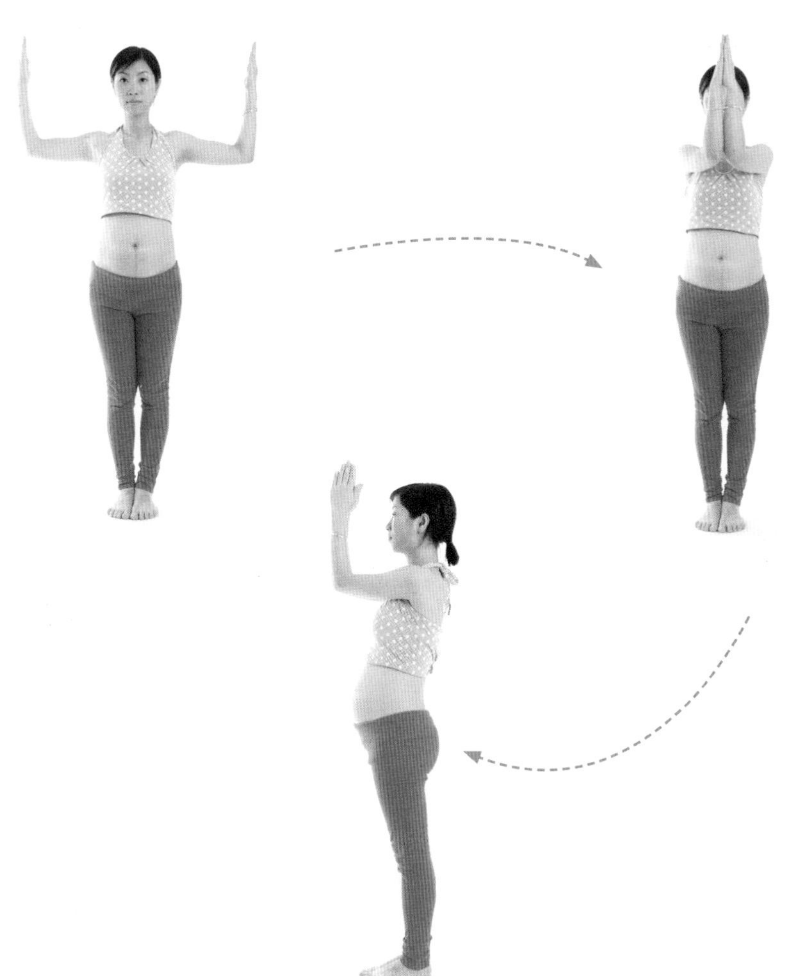

第一组

1.坐稳后，双手垂直于身体两侧撑住，双腿伸直。

2.一边吸气，一边把右腿向腹部弯曲过来，而后一边吐气一边把脚伸直。左右交换重复做10次。

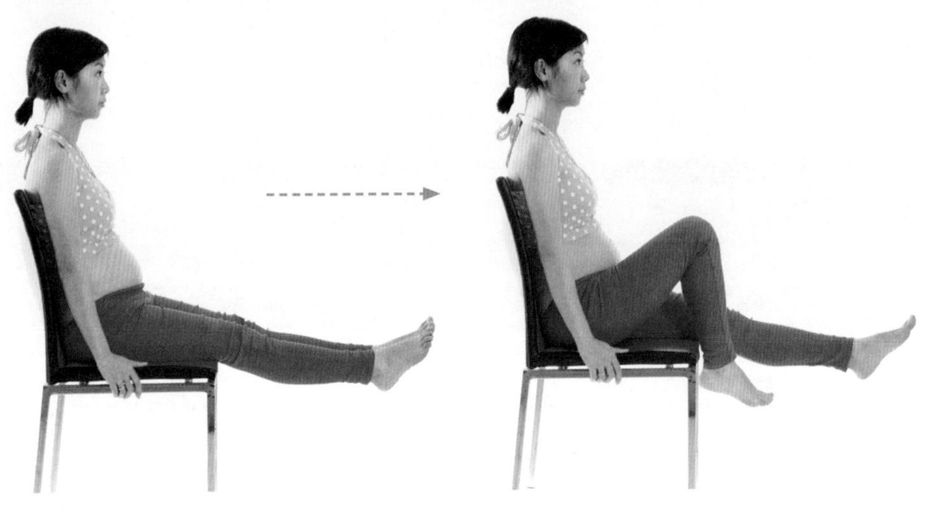

第二组

1.两膝弯曲仰卧，双手放在腹部上。

2.一边吸气一边把脖子抬起，抬到不能再勉强的程度把气吐出来，使脖子放下恢复原状。重复做10次。

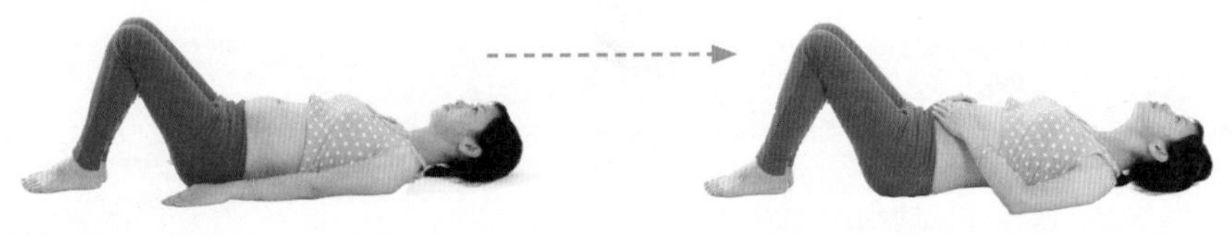

会阴肌肉运动

仰卧，双膝屈起，尽量使（会阴）肌肉收缩，好像制止大便一样，保持一会儿，然后放松。此动作重复20次，每做5次便稍作休息。此运动可在整个孕期进行。

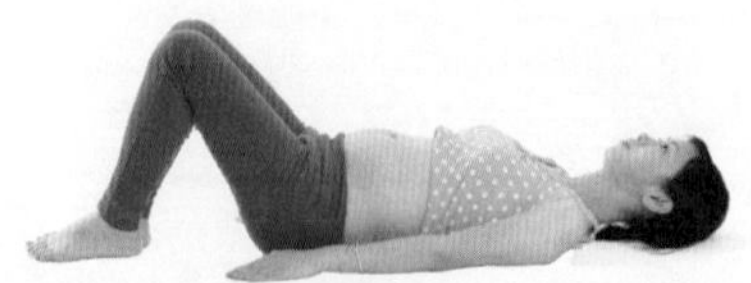

5 胎教时光很美妙

运动对于增强孕妈妈的体质非常重要，有利于胎儿健康发育。最好的运动莫过于散步，它可促进血液循环，增加呼吸量，可以提高神经系统和心肺功能，增加新陈代谢，加强肌肉活动。

锻炼虽然能给机体带来很多好处，但如果安排不合理就会适得其反。一般情况下，在妊娠早期，孕妈妈的灵活性和柔韧性较强，可以选择瑜伽、慢跑、游泳、健美操、骑自行车等来进行锻炼；妊娠晚期，孕妈妈则宜经常到室外散散步。同时还可以在运动时配一些优美的旋律，使运动变得更有情趣。此外应注意，在运动时要对运动量、强度和时间进行合理的控制，以免给身体造成一些不必要的损伤。

总之，在锻炼时应遵守循序渐进、持之以恒的原则，不要让身体太过疲劳。

音乐胎教

今天来欣赏德彪西的钢琴曲《月光》，这是作者早期代表作《贝加马斯卡组曲》中的第3曲。乐曲一开始，明亮的旋律以缓慢的速度向下浮动，宛如月亮正把银色的光芒洒向人间。接着，在连续的和弦进行中，上声部轻轻地奏出优雅如歌的月光曲。中间部分由3个段落组成，是一个富于抒情意味的部分，好似抒写了人们在银色月光下浮想联翩、愉快歌唱的情绪。乐曲的再现部分，把淡淡的月色描绘得更加富于诗意。

这首乐曲能让人镇静安眠，孕妈妈在欣赏时，是不是也犹如置身在月夜的幽静景色下，让人美好陶醉?

准爸爸的参与

这个时期，孕妈妈的妊娠反应逐渐消失，食欲旺盛，所以准爸爸此时可以大展身手了。除了亲自选购、烹饪可口的食物外，还可以不时带妻子外出到餐厅享受一些丰富可口的美味菜肴。去餐厅应尽量选择宽敞、明亮、整洁、卫生条件好的地方。此外，还要注意核算每日妻子饮食的营养量，保证营养平衡，并根据孕妈妈的健康状况适当调整饮食的结构。

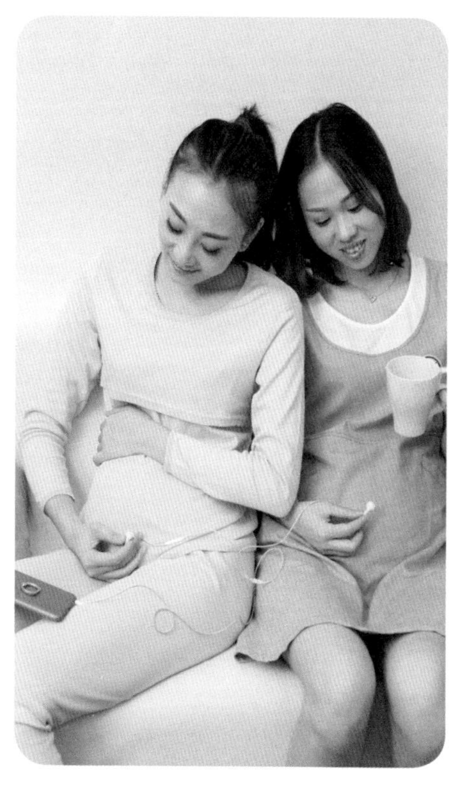

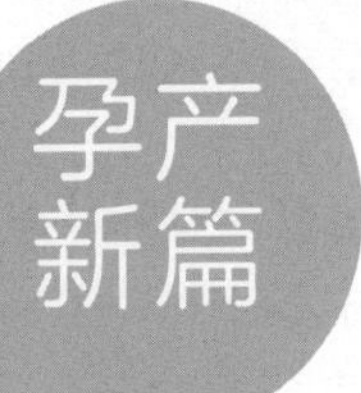

1 和妻子一起怀孕

对于准爸爸而言，为未出生的孩子做的每一件事、体贴怀孕的妻子的每一分努力，都有着重大的意义：我们共同创造的不仅是一个孩子，还是一个家庭。怀孕不是孕妈妈一个人的事，准爸爸也应该参与到这个过程。

多与宝宝说话

从怀孕第5个月开始，胎儿就能听到声音了。所以，准爸爸每次对宝宝说话的时候，尽量多重复一些简短的句子，比如“你好啊！小家伙”、“我的乖宝宝”、“爸爸来了”等。等孩子出生后爸爸再重复同样的话，就会惊讶地发现宝宝会回过头来找你。即便是新生儿，也知道循着声音去寻找他们的“熟人”。

尽可能陪妻子做每一次产检

产检最激动人心的莫过于当准爸爸孕妈妈听到胎儿心跳声音的时候了。这时候，医生不仅会测量胎儿的发育程度，还会解答准爸爸孕妈妈对宝宝的疑问。通过“胎儿镜”，准爸爸还有机会参与对胎儿的超声波检测，从屏幕上看到宝宝在活动、翻身，那种感觉准爸爸也许会终生难忘。

对宝宝每一天的成长都充满期待

孕妈妈可能在打算做妈妈的那一刻开始，就会找来各种各样与怀孕和育儿有关的图书杂志，没事就捧着看。此时准爸爸也可以试着了解一些与怀孕有关的知识。和孕妈妈一起想象宝宝在肚子里每一天的发育过程，这可以使得“怀孕”这件事对准爸爸来说显得更加真实。

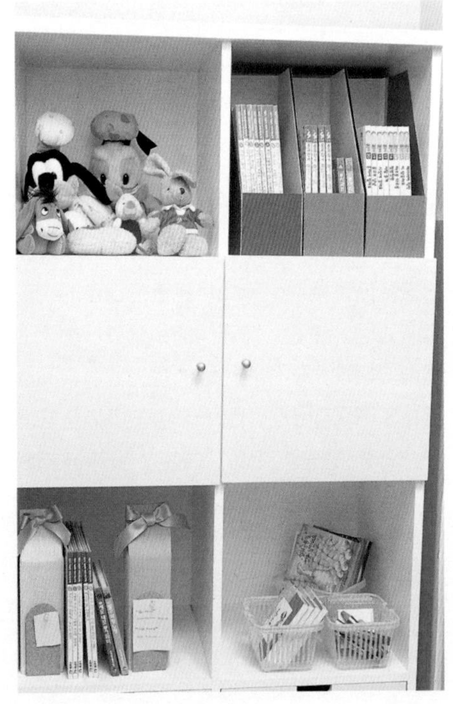

2 父子之间有秘密

胎儿特别喜欢听爸爸的声音，当准爸爸对着宝宝唱歌或者抚摸宝宝的时候，胎宝宝能用轻轻摇晃的动作来表示他的心情。

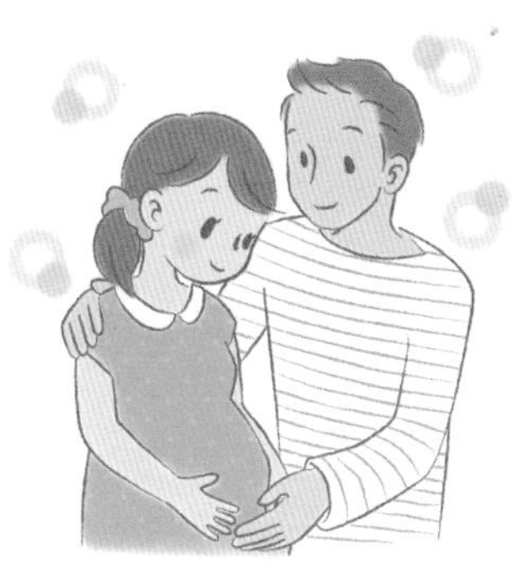

胎儿和母亲之间的关系是血肉相连、心心相印的。照理说，孩子出生后应该同母亲的感情最深，但稀奇的是，很多婴儿对父亲的欢迎程度远远超过母亲，这已是近年来较为普遍的现象。

爸爸对胎儿讲话，这首先是父爱的一种详细表示，胎儿能够通过听觉和触觉，感受到不仅有母爱，而且还有父爱的温暖，这对于胎儿的感情发展具有莫大的好处。父亲抚摩胎儿并同他说话，这对做母亲的在心理上也是一种极大的安慰。这种天伦之乐是孕育、养育、教育孩子的最好气氛。爸爸与胎儿的玩耍，一般以谈话为主要内容。

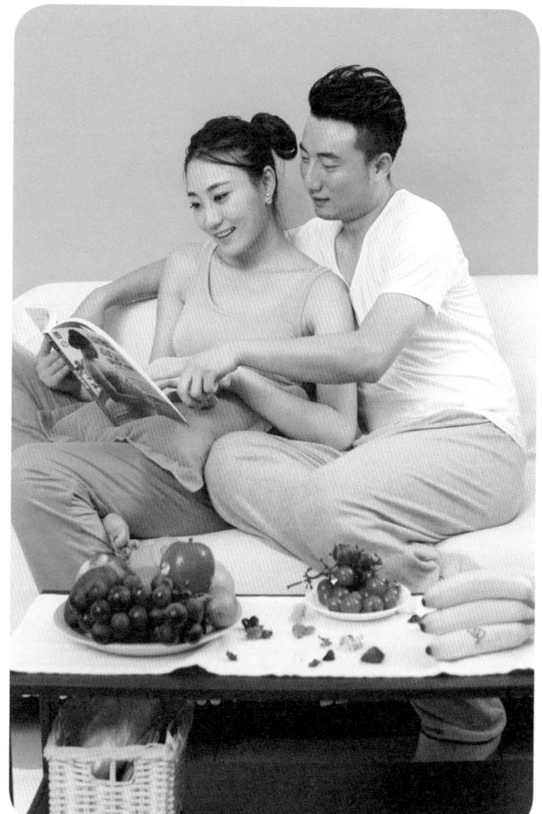

有些婴儿出生后哭闹时，母亲往往不能使其安静下来，而父亲却可以通过唱婴儿“熟悉”的歌曲和抚摩动作使其尽快安静下来或入睡。这大概与胎儿不甚喜欢高、尖、细的声音（这种声音常常会造成胎动增加），而喜欢低沉、宽厚的声音有很大的关系。

所以一些心理学家提出一项极为有益的建议：请爸爸给胎儿讲话，创造那种与出生后的婴儿建立亲切、深挚感情的先决前提。

第14周

1 大脑发育有秘密

在孕晚期，孕妈妈每餐吃完之后，都会觉得胃部发麻，有烧灼感，有时甚至加重为烧灼痛。尤其在晚上，胃灼热很难受，甚至影响睡眠。这种胃灼热通常是在妊娠后期出现，分娩后消失。

受精卵在子宫内着床后，依次分化出外胚叶、中胚叶、内胚叶，其中外胚叶就是脑的原型。开始它是圆板状，随后发育成神经管，神经管在妊娠初期即发生弯曲，出现皱褶，以便在有限的空间下容纳更多的细胞，正是这一原因造就了复杂的最终布满沟回的大脑。

胎宝宝3个月时，大脑就开始迅速发育，妊娠3～6个月是脑细胞迅速增殖的第一阶段，这时脑细胞的体积和神经纤维的增长，使脑部的重量不断增加。第二阶段是在妊娠7～9个月期间，在这三个月中，主要是支持细胞和神经系统细胞的增殖及树突的增加，使已经建立起来的神经细胞发展成神经细胞与细胞之间的突触结合，以便传导神经细胞中的兴奋冲动。

质脂是脑神经元之间传递信息的桥梁物质，是脑组织的建筑材料，能增强大脑的记忆力，质脂的多少影响着胎宝宝脑细胞的数目和大脑皮质沟回的多少。因此，此期间应选择富含质脂的食物，如粮谷类的小米、玉米等，干果类的核桃仁、芝麻、花生、瓜子、栗子等，蔬菜类的黄花、冬菇、香菇等，水产品的海螺、牡蛎、虾、海带、紫菜等，家禽类的鸭、鹌鹑等。

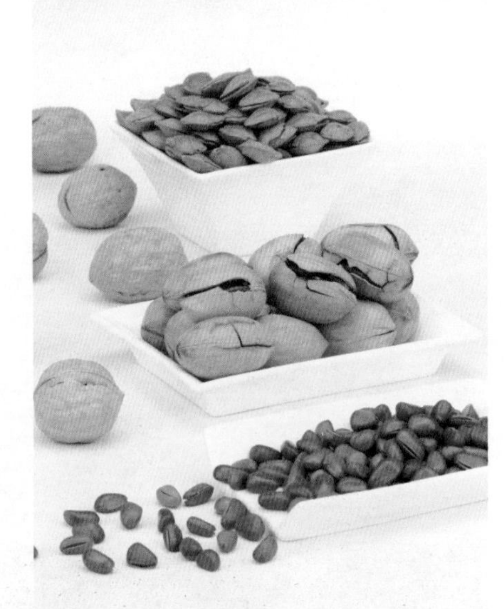

2 中期腹痛有征兆

孕中期腹痛是孕妈妈常见的身体反应，有些是生理性的，无须治疗，但有些是病理性的，需要引起注意，及时处理。

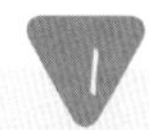

生理性腹痛

1.在怀孕4个月左右时，子宫增大，同时子宫圆韧带被牵拉，很多孕妈妈都会感觉有些腹痛。这种疼痛，部位多位于下腹部子宫一侧或双侧，呈牵涉痛、钝痛或隐痛，走较远的路或者变换体位时，疼痛会变得更明显。

2.胎动。胎宝宝在子宫内的活动称为胎动，可分为转动、翻动、滚动、跳动及高频率运动。胎动刚出现时，孕妈妈会感觉到“波”的一下，轻轻的，转瞬即逝。

这些情况都属于怀孕后的正常生理反应，不需要特殊治疗。

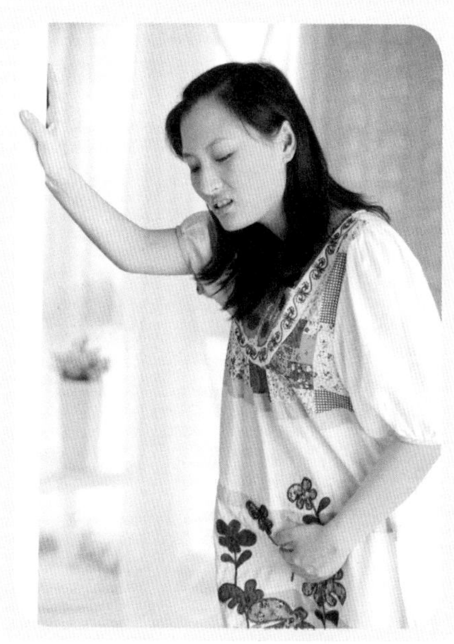

非生理性腹痛

急性阑尾炎。一般人患急性阑尾炎时腹部压痛在右下腹，而孕妈妈因为宝宝的存在，右腹部的压痛随妊娠月份的增加而逐步上移。

肠梗塞。如果孕前做过腹部手术，手术后发生的肠粘连往往是孕期引发肠梗塞的原因。发生肠梗塞缺乏典型症状，所以一旦感到腹部痛疼并伴有呕吐、腹泻，应及早去医院检查。

胆囊炎。由于受到怀孕生理变化的影响，如果孕前有胆石症，稍有不慎便极易导致胆囊发炎。胆囊发炎时出现上腹疼痛、恶心、呕吐、发烧，且疼痛会因饮食引起或加剧。孕妈妈应注意细嚼慢咽，一餐不宜吃过饱，少吃脂肪含量过多的食品。

食管裂孔症。妊娠中期，宝宝逐渐长大，准妈妈腹腔内压力也随之升高。如果准妈妈的食管裂孔（食管通过此裂孔下行与胃相连）增宽，可能会出现“食管裂孔症”，因而腹痛。此时腹痛多伴有胸闷、气短、胸痛、胃里返酸、打嗝等症状。食管裂孔症在孕期有30%～50%的发生率，孕晚期有时症状更为明显。

3 情绪调节有必要

孕妇极易产生烦躁等不良情绪，当疲劳时还容易生气、精神不集中等，这对优生不利。充分地休息、让全身得到松弛可改善上述症状。当你在晚上不能得到充分睡眠时，在白天若有时间的话就需要考虑小睡，或者把脚放平松弛一下，紧闭双目5～10分钟，如此也可恢复精力。孕妈妈需学会松弛方法，以利于母婴健康。

臆想锻炼法

如果你希望能控制自己，以便在30秒钟内松弛下来，可以做下列臆想锻炼法。

首先采取舒适的姿势。深吸一口气并屏住呼吸5秒钟，慢慢数至5，然后呼出，使所有肌肉松弛。集中呼吸并重复2～3次，直至完全松弛为止。同时回想一下过去最愉快的事，有助于你运用想象来克服思想障碍，以便能更好地学会控制自己的情绪。

松弛技巧

全身松弛法

这种方法能帮助你解除身体各部分的压力，无论什么时候，只要有可能就休息，不要等身体疲倦时才强迫自己躺下。如有可能，最好每日按下述方法练习2次，共15～20分钟。

仰卧，取舒适位置，闭目。注意力集中在右手，收紧一会儿后放松，手掌朝上。觉得手有沉重感和热感时，朝地板或软垫方向按压肘部，放松。此时通过你的身体右侧、前臂和上臂向肩部收紧，耸肩，然后放松。重复做，你会觉得手、臂和双肩有沉重感和热感。然后双膝翻向外侧，放松臀部，向地板或软垫方向轻压背下部。放松，让气流进入腹部和胸部，使肌肉有沉重感和热感，呼吸应开始慢下来。如未能慢下来，尝试在每次呼吸之间数至“2”便慢下来。

精神松弛法

通过有规律和缓慢的呼吸清除思想上的焦虑和其他杂念，缓慢和均匀地默念“吸气、屏住、呼气”，使愉快意念流通至头部，免除杂念。然后紧闭双目，想象诸如清澈的蓝天或平静的蓝色大海等和平、安静的景象。全神贯注于呼吸活动，倾听着你的呼吸，要感觉它是如何缓慢和自然的，每次呼、吸气都要集中精力。记住要保持脸部、眼睛和前额肌肉松弛。

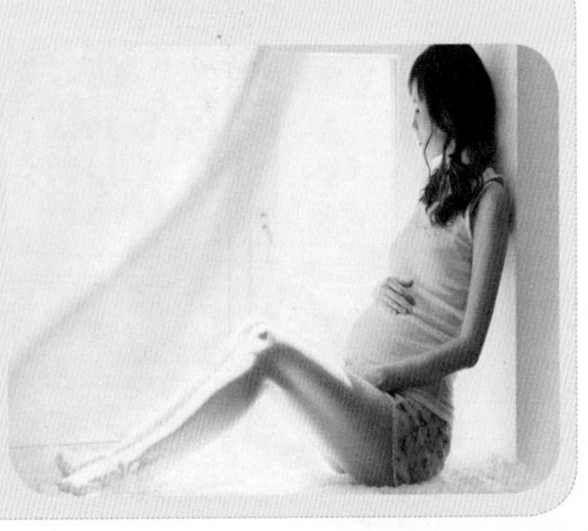

4 妈妈宝宝好睡觉

孕妈妈应如何安排自己的睡眠

孕早期孕妈妈除有常见的食欲不振、恶心呕吐等反应，还会有嗜睡现象，妊娠3个月左右就能恢复正常。

怀孕4～6个月是孕妈妈身体负担较轻的阶段，在这期间除了避免重体力劳动以外，多数孕妈妈都可照常工作、学习和起居，睡眠时间每晚要保证8个小时，中午加1小时午睡。到怀孕最后1个月，由于子宫明显增大，各器官负担加重，为了避免出现高血压、水肿、腰腿痛等现象，更需要充分的睡眠和休息。但临近产期，有些孕妈妈容易精神紧张，甚至引起失眠，有时不规律宫缩、胎动也会干扰入睡，使得孕妈妈虽然有充分的时间却得不到有效的睡眠。所以，孕妈妈应消除疑问和顾虑，保持情绪稳定，有信心地迎接分娩。

妈妈如何提高睡眠质量

保证睡眠质量有不少好办法，如在睡前洗个温水澡；常晒被，使之松软；睡眠时可用棉被支撑腰部，两腿稍弯曲；下肢水肿或静脉曲张的孕妈妈，需将腿部适当垫高；冬天不妨把被窝弄得暖和些，肩部应该有一背垫塞着，不要使肩部着凉；身体的肌肉应全部放松，这样就很容易睡得酣熟了。

孕妈妈失眠时不要随便吃安眠药，应遵医嘱，最好不要依赖药物。只要找出失眠的原因，并在日常生活中注意纠正，睡眠质量是可以得到改善的。另外白天做点适当的家务活，或做柔软体操，但必须避免过度疲劳。此外，阅读一些报纸杂志，以调节情绪，或者看看电视、戏剧，也有助于消除疲劳。

孕妈妈睡眠采取什么姿势为好

孕妈妈睡眠时的姿势很重要。妊娠早期，可以采用自己觉得舒适的姿势；在妊娠中、晚期则要侧卧，最好是左侧卧，避免仰卧。

怀孕期间取左侧卧位可以使因妊娠造成的右旋子宫转向前位，以减少因右旋子宫引起的胎位或分娩的异常；还可以避免妊娠子宫对下腔静脉的压迫，增加回心血流量和心血排出量，减少下肢水肿，为子宫和胎盘运输血液，有利于胎儿继续在子宫内生长发育，减少早产率和胎儿宫内生长迟缓等并发症。孕妈妈临产前，取侧卧位还可以预防和治疗胎儿宫内窘迫（缺氧）。

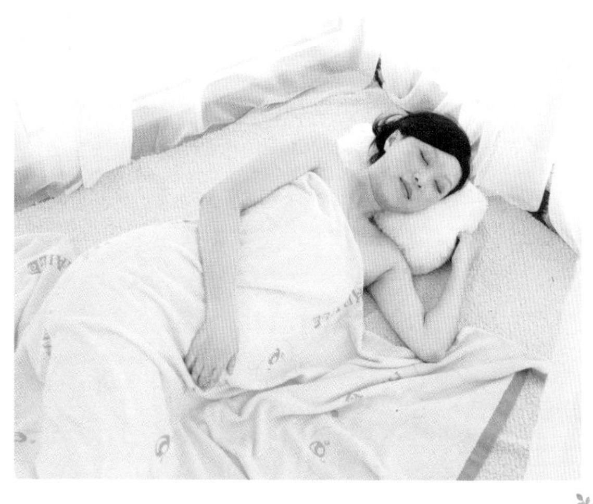

孕产新篇

1 宝宝眼睛明又亮

俗话说：眼睛是心灵的窗户。天底下所有的妈妈都希望自己的宝宝有一双明亮的好眼睛，不仅仅是漂亮、招人喜欢，在未来更是生活学习中的好帮手。

胎儿视力发育的关键从孕早期开始，孕早期的准妈妈一定要注意为自己的宝宝提供一个安全良好的发育环境。宝宝视力和怀孕期间的营养很有关系，有四种元素对宝宝的眼睛非常有帮助。

α－亚麻酸。α－亚麻酸是组成大脑细胞和视网膜细胞的重要物质，它能促进胎儿大脑细胞发育，促进视网膜中视紫红质的生成，提高胎儿的智力和视力，降低胎儿和新生儿神经管畸形和各种出生缺陷的发生率。我们常吃的坚果类如核桃，深海鱼如石斑、鲑鱼、金枪鱼，或鱼油中均富含α－亚麻酸。

维生素A。维生素A是合成视紫质的重要原料，而视紫质是一种感光物质，存在于视网膜中。对于维持人体的正常视觉，特别是保持在弱光下的观察能力来说，维生素A有着非常重要的作用。富含维生素A的食物有两类：一是维生素A原，即各种胡萝卜素，存在于植物性食物中，如绿叶菜类、黄色菜类以及水果类，含量较丰富的有豌豆苗、胡萝卜、青椒、南瓜等；另一类是来自于动物性食物的维生素A，这一类是能够直接被人体利用的维生素A，主要存在于动物肝脏、奶制品及禽蛋中。

牛磺酸。它能提高视觉机能，促进视网膜的发育。牛磺酸还可以保护视网膜，利于视觉感受器发育，改善视功能。研究表明，眼睛的角膜有自我修复能力，而牛磺酸可以强化角膜的自我修复能力，对抗眼疾。

B族维生素。维生素B_1和维生素B_2是视觉神经的营养来源之一。如果维生素B_1不足，眼睛容易疲劳；如果维生素B_2不足，容易引起角膜炎。维生素B_1含量较丰富的有动物内脏（肝、心及肾）、豆类、及粮谷类、水果及坚果。动物内脏含维生素B_2很丰富，尤其是肝脏含量最高，其他动物性食物如猪肉、鸡蛋，水产品中的鳝鱼、河蟹等，植物性食物中的菌藻类食物如蘑菇、海带、紫菜等也含有丰富的维生素B_2。

2 平底鞋并非首选

孕妈妈的脚部非常容易水肿，这是因为随着准妈妈子宫变大，下半身的血管受到压迫，影响了血液循环。孕期如果长时间站或坐，一个姿势不变，水肿会更加严重。因为水肿，孕妇一天中的脚围变化大概在10～25 毫米之间，是正常人的3～5倍。在孕中期和晚期水肿越来越厉害，很难再穿怀孕之前的鞋子了，尤其不能穿高跟鞋。

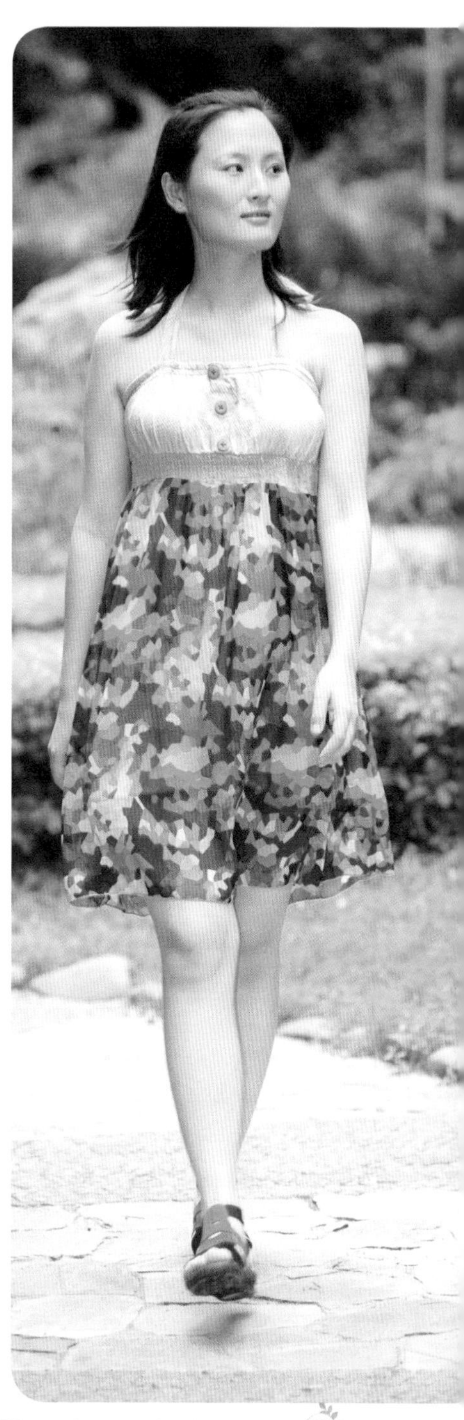

穿高跟鞋的危害

①容易因摔倒或扭伤足踝而导致流产、早产。

②重心的改变增加了身体负担，容易造成腿部肌肉疲劳和腰背肌劳损，诱发妊娠不良反应。

③穿高跟鞋让孕妈妈长期身躯前倾，会使骨盆倾斜，骨盆倾斜度发生变化可能在一定程度上会影响胎位，不利于顺利分娩。

④会造成腹压增高，腹腔血流量减少，影响胎儿的供血及营养物质的供应，导致胎儿发育不良。

很多孕妈妈了解之后，就会陷入一个误区，既然不能穿高跟鞋，那就选择平底鞋。

但实际上，平底鞋并非孕妈妈的最佳选择。这是因为平底鞋没有足够的支撑力，穿上后身体4/5的重力都压在脚后跟上，容易造成足跟的损伤。而且平底鞋的减震功能差，孕妈妈走路时的震动会直接传到脚上，不但影响脊柱和大脑的健康，还会造成孕妇疲倦、腿痛、背痛。

孕妈妈选鞋小贴士

孕妈妈穿鞋最好选后跟2～3厘米高的软底布鞋或运动鞋，这些鞋有良好的弹性，在脚部水肿时也可随脚的形状而变化，还能减轻孕妈妈的身体负担。对于长期穿高跟鞋、不习惯穿低跟鞋，或者工作需要不得不偶尔穿高跟鞋的孕妈妈来说，偶尔穿低于5厘米的高跟鞋也并无不可，但是一定要注意安全，感觉身体控制不好重心就千万不要勉强。孕妈妈穿鞋，安全第一，让自己舒服非常重要。

第15周

1 怀孕中期要保养

孕妈妈皮肤的清洁卫生很重要。妊娠期间因为激素的关系，皮肤容易失去光泽，或者皮肤的类型有所改变，这是由于新陈代谢旺盛，汗和皮脂都增多了的结果。虽说是在妊娠期，也不要疏于保养皮肤，应以一个漂亮的、有魅力的孕妈妈的面目度过妊娠期。收拾得干干净净的，自己也会感到心情愉快，对产后恢复皮肤功能也有好处。

孕妈妈如何洗脸

妊娠期洗净脸很重要，早晚两次，使用平时常用的洁面用品，擦出泡沫来，仔细地洗，洗干净以后再抹上护肤品。

夏天是容易出汗的季节，要增加洗脸次数。勤洗脸，不光是为了去掉油垢，也可使心里感到爽快。由于激素的作用，孕妇脸上容易长雀斑，一般在产后就好了，不必十分介意。受紫外线照射也容易长雀斑，所以不要受到强烈阳光的照射，散步或外出时要戴帽子，在脸上抹些防晒霜，以保护皮肤。

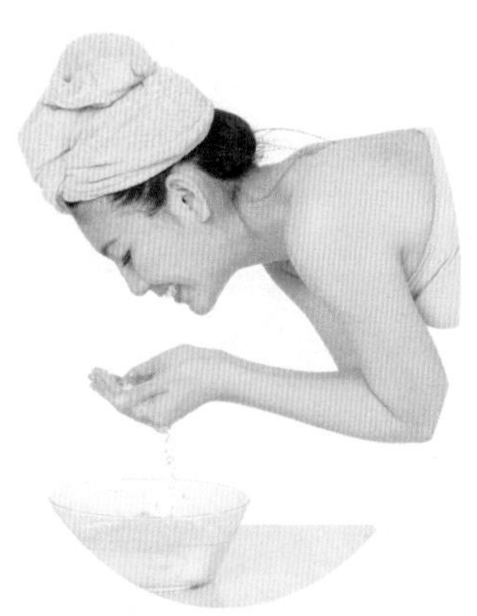

孕妈妈如何进行面部按摩

妊娠期每天进行脸部按摩也是非常重要的，既能加快皮肤的血液流通，促进皮肤的新陈代谢，又能预防皮肤病，保持皮肤的细嫩，使皮肤的机能在产后早日恢复。

面部按摩的要领如下：用洁面膏洗掉脸上的污垢，再用毛巾将水擦干，在脸上均匀地擦上冷霜膏，然后用中指和无名指从脸的中部向外侧进行螺旋式按摩，按摩完后，拧一条热毛巾擦拭干净。

孕妈妈如何化妆

怀孕期间，如果要化妆的话需要遵循什么原则呢？孕妈妈脸部没有光泽，化妆时就要强调明快、清爽的感觉。选用粉红系列的粉底，并注意整体妆扮的协调，眼影宜采用浅色系，腮红则选用明亮的色彩，口红以红色系列为佳。孕妈妈千万不要浓妆艳抹，以免刺激皮肤，产生过敏现象。

脸部的状态可以判断孕妈妈是否健康，前往医院做产前检查时，最好不要化浓妆。

2 母婴产品准备好 应为分娩做准备

妊娠后期，准爸爸也要为分娩做好准备。在孕晚期，准妈妈行动已经不方便了，准爸爸应主动把家中的衣物、被褥、床单、枕巾、枕头拆洗干净，并在阳光下曝晒消毒，以便使用。还要在准妈妈产前把房子清扫干净布置好，要保证房间的采光和通风情况良好，让准妈妈愉快地度过产期，让母子能够生活在清洁、安全、舒适的环境里。

孕妈妈要远离电磁辐射

尽管家电产品产生的电磁波对人类健康会造成很多的不良影响，特别是对孕妈妈的影响更大，但又不能不使用这些为生活带来极大便利的产品。那么，该如何有技巧地避开电磁辐射的伤害呢？

减少使用时间

减少使用电器产品的时间，可减少电磁辐射带来的伤害。一般人使用电脑的时间一天不应超过6小时，每小时需要离开电脑10分钟，孕妈妈和幼儿一周使用电脑的时间不应超过2小时，手机每天通话不可超过30分钟。孕妈妈要尽量少看电视，如果看电视时间过长，不仅会受电磁辐射影响，伤害眼睛，更会因此而减少活动量，有碍健康。

保持安全距离

孕妈妈使用吹风机时不要将吹风机贴近头部；使用烤箱、烤面包机时，应与其保持70厘米以上的距离；与音响、电冰箱、电风扇保持1米以上的距离；与电视机、冷气机、运作中的微波炉以及电热器保持2米以上的距离。研究显示，手机在拨通、接听瞬间产生的电磁波最强，因此这些时候最好尽量远离人体，待看见有通话显示后再贴近耳边。

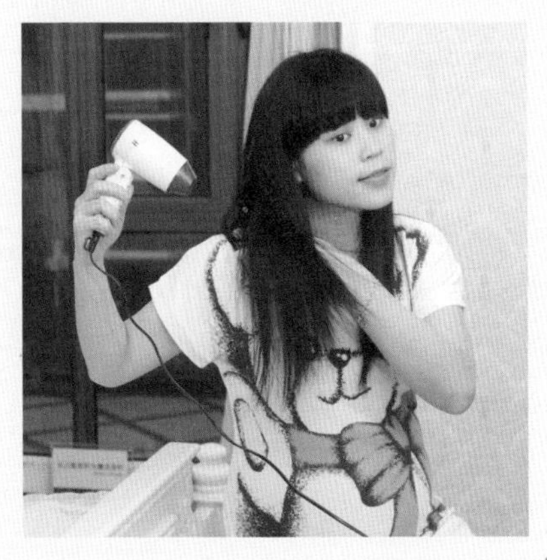

3 防治湿疹肾结石

孕期注意预防肾结石

由于怀孕后，孕妈妈的内分泌发生了很大的变化，肾盂和输尿管正常排尿功能也出现了异常变化，从而导致孕妈妈易患肾结石。妊娠期预防肾结石，孕妈妈应注意以下几点：

①要养成多喝水的好习惯，尤其是在夜晚孕妈妈也要注意多喝水。因为喝水可以帮助孕妈妈排尿，从而带走尿液中的结晶物质，这样就不容易形成结石。

②每天要进行适当的运动，这样可以促进肾盂和输尿管的蠕动，避免子宫长时间地压迫输尿管。

③不要食用过量的白薯、菠菜、豆类等，因为这些食物容易诱发肾结石。

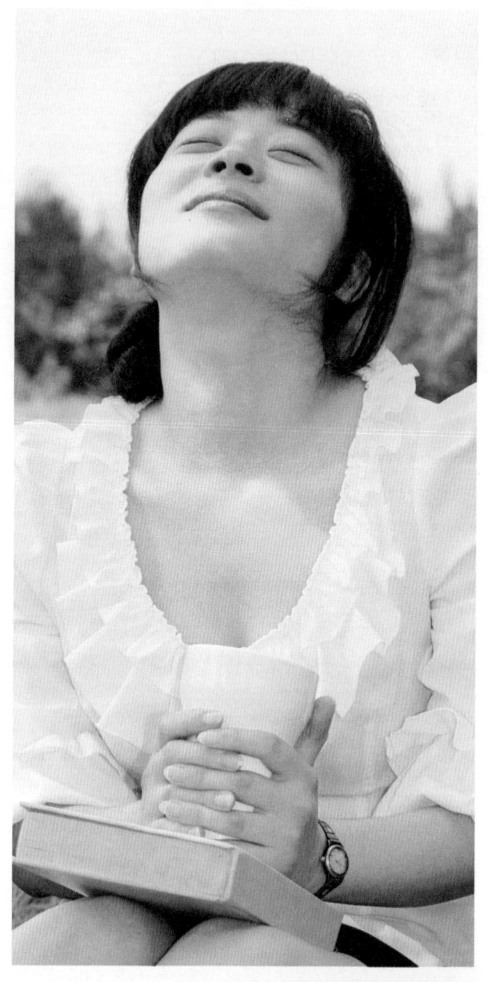

孕期怎样防治婴儿湿疹

婴儿湿疹是一种常见的皮肤病，一般以剧烈的瘙痒、多种形态的皮肤损害、反复发作为特点。科学研究证实，人体所必需的脂肪酸，如亚油酸、亚麻酸和花生四烯酸等，只能靠食物供给，人体无法自身合成。而这些脂肪酸主要存在于植物油中，动物油中含量极少。人体缺乏脂肪酸，可引起皮肤粗糙、头发易断、皮屑增多等，婴儿则易患湿疹。所以，为了预防婴儿湿疹，在孕期孕妈妈宜多吃植物油。

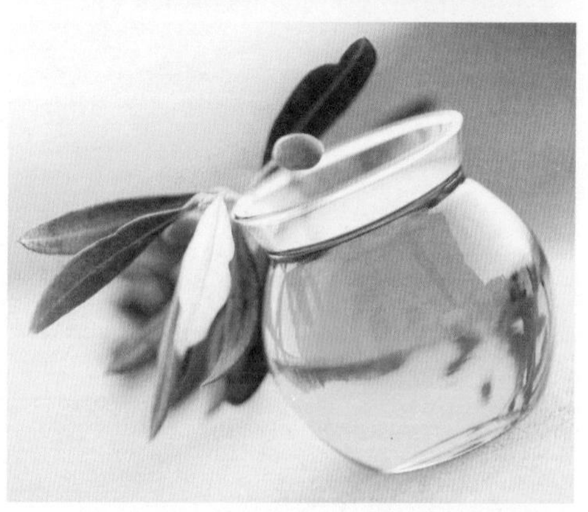

4 职场状况巧应对

孕妇在职场要比辞职在家承受更多工作上的压力和身体上的负担，工作起来总是感到力不从心，打不起精神，有时还会出现一些问题。那么面对一些尴尬处境时，孕妇该怎么做呢？

想睡觉时。每天到了下午两三点的时候，孕妇总是全身绵软无力，眼皮变得很沉，什么事情都做不了，非常想睡觉，特别在怀孕初期，容易疲倦，这是很多孕妇常常会碰到的状况。此时孕妇可以选择在状态好的时段把一天中比较重要的工作完成，并把疲倦嗜睡的情况和上司及周边同事都讲一讲，没必要硬撑，想睡就睡。如果公司有空闲的小会议室，孕妇在里面准备一把躺椅，休憩片刻是最好的；如果没有，可以带上小耳塞，在自己的座位上闭上眼睛休息，千万不要趴在桌子上睡，因为这样会压到宝宝。孕妇只要能小睡20分钟左右，状况就能得以改善。只有劳逸结合才能更好地工作，这样对肚子里的宝宝和自己的身体也是很有好处的。

记忆力不好时。很多孕妇在工作时记忆力大不如从前了，总是容易忘记事情。出现这种情况，不用自责，也不用担心，这是怀孕后的正常生理反应。此时，孕妇可以准备一个记事本，将重要的事情记下来，也可以让身边的同事帮忙提醒自己，这样就不会误事了。

眼睛累，无法集中注意力时。怀孕后，孕妇的眼睛特别容易累，如果工作时经常要看电脑，眼睛很酸涩，注意力难以集中，工作时容易发生差错，此时该怎么办呢？当感觉眼睛很累时，如果滴眼药水会对宝宝造成影响，那么，孕妇应该工作一段时间后就休息一下，起来活动活动，不要等到累了再休息，在感到累之前预先休息是提高工作效率的好方法。还要尽量让自己坐得舒适，把办公室的椅子调到舒服的高度，在腰、背后放上舒服、颜色又鲜艳的靠垫，不要弯腰驼背，头和身体要和电脑屏幕保持一定的距离，不要离得太近，保持正确的坐姿，眼睛也就不会容易觉得累了。

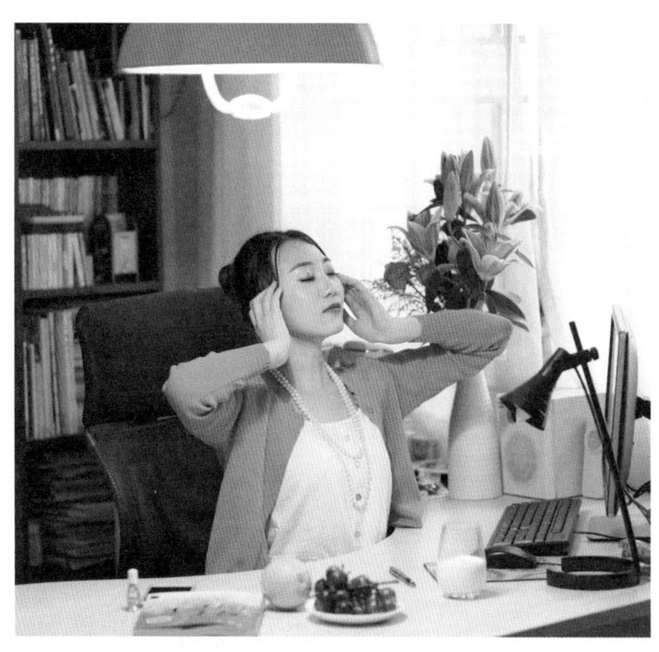

5 电脑辐射的真相

辐射，看不见摸不着，又无处不在，想想真是一个可怕的东西。许多人会把身体上某方面的不适都怪罪为辐射导致的，例如把头疼、眼睛酸痛、脸上长痘痘归咎于电脑辐射。

其实辐射也分为很多种，一种是电离辐射，另一种是非电离辐射。电离辐射是使物质产生电离作用的电磁辐射（如X射线、伽马射线），或粒子辐射（如阿尔法、贝塔、高速电子等）。而波长大于100纳米的电磁波，由于其能量低，不能引起水和机体组织电离，故称为非电离辐射，如光和超声波等。而我们日常使用的手机、电脑都属于非电离辐射。

早在20多年前，就有开展屏幕辐射对孕妇影响的研究了，但是众多研究来看，并没有什么结论证明电脑辐射对孕妇及胎儿有什么不利的影响。

专家研究发现，其实凡是用电的日常家用设备都会产生电磁辐射，对人体有无危害，最重要的是要看辐射能量的大小。根据国际辐射防护协会和国际劳工组织的规定，电磁场的安全强度是 0.11～0.3微特拉（这是24小时接触计算机时的电磁场安全限），低于此强度对人体没有危害。 一些专门研究机构测试过计算机的电磁场强度，结果发现，紧贴荧光屏处电磁场强度为0.9，但离开荧屏约5厘米处，强度不到0.1，再远一点至30厘米处（这是计算机操作者的身体与荧屏之间的习惯距离），其强度几乎无法测出。

此外，空间中的电磁波确实是无处不在的，但是在一般情况下，这种电磁辐射的强度很小，不会对人体健康造成伤害。

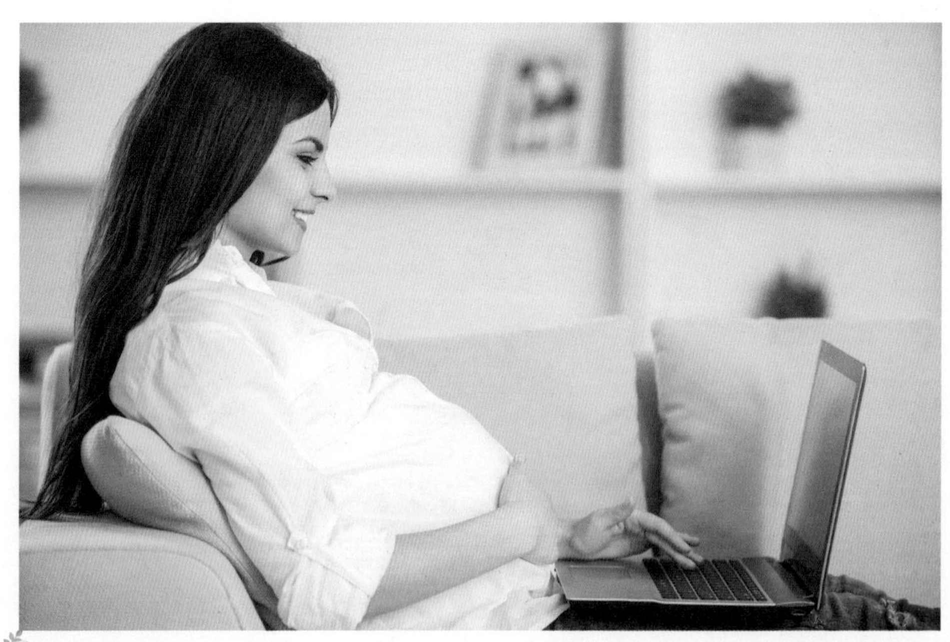

6 雾霾对孕妇的影响

雾霾正在演变成一个全球性的环境问题，不仅让空气质量变差，还会对空气产生破坏性的影响。而怀孕中的妇女与普通的成年人相比，抵抗不良环境的身体机能是相对较弱的。由此可见，雾霾对孕妇和胎儿会造成严重的伤害。

(1)

雾霾对孕妇与胎儿的影响

①孕妇呼吸的污染物会通过脐带到达子宫。

②胎儿出生之前遭遇空气的污染，会导致孩子的智商低。

③烟雾会让宝宝出现低体重、早产、死产等后果。

④如果准妈妈在臭氧或一氧化碳浓度高的环境生活，宝宝出现唇腭裂、心脏瓣膜缺陷的可能性会比其他宝宝高出3倍之多。

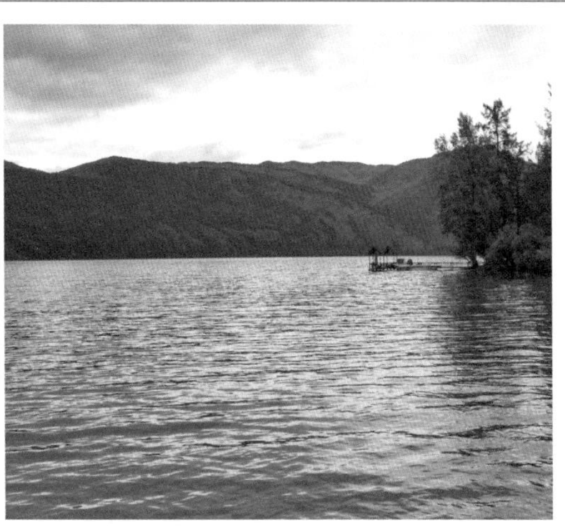

应对措施

①如果孕妈妈生活在空气污染较严重的地区，要注意随时关注气象、环保及相关部门发布的关于空气污染的信息。

②孕妇可以选择在室内进行运动，比如说可以做普拉提、瑜伽或有氧运动。一定要坚持锻炼，才能提高身体的免疫力。

③经济条件许可的话，可以买一台空气净化器。上班族要选择在空气清新的地方吃午餐或休息，不要去露天小店或街边小吃。

④如果打扫房间的话，尽量用湿抹布和拖把，不要用扫帚，以免出现扬尘。如果空气干燥，可以打开加湿器，这样可以帮助控制污染物的扩散。孕妇如果戴口罩出门，出现头晕或喘不上气的话，需要及时把口罩去掉。

⑤回家后要及时洗脸、洗手、漱口、清理鼻腔。洗脸的时候最好用温水，这样可以利于洗掉脸上的颗粒。也可以洗澡或更换衣服。

第16周

1 外出旅行应注意

一般来讲，在胎盘尚未发育完全的怀孕初期以及容易发生阵痛与早产的怀孕后期，都不适合去旅行。如果一定要去旅行，最好是选择怀孕16～28周的安定期，而且要做好充分准备，以保护母胎安全健康。

旅行前应该到医院检查

旅行是否会对孕妈妈产生不良影响，要视孕妈妈的身体情况而定。当孕妈妈患有高血压、糖尿病或其他疾病时，则不应该外出旅行。在出发前，孕妈妈应该在进行产前检查的医院就诊一次，向医生介绍整个行程计划，然后征求医生的意见，看是否能够出行。

做好旅行计划

在旅行之前，要先做好旅行计划。怀孕期间的旅行，应以避免过度疲劳为重要的原则，避免到人多繁闹的地方。在制订旅行计划的时候，行程的安排不宜太过紧凑，而且要避免单独外出，最好是准爸爸陪同。如果到比较远的地方去旅行，中途最好能够休息一个晚上，缓解一下到处奔波的辛苦。

乘交通工具应注意的事项

孕妈妈选择交通工具时应有所考虑，交通工具若是震动得非常厉害，就很容易引起早产，因此要尽量避免搭乘这类的交通工具。搭乘交通工具的时间应尽量缩短，因为孕妈妈长时间采取同样的坐姿会相当痛苦，座椅应该尽量宽大舒适。

旅途中要注意饮食安全

痢疾、肠炎而导致的高热、腹泻脱水对孕妈妈来说危害很大，所以，在旅途中除了要注意饮食营养，更重要的是要注意饮食卫生，不吃包装不严格或过期的食品，不要随便饮用无厂家、无商标的饮料。在旅途中，营养不易平衡，特别是饮水、蔬菜往往无保障，因此孕妈妈外出前应做好充分准备。

2 爸爸照顾好妈妈

注意孕妈妈的饮食营养

这个时期，孕妈妈的妊娠反应消失，食欲旺盛，所以做丈夫的就需要在孕妈妈的饮食上下功夫。除了亲自选购、烹饪可口的食物外，还可以不时带妻子外出到餐厅享受一些丰富可口的美味菜肴。去餐厅应尽量选择宽敞、明亮、整洁、卫生条件好的地方，此外还要注意核算每日妻子饮食的营养量，保证营养平衡，并根据孕妈妈的健康状况，适当调整饮食的结构。

学会听胎心

孕妈妈在去医院做产前检查时，可先让保健医生帮助确定胎心的位置，然后在腹部做一个标记，回家后让准爸爸记住标记位置，再使用胎心仪测听。具体方法为：孕妈妈仰卧在床上，双腿平伸直，准爸爸将胎心仪直接放在腹壁上听即可。胎心每分钟超过160次或少于120次，或跳动不规则都属异常，说明胎儿在子宫有缺氧情况，应及时去医院。

积极参与胎教

这个时期也是胎教的大好时机，准爸爸应利用此大好时机积极配合和鼓励妻子，一起参与胎教过程，为自己的小宝宝健康成长做出努力。胎教时间最好在孕妈妈早上起床后、午睡或下班后、晚上临睡前进行。同时，此时也是胎儿发育的重要时期，丈夫应该帮助妻子做好孕期保健和自我监护，定期到医院检查，向医生咨询孕期应注意的一些保健知识，以保证胎儿健康成长。

关心爱护妻子

这段时间，丈夫要一如既往地关心爱护妻子，这样既能增进夫妻之间的感情，又等于间接帮助胎儿成长。每位丈夫对妻子的体贴方式各不相同，有人代替妻子外出购物，有人代替整理、打扫居室，也有人在每个周末夜晚带妻子到外面享受烛光晚餐。选择适合自己的方式，使妻子保持愉悦心情，这对母子来说都是很有好处的。

3 阴道炎如何医治

1

真菌性阴道炎的原因及症状

孕妈妈患真菌阴道炎的原理是阴道内环境的改变。在妊娠期，由于孕妈妈尿糖含量增高，如果合并糖尿病，尿糖会更高。尿糖的增高会使真菌迅速繁殖，所以孕妈妈特别容易患真菌性阴道炎。

孕妈妈如果患了真菌性阴道炎，会感觉外阴和阴道瘙痒、灼痛，排尿时会感到相当疼痛，同时伴有尿急、尿频。真菌性阴道炎的其他症状还有白带增多、黏稠，呈白色豆渣样或凝乳样，有时稀薄，含有白色片状物，阴道黏膜上有一层白膜覆盖，擦后可见阴道黏膜会呈深红色并处于糜烂状态。如果进行涂片检查和培养，便可发现真菌。

真菌性阴道炎的治疗

如果孕妈妈有妊娠期真菌性阴道炎时，及时到医院检查和确诊，遵医嘱进行治疗，以免分娩时感染胎儿。治疗首先要选择正确的药物和用药方法，彻底治疗身体其他部位的真菌感染，注意个人卫生，防止经手指传入阴道的真菌感染，勤换内衣，穿棉质衣服。口服酮康唑和氟康唑有使胎儿畸形的危险，最好采用制霉菌素栓剂和霜剂局部治疗。

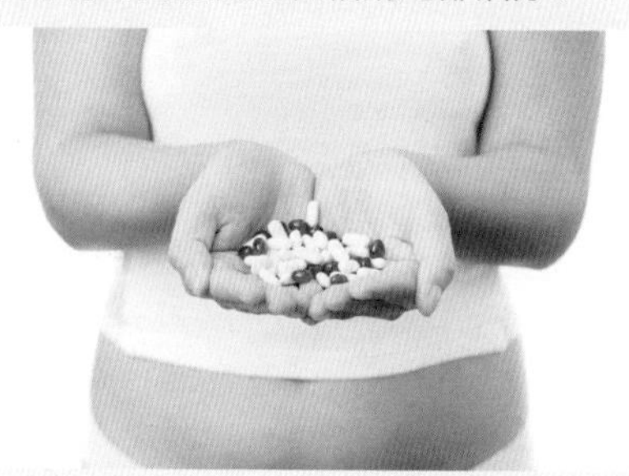

滴虫性阴道炎的原因及症状

滴虫性阴道炎是由滴虫原虫引起的，主要是通过性生活来传播，是生育年龄妇女较常见的疾病，妊娠期也可能患病。患此病后主要表现为白带增多且呈黄色、泡沫状、有异味，炎症严重时，外阴部肿胀呈深红色，且有瘙痒、疼痛等。如果此炎症发展到尿管，孕妈妈排尿时就会有疼痛的感觉。

滴虫性阴道炎的防治

为防治妊娠期滴虫性阴道炎，妊娠前，孕妈妈应进行妇科病普查，如发现滴虫，应积极治疗。孕妈妈和丈夫都要保持清洁，预防感染。如果已经感染上滴虫性阴道炎，必须和丈夫一起接受治疗。同时此期间，每天洗澡前，内裤和洗涤用的毛巾、浴巾应煮沸5～10分钟，也可使用曲古霉素等栓剂治疗。

孕产新篇

1 孕期爱爱有诀窍

到了孕中期，胎盘已经形成，妊娠较稳定，性器官分泌物也增多了，是高性感的时期。此时，孕妈妈和准爸爸可以适当地“做爱做的事”，虽然如此，但应当有所节制。

尽量选择比较舒服省力的姿势，同时要考虑腹部免受压迫，并兼顾性交前爱抚部位的接触。

选择惬意的姿势

男上女下式。准爸爸必须用手臂撑住自己的力量，切记勿插入过深或冲刺太过猛烈，以免造成子宫颈受伤出血，或引起子宫收缩。

女上男下式。怀孕时应避免在准妈妈的肚子上施压，因为一不小心就会危害到妈妈及宝宝的安全。若是准妈妈在上，可以自己控制力道及插入的深浅，这样比较安全。

侧躺式。这是最安全的体位，比较不会压迫到准妈妈的肚子。两人可以面对面或面向同一方向，准妈妈将上面一脚抬高，可以放在准爸爸的肩上或枕头上，这样准妈妈会比较舒服。

侧卧式。一只脚贴在床上，另一只脚垂在床下，用一些物体支撑住，这样准妈妈不但可以休息，准爸爸也不会插入太深、冲得太快，但准妈妈要注意不要压到肚子。

坐入式。做爱时女方面对面坐在男方双腿之上（适合腹部不太大的时期），由于此姿势男方阴茎插入较深，双方快感明显。当腹部变大时，女方可转过身体用坐姿后入式。

后入式。孕妈妈四肢俯卧，准爸爸采取跪姿后入式。此姿势不仅不会压迫腹部，而且不影响男方对女方的爱抚。

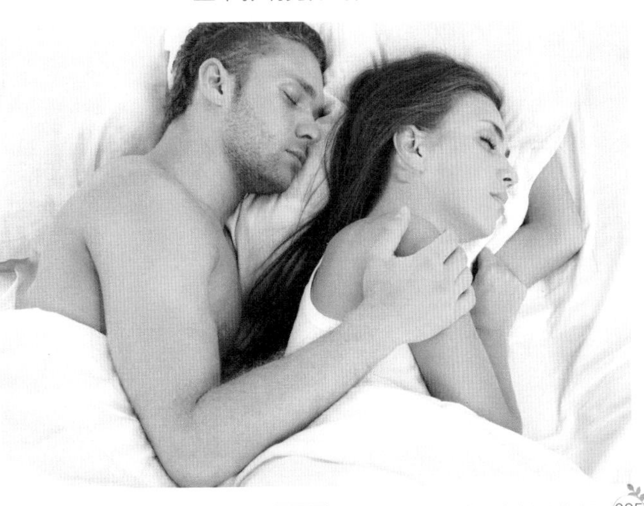

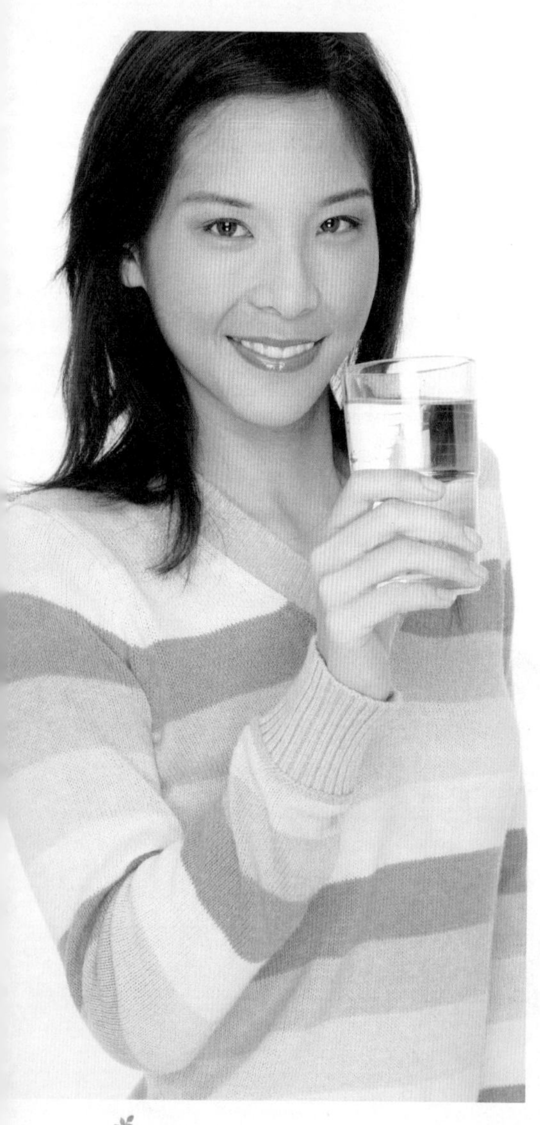

2 “千滚水”是否能喝

有人认为反复烧开的水不能喝是因为经过反复烧开的水内原有的硝酸盐会分解成亚硝酸盐，而亚硝酸盐是一种致癌物质，长期摄入可能致癌。

到底反复烧开的水能不能喝呢？

根据最新的《生活饮用水卫生标准》规定，饮用水内的亚硝酸盐限量为1mg/L。从目前的部分调查报告来看，自来水中亚硝酸盐的含量为0.007mg/L，烧开1次的水中亚硝酸盐的含量为0.021mg/L，烧开5次、10次、20次的水亚硝酸盐含量则分别为0.028mg/L、0.03 mg/L、0.038mg/L，这说明即使经过20次煮沸的自来水中亚硝酸盐的含量也是远远低于国家标准的，况且，我们不可能把水煮沸20次再喝。

那么问题来了：写字楼里的白领喝的水不就是反复烧开的水吗？

其实不用担心的，饮水机用的桶装水是经过纯化的，多次加热后产生的亚硝酸盐的量很有限。按亚硝酸钠计算，人要吃下大约0.2克才会出现中毒症状，这相当于喝下了几十升这种水。况且，饮水机的水是流动的，会不断被取走饮用，亚硝酸盐的含量实际上不会像实验结果那么高。

至于水中的钙、镁离子经过煮沸之后，会形成碳酸钙、碳酸镁、氢氧化镁等不溶性物质，进而沉淀下来形成水垢。因此反复烧开水，不仅不会溶解水垢，反而会增加水垢，并让水质变得更软。另外，钙、镁是人体必需的矿物质，如果能从水中吸收钙、镁，反而对人体有益。

虽然反复烧开的水对人体并没有什么危害，但也不建议反复煮沸的次数过多，也不建议长时间煮沸。烧水的时候，水开后再烧一小会儿，有助于清除水中的三卤甲烷等有害化合物。

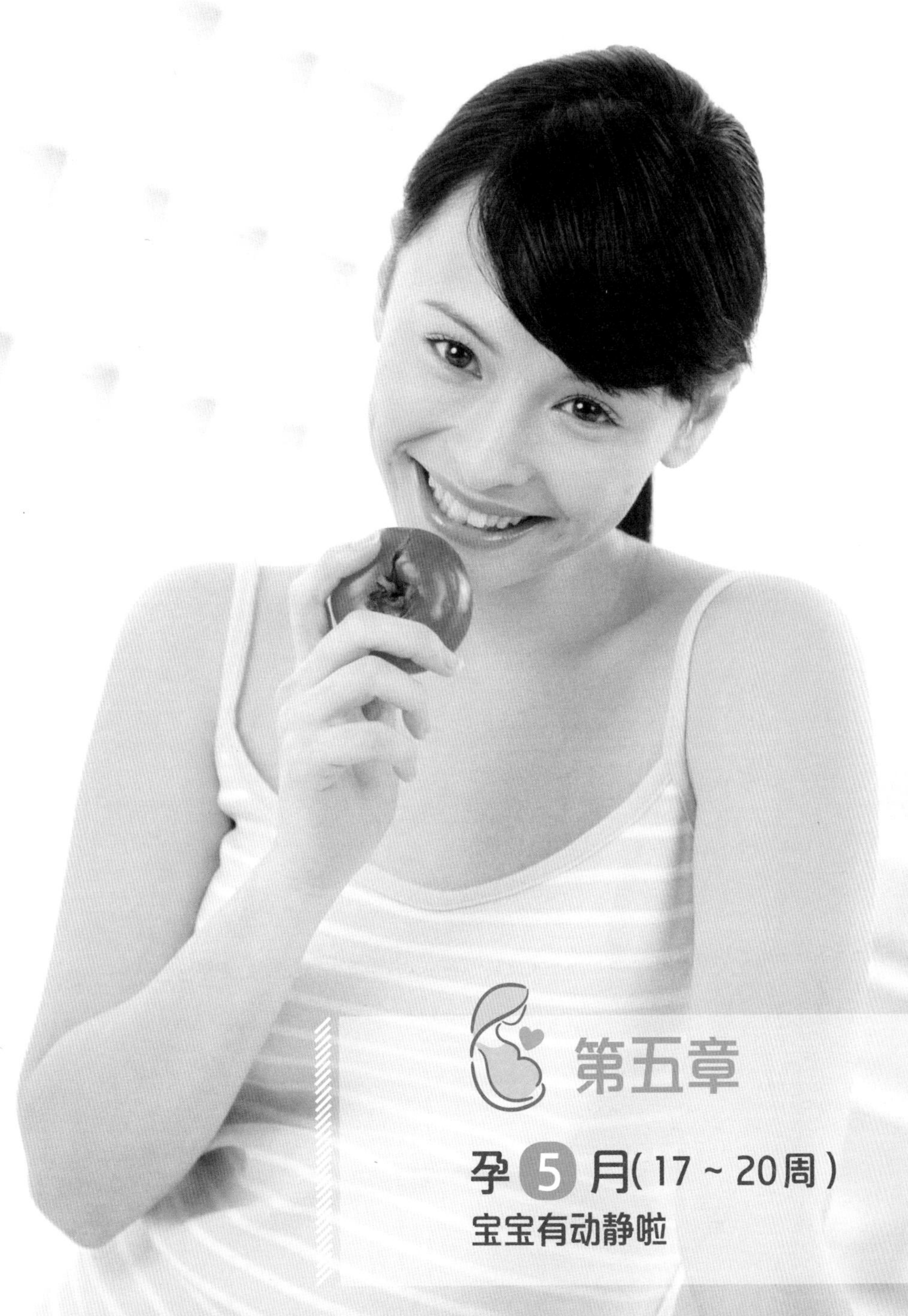

第五章

孕 5 月（17～20周）

宝宝有动静啦

孕5月（17～20周） 宝宝有动静啦

第17周

1 首次胎动好欣喜

什么是胎动

胎动是胎儿在孕妈妈子宫内活动的表现，一般发生于怀孕的第2个月，但大多数孕妈妈在第5个月才能感觉到。每位孕妈妈对胎动的感觉不一样，有的感觉腹部有小东西来回蹿动，有的则感觉腹部被顶了几下或是鼓了几下。胎动在刚开始时并不明显，但会慢慢地越来越频繁，直到胎宝宝将近足月时会因为胎宝宝体形增大、羊水减少、活动空间变小而减少。

计数胎动的意义

胎动不仅仅是胎宝宝在活动而已，它是显示宝宝生命活力的重要标志。准爸妈们可以根据胎动的次数、快慢、强弱来判断胎宝宝的安危。胎动正常表示胎盘功能良好，胎儿发育健全，小生命在子宫内健康地生长着。如果1小时内胎动少于3次，或12小时内胎动少于15次，往往表示胎儿在子宫内缺氧，准确率可达80%，此时孕妈妈千万不能掉以轻心，应及时请医生诊治。

胎动的计数方法

胎儿有时比较活跃，有时比较安静，妊娠28周以后，每天胎动的形态大致维持一定。孕妈妈可在每天上午8～9点、下午1～2点、晚上20～21点各计数胎动1次，每次计数1小时。3次测得的胎动次数相加后再乘以4，就是当日12小时的胎动数。要准确地记录下来。如果每天测3次有困难，而只能测一次，最好选择在晚上测，但时间要固定。

测定结果判断

12小时的胎动总值在30～40次表示胎宝宝生长状态良好，少于20次意味着胎儿在子宫内缺氧，10次以下则要引起高度重视。还有一种子宫内缺氧的表现，就是孕妈妈在一段时间内感到胎动超过正常次数，动得特别频繁，此时应立即去医院检查。如果孕妈妈感觉到胎动显著减少甚至停止时，往往意味着胎宝宝有危险，也应立即入院检查。

2 家务劳动要量力

孕妈妈应避免的家务劳动

妊娠后不宜长期卧床休息，应坚持一般日常工作及家务劳动，只要不觉得累，可以像平时一样。但因妊娠后身体随时都在变化，行动也越来越不方便，因此，干家务活要适可而止，有的活动要避免才对，同时应注意以下几点：

①孕妈妈不要登高打扫卫生，也不要在扫除时搬抬沉重的东西。这些重物既危险又压迫肚子，必须注意。拖地时，不能弯着身子，因为弯着身子会令宝宝受压，容易导致流产，正确姿势是背部保持挺直，慢慢进行。冬天在寒冷的地方打扫卫生时，千万不能长时间和冷水接触，因为身体着凉也容易导致流产。

②在庭院里除草一类的活不要干，因为孕妈妈长时间蹲着会使盆腔充血，也容易导致流产。

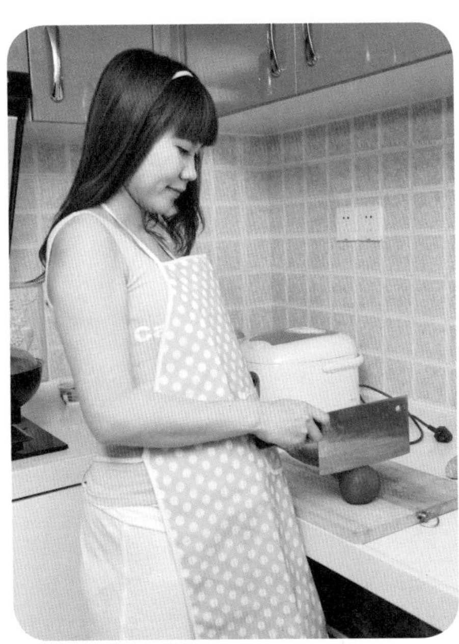

③不能直接打扫灰尘，因为尘埃中存在一些致敏源，可能使孕妈妈出现过敏反应。正确方法是戴口罩进行打扫，这样可以减少有害物质的吸入。

孕妈妈在烹饪时的注意事项

寒冷刺激有诱发流产的危险，所以冬春季节，孕妈妈在淘米、洗菜、做饭时，尽量不用手直接浸入冷水中。

厨房最好安装抽油烟机，因为油烟对孕妈妈尤为不利，可危害腹中胎儿。此外，炒菜使用的油温不要过高。

烹饪过程中，注意不要让锅台直接压迫腹部，保护好胎儿。

早孕反应较重时，不要到厨房去，因为油烟和其他气味可使恶心、呕吐现象加重。

孕妈妈洗衣服时应注意的事项

洗衣服是每个家庭必不可少的家务，不过，如果孕妈妈要洗衣服的话，应该注意如下几点：

①洗衣时尽可能用温水，尤其在冬春季时。

②洗衣服时姿势要稳，不宜采取蹲位，以免压迫胎儿，影响其血液循环。

③洗衣最好用肥皂，不宜用洗衣粉，尤其在早孕阶段，因为洗衣粉中含有可损害受精卵的化学物质。

④晾衣服时动作宜轻柔，将晾衣绳置低一些，避免孕妈妈向上伸腰，不慎造成伤害，发生意外。

3 适当锻炼保健康

此时是怀孕期间最安定的时期，若要旅行或搬家，宜趁此马上进行，但注意不要劳累过度。此时也是运动的好时机，不过也要运动有方。

骑自行车

适当骑自行车有助于腰部及腿部肌肉的锻炼。骑车时，应保持身体平衡，车子的座位不宜过高，避免摔伤。

游泳

孕中期参加游泳训练较为理想，因为水的浮力可使身体放松，身心舒适。

散步

散步是孕妈妈最好的运动方式，也是最基本、最简单的运动方式。散步的最佳时间是在上午10点到下午2点左右，宜选择在空气清新的绿地、公园等处，时间和距离以自己的感觉来调整，以不觉劳累为宜。散步不宜走太快，以免造成疲劳或对身体震动太大而影响胎儿。

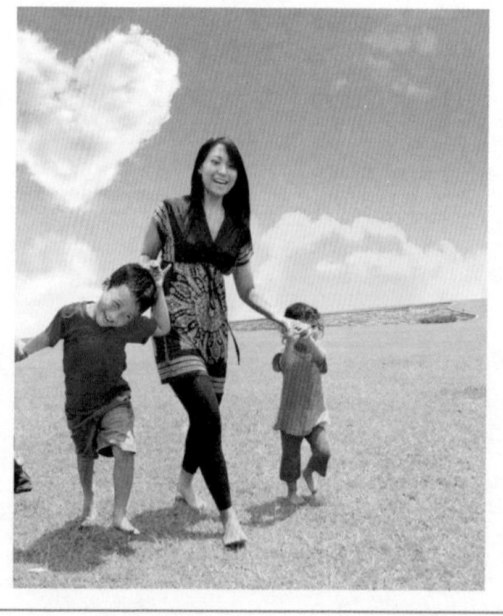

慢跑

孕妈妈进行慢跑是允许的，但如果你是高危孕妈妈，最好不要参加。慢跑时，应该限制时间和距离，衣服和鞋袜应该舒适，活动后要保证充足的休息。在慢跑过程中，如果出现腹痛、阴道流血等现象，应立即停止运动，原地休息片刻，不能缓解时要立刻去医院诊治。

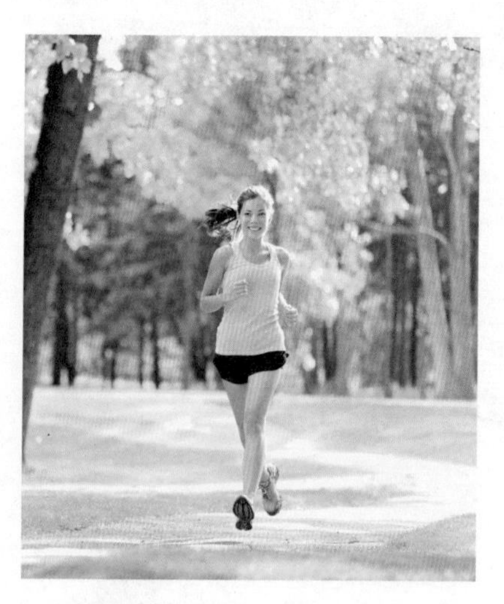

(5)

健美操

孕妈妈还可以做一些保健体操。这样可以防止由于怀孕期体重的增加和重心的变化等引起的肌肉疲劳和机能降低，还能松弛腰部和骨盆的肌肉，为将来分娩时婴儿能顺利通过产道等做好准备。

伸展运动

伸展运动是锻炼开始和结束的重要组成部分。它能够帮助孕妇缓解某些常见的妊娠不适，如腿脚抽筋等。但是，在做伸展活动之前，先要柔和地活动肢体，以温暖肌肉。伸展运动分以下几部分：

上臂的伸展

两脚分开与肩同宽，收腹，向上伸右臂，后屈右肘关节，手指伸达两肩胛骨之间。左手放在右肘关节上，轻轻向后拉右肘。坚持一段时间，直到右侧背部感到有牵拉感为止。然后复原，再用左臂重复进行同样的动作。

胸部的伸展

坐在地板上，两腿轻松交叉，手放在肩部，使腹部肌肉拉紧，脊柱伸展，两肘关节向后拽，两肩胛骨向中线靠拢。坚持一段时间，直到胸部有牵拉感为止。如果需要，可反复进行。

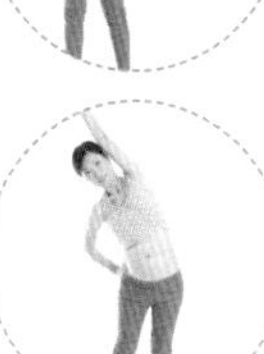

腰部的伸展

两脚分开与肩同宽，膝部微屈，左手叉腰，向上伸右臂至头顶上方，身体向左弯，幅度超过左肘关节，保持一段时间，直到感到有牵拉感为止，然后复原。再换右侧做同样动作，并反复几次。

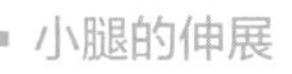

小腿的伸展

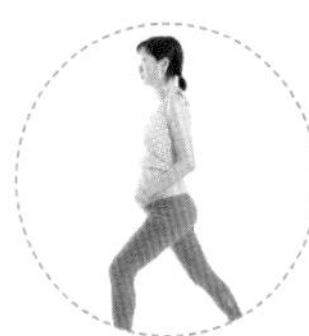

两脚稍微分开，右脚后退一步，左膝稍弯曲，上身稍微向前倾斜，直到右腿肚有牵拉感，然后复原。如果腿肚牵拉感不明显，则向后移动一下右脚。再换左脚，反复进行。

腿部的伸展

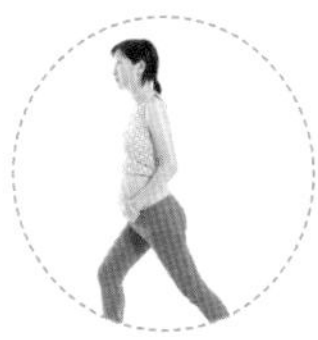

坐在地板上，双腿前伸，把右脚放在左膝上。轻轻屈左膝，向躯体侧滑动右脚，保持腹部肌肉拉紧。保持一段时间，直到右大腿和右侧臂部感到有牵拉感为止。然后复原，再用另一侧重复进行。

4 家庭互动养身心

夫妻感情影响胎教

感情融洽是家庭幸福的一个重要条件，也是优生和胎教的重要因素。研究已经证实，在母亲腹中的宝宝对来自外界的刺激是有反应的，孕妇所感觉的事物都可影响胎儿。据报道，在孕早期，夫妻之间经常争吵，孕妇情绪极度不安时，可引起兔唇、腭裂等畸形；在孕晚期，如果夫妻感情不和，则可增加胎动次数，影响胎儿身心发育。父母激烈争吵，母体受刺激后内分泌发生变化，随之分泌出一些有害激素，通过生理信息途径传递给胎儿，这样的胎儿出生后往往急躁不安，哭闹不休，睡眠差，消化功能不好。

因此，妊娠期间，丈夫应调节好夫妻间的感情，与妻子共同分担压力，使孕期变成一个完美的、愉悦的过程，以利于胎儿的健康发育和胎教的完美进行。

动动手

孕妈妈勤动手，不仅对自己是种锻炼，还能给胎宝宝带来良好的刺激。今天，孕妈妈来画个简笔画吧。所谓简笔画，就是用简单的线条画出事物主要的外形特征，要画得“简”、画得像，就必须删掉细节，突出主要特征，把复杂的形象简单化。

色彩对人的视觉影响最大，因此孕妈妈画完之后最好给所画的作品涂上合适的颜色，将鲜艳和谐的色彩传递给宝宝，也会给他带来美的感受。

在画画的过程中，孕妈妈可以告诉宝宝现在画的是什么，还可以用简短的语言概括所画的步骤，完成后再让宝宝好好欣赏。

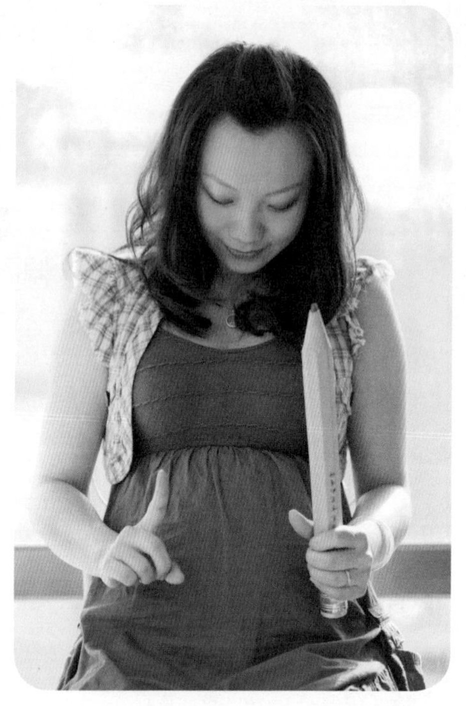

孕妈妈准备好纸和笔，按下面的步骤画一只可爱的小鸭子吧。

步骤1：先画鸭子的头和胖胖的身子。

步骤2：再来画嘴巴和脚。

步骤3：最后给可爱的小鸭子涂上颜色。宝宝，你也来欣赏妈妈画的小鸭子吧。

准爸爸的参与

孕妈妈的腹部日渐增大，乳房逐渐丰满，胸围也会一天比一天增大。因此，准爸爸是时候陪着孕妈妈一起去添置孕妇装了。现在市场上有很多孕妇服出售，孕妇装具体的风格、样式还需要由孕妈妈自己做主，但准爸爸可以了解一些挑选孕妇装的小窍门，以便随时给她提出一点建议。

孕产新篇

孕期是否穿胸罩

胸罩对现代女性来说是必不可少的，它让女性更加坚挺、更加自信，但也给女性的胸部带来了束缚。

有些人觉得不穿胸罩舒服，但是容易下垂；穿胸罩束缚，容易患乳腺癌。那到底应不应该穿胸罩呢？

其实，胸部会下垂主要有两个原因：一是地心引力；二是乳房悬韧带松弛。

地球是有引力的，能把物体吸住，我们的乳房也不例外。并且地心引力是与质量成正比的，所以大胸的女性虽然让很多人羡慕，但受到的地心引力也大，下垂的风险相对也比胸小的女性大。

我们的乳房是靠乳房悬韧带悬挂住的，但是随着年龄的增大，人体内的各项机能开始老化，乳房悬韧带也会慢慢老化，弹性下降，对乳房的支持作用也会减弱。所以不论是大胸的女性，还是胸小的女性，都无法逃脱这个自然规律。

胸罩对乳房下垂其实并没什么用，只是女性穿了胸罩可以避免乳头突出的尴尬，看上去更加美观。

孕期的女性，乳房为了哺乳的需要，会发育变大，重量增加，乳头也会渐渐变大，乳晕颜色由于色素沉淀的增加而日益加深，乳头的突出也较为显著。此时乳房悬韧带的压力也会变大，所以建议孕妈妈在孕期时还是要选择合适自己的胸罩穿戴。

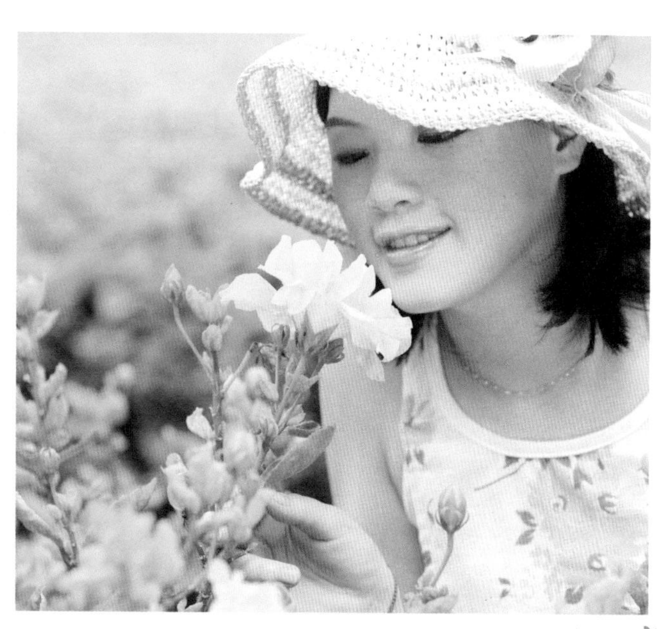

第18周

1 中期B超查畸形

B超检查的目的

B超检查是为了查看胎宝宝的生长情况、判断胎宝宝有无先天性缺陷和观察胎宝宝在子宫内的安危。对怀孕早期阴道流血者，需做B超检查以确定胚胎是否存活、能否继续妊娠、有无异常妊娠等情况。

孕期B超检查的时间安排

一般情况下，妊娠B超检查最好不要超过3次。第一次B超检查时间最好安排在妊娠18～20周，这一期间，胎儿的各个脏器已发育完全，B超检查可查看到每一个重要的脏器有无异常等，还可确定怀的是单胎还是多胎，对母亲身体的影响也较小。第二次B超检查时间最好安排在孕28～30周，此时做B超是了解胎儿发育情况，是否有体表畸形，还能对胎儿的位置及羊水量作进一步了解。最后一次B超检查的时间最好安排在孕37～40周，此时做B超检查的目的是确定胎位、胎儿大小、胎盘成熟度、有无脐带缠颈等，进行临产前的最后评估。

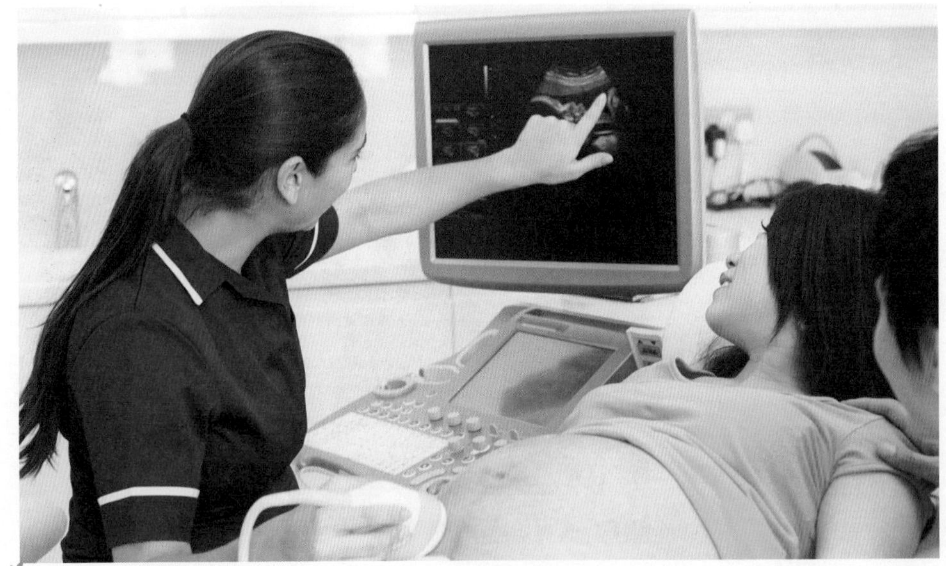

2 坐骨神经、妊娠纹

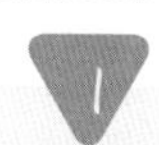

发生坐骨神经痛的原因

妊娠期间，多数孕妈妈会出现坐骨神经痛症状，主要是腰腿痛，这是腰椎间盘突出引起的。怀孕后内分泌的改变使关节韧带变得松弛，从而为胎儿娩出做准备，但腰部关节韧带或筋膜松弛，稳定性就会减弱。

如何减轻坐骨神经痛

孕妈妈可以采取以下措施来减轻坐骨神经痛：

1. 注意不能劳累，要睡硬板床，休息时在膝关节下方垫上枕头。

2. 当孕妈妈发生疼痛时，可以用热水袋、热毛巾等来进行热敷。

3. 经常可以在家练习几次瑜伽。

什么是妊娠纹

许多孕妈妈在怀孕5个月以后，在大腿内侧、腹部及乳晕周围的皮肤上会出现淡红色或紫红色的稍凹陷条纹，或有轻度瘙痒感，这就是“妊娠纹”。这种妊娠纹中间宽、两端细，可以平行或融合，局部光滑但稍凹陷，产后再转为银白色，形成凹陷疤痕。妊娠纹一旦产生，将会终身存在。

形成妊娠纹的原因

形成妊娠纹的原因主要有两个：一是怀孕时，肾上腺分泌的类皮质醇数量会增加，使皮肤的表皮细胞和成纤维细胞活性降低，以致真皮中细小的纤维出现断裂；二是怀孕中后期，孕妈妈体重短时间内增加太快，肚皮来不及撑开，都会造成皮肤真皮内的纤维断裂，腹直肌腱也发生了不同程度的分离。

预防妊娠纹的方法

①孕妈妈在孕前就应注意身体运动，特别是腹部的锻炼，如仰卧起坐、俯卧撑等。

②孕妈妈刚出现妊娠纹时，可在妊娠纹部位涂抹妊娠纹护肤品。这类产品的主要成分是油脂，不仅能帮助皮肤恢复弹性，而且不会对孕妈妈和胎儿有不好的影响。要注意必须购买正规厂家专为孕妈妈设计的产品。

③控制体重的增长。一般情况下，孕妈妈整个孕程体重增长应控制在11～14千克，每个月增加的体重不宜超过2千克。

3 预防贫血要补铁

孕妈妈发生贫血的原因

孕期贫血以缺铁性贫血最为常见，这是因为妊娠期间胎儿生长发育和子宫增大需要铁，红细胞增加时，红细胞中血红蛋白的合成也需要铁，当身体对铁质的需要量超过饮食摄入量时，就会引起贫血。如果孕妈妈有痔疮、牙龈出血、钩虫病、慢性腹泻等情况时，也很容易发生贫血。孕妈妈偏食、挑食也是造成妊娠期营养不良和贫血的重要原因之一。

如何防治贫血

防治妊娠期贫血，首先要补充足够的营养物质，做到不偏食、不挑食，以满足孕妈妈本身及胎儿的营养需要。动物肝脏、绿色蔬菜、蛋、豆类、瘦肉、水果中均含有丰富的蛋白质、铁、维生素。用铁锅炒菜也可补充铁。还要及时治疗慢性失血，如痔疮、牙龈出血、鼻出血、钩虫病等疾病。如有慢性消化不良时，要及时治疗，以促进营养物质的吸收。

贫血带来的危害

轻度贫血（红细胞在350万/mm^3以下，血红蛋白在90～110克/升）对妊娠、分娩无太大影响。重度贫血（红细胞在150万/mm^3以下，血红蛋白在30～60克/升）则不仅会导致孕妈妈出现头晕、乏力、心慌气短，还可能导致胎宝宝宫内缺氧、胎宝宝发育不良、早产、死胎等，生出的孩子也会比正常的孩子小，产后容易感染疾病。

孕妈妈要补铁

在整个孕程中，孕妈妈需要铁的量为1000毫克，其中增加血容量需要450毫克，胎宝宝和胎盘的发育需要350毫克，而其余的200毫克则贮存起来为分娩做准备。由于铁的吸收率低，尤其植物性食物中的铁吸收率更低，故许多专家建议孕妈妈在怀孕4个月以后每日补充0.3克的硫酸亚铁，配合服用维生素C吸收更佳，以预防缺铁性贫血。

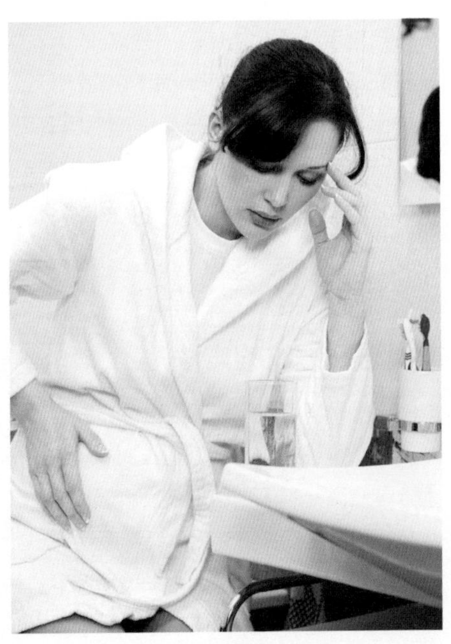

4 孕期胎教要跟上

本周胎宝宝已长到15厘米，有190克了，薄薄的皮肤下血管清晰可见，耳朵已长到正常的位置，开始频繁胎动了。此时孕妈妈的胎教重点可以放在胎宝宝的听觉上，给胎宝宝唱唱自己喜欢的歌、读读诗歌、讲讲故事都是可以的。

要注意的是，在胎教过程中，不能急于求成。比如有的孕妈妈在进行胎教时，长时间将耳机放在腹部，会造成胎儿烦躁，因此孕妈妈对宝宝进行胎教时，不能热情过度，也不要过于心急，应该准确掌握胎教的正确方法，在实施胎教的过程中，严格按照胎教的方法去做，这样才能使胎儿领会其中的含义，并积极地去响应。

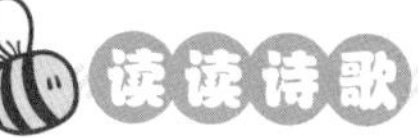

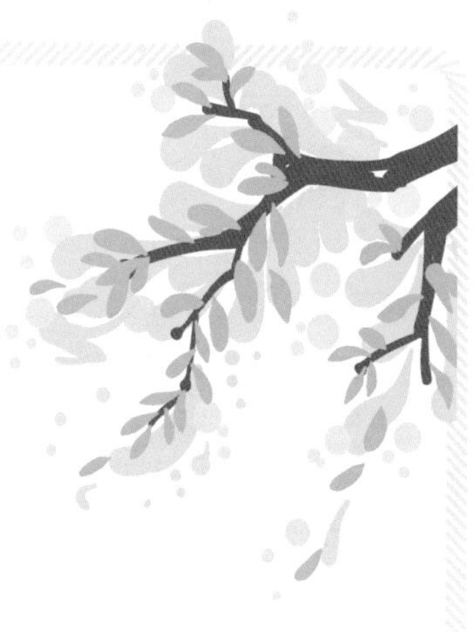

这是杜甫的一首诗，大意是：春天的花开起来争先恐后，漫山遍野，黄四娘家旁的一整条路都开满了花，把树枝压得都垂下来了，旁边还有一群群在花间流连飞舞的蝴蝶和快乐歌唱的黄莺。这活泼热闹的春天，真让人心花怒放！

孕妈妈在朗诵的同时，在脑海中想象一下这美好的春天吧。

江畔独步寻花

杜甫

黄四娘家花满蹊，
千朵万朵压枝低。
留连戏蝶时时舞，
自在娇莺恰恰啼。

准爸爸的参与

对于孕妈妈来说，不断隆起的腹部逐渐使睡觉变成了一件痛苦的事——翻身难，腹部也容易因为睡姿而受到压迫。此时，准爸爸可以巧妙地利用枕头帮助孕妈妈解决这一难题。

当孕妈妈躺在床上准备休息时，准爸爸可以往她的身体下塞一个枕头，用以支撑她的肚子和后背。如果妻子习惯侧睡，准爸爸也可以在她的双腿之间塞一个枕头。这样一来，孕妈妈不仅能提高睡眠质量，还对保持孕期舒适的心情大有帮助。

这种孕期专用的侧睡枕在市面有卖的，它可以帮助孕妈妈在侧睡时支撑肚子，同时又避免腹部两侧肌肉韧带过度拉伸。

孕产新篇

孕妇出游百宝箱

怀孕18～24周之间是孕妇出游比较安全的时段。因为这时候不太有流产的危险，孕妇也不像之前会害喜而恶心、呕吐不舒服，同时也比较没有早产的顾虑。孕妈妈如果要外出旅游别忘了带上出游百宝箱哦。

①在外饮食要注意卫生，以免造成腹泻等疾病的发生；多吃营养丰富的食品，避免刺激的食物，以及应该戒除烟酒等。

②衣着以舒适宽松为宜，穿平底防滑的鞋子，以免造成意外伤害。

③要准备孕妇的资料及证明等文件。如果是在国内旅游，孕妇产前检查手册，保健卡是一定要带的东西。平时作产前检查医院、医师的联络方式也要写下来，以备需要时可以联系到自己的医师。

④若是长途飞行，至少每隔1～2小时要站起来在飞机上走动一下，以降低发生静脉血栓的风险。搭车时要系上安全带，因为安全带并不会增加胎儿伤害的机会，反而能保护孕妇的安全。

⑤要准备孕妇卫生用品。包括弹性袜、托腹带、护垫等。

⑥要准备一些药品。如口服的肠胃药、止泻药、和外用的酒精棉片、止吐药、优碘、外伤药膏、蚊虫咬伤药膏等。甚至若必须前往可能会被疟疾感染的地区时，奎宁也应该预备。准备孕妇用的维生素，每日服用。也要带一些小罐的奶粉，可以在没有鲜奶喝的时候备用。

虽然周全的准备可以降低孕妇出游时的风险，减少不必要的伤害，但是任谁都无法保证意外绝对不会发生。所以，若旅游中发生腹痛、阴道出血等现象时，应该立即就医，甚至中止旅游。

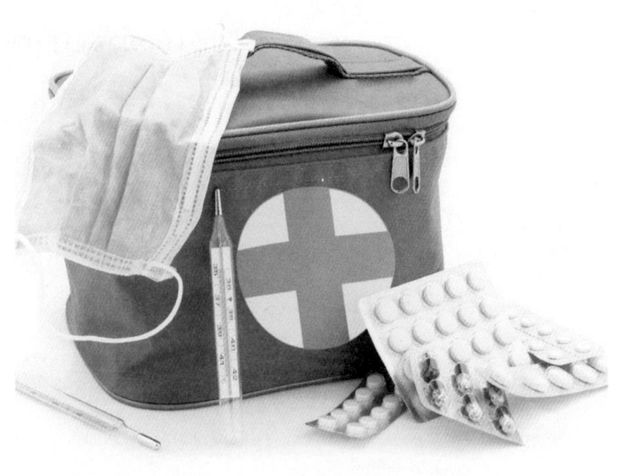

第19周

1 乳头护理须提早

护理乳头的重要性

乳房是哺乳后代的“粮库”。从妊娠5~6个月开始，要经常用中性肥皂和温水擦洗乳头，锻炼乳头皮肤。至妊娠晚期，每日要认真擦洗乳头2次，这样既可以保持乳房清洁，又可增强乳头皮肤的坚韧性，因新生儿、婴幼儿吃奶时吸吮力很大，这就为哺乳做好了准备，避免哺乳期乳头受损，引发乳腺炎。

妊娠期如何护理乳房

为加强对乳房的保护，应做到如下几点：

①洗澡后，在乳头上涂上油脂，然后用拇指和食指轻轻抚摸乳头及其周围部位。不洗澡时应用干净软毛巾擦拭，也可用以上方法按摩乳头。

②孕妈妈的皮脂腺分泌旺盛，乳头上常有积垢和痂皮，不要生硬去掉，应先用植物油（麻油、花生油或豆油）涂敷，使之变软再清除。也可在入睡前在乳头上覆盖一块涂满油脂的纱布，次日早晨起床后擦净。

③对于内陷的乳头，在擦洗干净后，用双手手指置乳头根部上下或两侧同时下压，可使乳头突出。乳头短小或扁平者则可用一手压紧乳晕，另一手自乳头根部轻轻向外牵（有早产倾向者不宜使用牵法）。这些都是简便易行的纠正方法，每日可进行10~20次，甚至更多，数月后就可见到成效。

④为开通乳腺管、促进乳腺发育，可用温热毛巾敷在乳房上，在毛巾上面把乳房夹住，在手掌和肋骨之间进行按摩。从怀孕的第33周起，经常用手指把乳晕周围挤压一下，使分泌物流出，以防止腺管不通，造成产后乳汁郁积。

妊娠期乳房保健注意事项

众所周知，母乳是婴儿的理想食品，因此，在孕期必须对乳房进行很好的保健。

①睡眠时不要俯卧，俯卧会使乳房受到挤压。

②不宜穿过紧的衣服。因为妇女怀孕后，乳房进一步发育长大，若穿过紧的衣服或者在此时束胸，则会压迫乳房而妨碍其发育或者造成腺管的阻塞，使产后乳汁排出不畅，造成乳腺炎。

③如果在孕期乳房出现异样疼痛和外形改变，应及时就诊。

④孕期禁用丰乳霜和减肥霜。因为它们含有一定的激素或药物成分，此时使用会使乳房的正常发育受到影响。

2 孕期疼痛知多少

胸痛

孕妈妈在孕期有时会发生胸痛，这种胸痛一般发生于肋骨之间，就像神经痛。这种情况可能是由于膈肌抬高所致，也可能是孕妈妈缺钙所致。此时，孕妈妈不要慌张，可以适当地补充一些高钙食物。

臂痛

到了妊娠晚期，由于怀孕压迫了脊柱神经，当孕妈妈把胳膊抬高时，手臂就会感到一种异样的疼痛，这种疼痛感觉有时就像蚂蚁在手臂上爬行一样，但分娩后这种症状就会消失。孕妈妈应注意避免过度劳动，也要禁止做牵拉肩膀的运动。

腰背痛

妊娠后半期，随着胎儿不断发育长大，孕妈妈为了使重心前移的身体保持平衡，不得不使头部和肩部向后倾斜、腰向前挺，使背部肌肉处于一种不自然的紧张状态，这样就增加了腰部的负担。如果孕妈妈平时缺少锻炼，腰肌张力差，就容易感到腰胀背痛。通过以下方法可以避免或改善腰背痛。

孕妈妈要经常洗热水澡，可改善腰部血液循环，减轻腰部疼痛；轻轻按摩腰部，对减轻腰部疼痛也有很好的作用；不要长时间保持一种姿势，不要久站，不要过多走路；当要从地上捡或提东西时，要弯曲膝盖蹲下，并保持背部挺直；下腹部要使用腹带，穿柔软合适的低跟或坡跟鞋，防止下肢水肿，保证充足的休息和卧床时间。这些对减轻腰肌紧张和负担都是有益的。

当然，背部和腰部的疼痛也不完全是由于妊娠的关系，有时在患有阑尾炎、脱肛、内脏扭转、急性肾盂肾炎或尿管结石的时候也会发生。因此，如果觉得腰疼比较严重的话，就应该找妇产科医生检查一下。

骨盆区韧带牵拉痛

妊娠中期以后，有些孕妈妈会发生骨盆区韧带牵拉痛，这是因为随着子宫的增大，子宫周围的韧带也随着由原来的松弛状态变成紧张状态，如果过度牵拉，就会造成韧带牵拉痛，特别是位于子宫前侧一对圆韧带。这种疼痛不太严重，孕妈妈只需要注意休息即可。

子宫无规则无痛性收缩

从妊娠4个月开始，孕妈妈的子宫就会出现无规则收缩，这种收缩不带疼痛感，孕妈妈只是感觉腹部一阵阵发硬，在做腹部检查时就会发现这种情况。此时孕妈妈不必担心，适当休息即可。

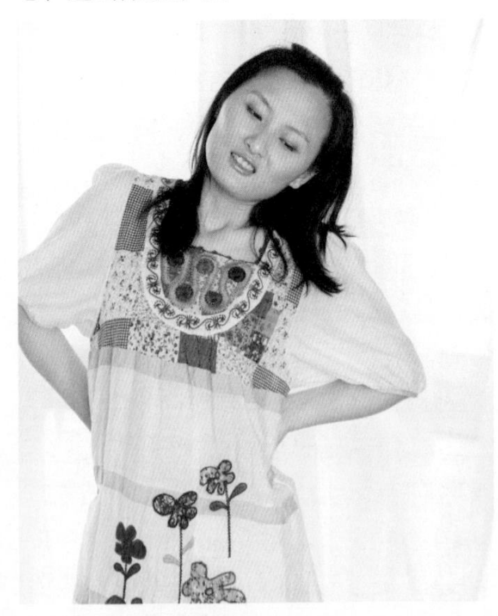

3 宝宝心理知多少

宝宝心理的形成

孕14周以后，胎宝宝就会有自己的“小情绪”了，大概到孕30周时，就逐渐有了“心理”的雏形。当孕妈妈高兴时，胎宝宝的动作就会变得有节奏、有韵律。怀孕8个月后，胎宝宝就能充分地了解孕妈妈的喜悦或情感，所以孕妈妈要常把慈爱的感情投注于胎宝宝，促进胎宝宝“心理”的发育与形成。

宝宝心理的表达

由于胎宝宝尚不具备语言表达的能力，所以发生在孕妈妈和胎宝宝之间的行为信息的传递就显得十分重要。通过观察发现，每当胎宝宝感受到不适、不安或意识到危险临近时，就会拳打脚踢，向孕妈妈示警。

科学家做过实验，当孕妈妈坐着听自己喜欢听的音乐，渐渐开始轻轻地唱起来时，胎宝宝也能感受到愉快的气氛，活泼快乐地动起来，在播放的旋律中，胎宝宝一次又一次地移动；但若是播放孕妈妈不喜欢的音乐，或难学的曲子，妈妈根本无意欣赏，此时腹中的胎宝宝也停止活动。

宝宝性格的养成

孕妈妈的子宫是胎宝宝生活的第一环境，可以直接影响胎宝宝性格的形成和发展。在子宫内环境中，感受到温暖、和谐、慈爱的气氛。胎宝宝幼小的心灵将得到同化，意识到生活的美好和欢乐，可逐渐形成胎宝宝热爱生活、活泼外向、果断自信等优良性格的基础。

但是，如果夫妻不和，家庭人际关系紧张，环境中充满敌意和怨恨，或者孕妈妈心里不喜欢这个孩子，时时感到厌烦，由于情绪变化，从而影响内分泌激素改变，胎宝宝会感到痛苦，可体验到冷漠和仇视的气氛，将来会形成孤独寂寞、自卑多疑、懦弱内向等性格。这些会给胎宝宝的未来带来不利的影响。

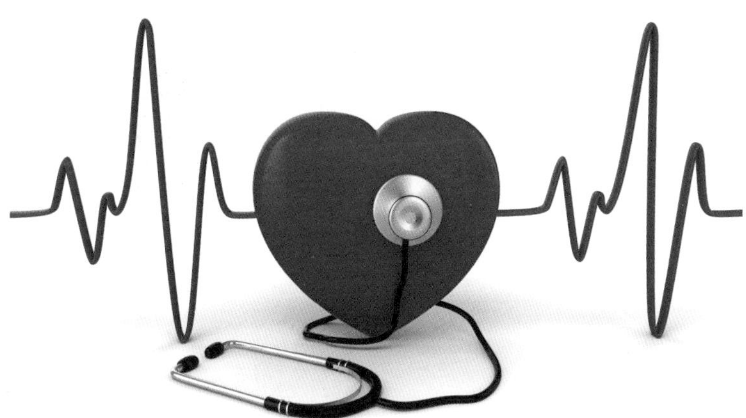

4 孕期工作讲方法

孕妈妈工作莫勉强

妊娠后，孕妈妈应该合理地安排自己的工作，不要再接手一些需要较长时间、任务较重的工作，应该要量力而行，尽可能地从事一些较为轻松的工作。如果工作时感到压力很大或不舒服，则应该向单位请假，回家休息。

孕妈妈应将工作压力减小

工作时，有些孕妈妈会面临各方面的压力，睡眠会不规律，导致疲劳，长期下去就可能引起早产。压力也会使孕妈妈激素分泌受影响，从而使血糖值增加，氧气的供给量也会减少，会对胎宝宝的生长造成影响。因此，孕妈妈应该将工作压力减小。

孕妈妈工作时要注意安全

到了妊娠中期，随着子宫增大、体重增加，孕妈妈身体的重心也发生了转移，行动也变得越来越笨拙，走路时，孕妈妈为了保持平衡而不得不挺起肚子。此时，孕妈妈在工作时要格外注意安全，不要再穿高跟鞋，以免被工作场所的一些障碍物所绊倒。

工作期间要经常活动

如果孕妈妈长时间坐着，活动少，子宫就会压迫骨盆，从而影响血液的循环，这对胎宝宝的健康非常不利。对于坚持工作的孕妈妈来说，每小时应该试着做一些伸展肢体运动。

孕妈妈争取少加班

孕妈妈有时会碰到因为事情无法按时完成而需要加班的情况，若身体无法承受加班，则应该向领导说明情况。孕妈妈即使加班，也要合理安排时间，中途留出一点休息时间，而且进餐也要按时。总之，孕妈妈应尽量少加班或不加班，以免过度劳累。

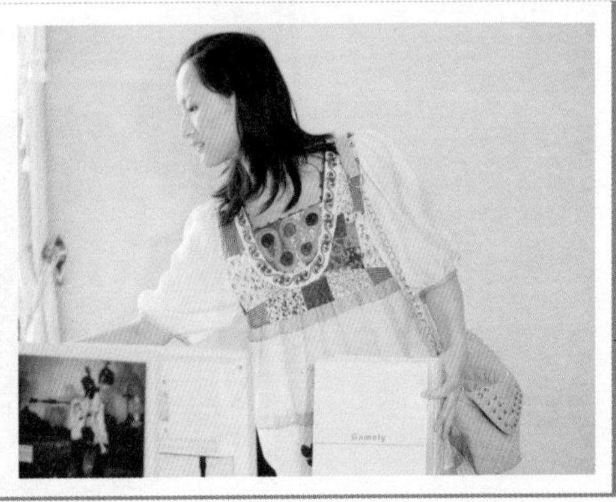

孕产新篇

职场妈妈工作餐

怎样才能吃得又营养又健康，这是很多职场孕妈妈最关心的事之一了。

孕妈妈工作餐的正确打开方式

不吃油炸食品。外面的油炸类食物，在制作过程中所用的食用油可能是已经用过若干次的回锅油。这种反复沸腾过的油中有很多有害物质，长期吃会对胃肠道产生负担，孕妈妈应该远离。

不吃重口味食品。厨师经过多次尝味之后，往往会出现味觉适应，做出来的菜也会越来越重口味。孕妈妈吃太多太咸的食物，会引起体内水钠滞留，进而导致血压上升或双足浮肿。因此，孕妈妈因应少吃太咸的食品，其他辛辣、调味重的食物也应该明智地拒绝。

谨慎挑选饮料。如果孕妈妈在外面感到口渴的话，应尽量挑选矿泉水或纯果汁一类来补充水分，含咖啡因、酒精的饮料最好不要选择。

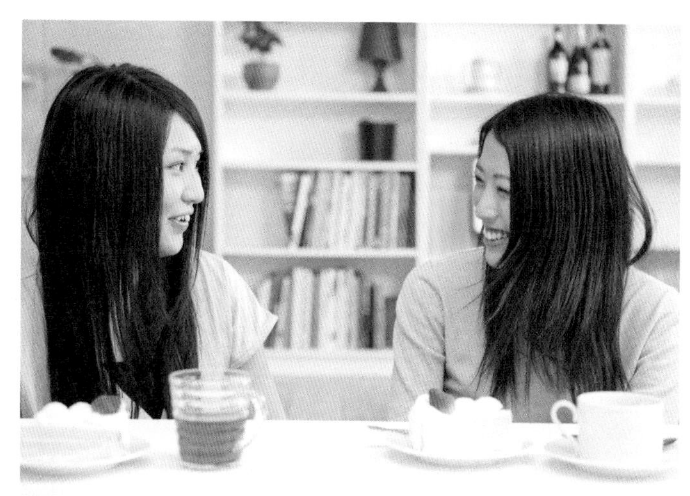

饭后吃水果。为了弥补新鲜蔬菜的不足，孕妈妈可以在午饭后30分钟吃个水果，以补充维生素。如果办公室清洗不方便，孕妈妈可以在早上出门之前把水果洗干净，再用保鲜袋带到公司。

牛奶和零食。在外就餐的上班族孕妈妈还需要补充一些额外的元素，比如钙和维生素。可以选择带牛奶或者坚果类的零食，全面面包、消化饼干等粗纤维也是不错的选择。

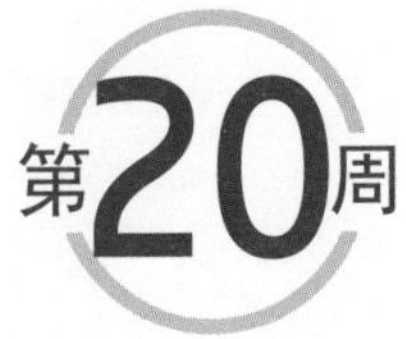

1 日常生活应注意

孕妈妈不宜多闻汽油味

汽车及摩托车等机动车辆所使用的动力汽油对人体的危害较大，因为这些动力汽油为了防震防爆，都加入了一定量的四乙基铅，故又称为乙基汽油。据调查，空气中的铅有60%来源于汽油，人通过呼吸吸到体内的铅会在血液中沉积，进而对人体包括孕妈妈腹中的胎宝宝产生危害，可引起铅中毒和先天性发育畸形。而且四乙基铅毒性剧烈，短时间内吸入高浓度四乙基铅的蒸汽或皮肤大量接触吸收后，均可能发生急性中毒。倘若不慎误服，则会通过消化道吸收而引起严重中毒。

孕妈妈不宜久坐久站

孕妈妈不宜长时间站立或一直坐着。这是因为妊娠时子宫和卵巢的血容量增加，以致下肢静脉回流受到影响，增大的子宫压迫盆腔内静脉，阻碍下肢静脉的血液回流，如果孕妈妈久坐久站，势必加重阻碍下肢静脉的血液回流，使静脉曲张更为严重。只要孕妈妈注意平时不要久坐久站，也不要负重，就可避免下肢静脉曲张。

孕妈妈居室不宜摆放过多花草

孕妈妈的卧室摆放的花草不宜过多，因为有些花草会引起孕妈妈的不良反应，如万年青、五彩球、洋绣球、报春花等接触后易引起过敏反应。如果其汁液沾到皮肤上，会发生急性皮肤过敏反应，出现痛痒、皮肤黏膜水肿等症状。还有一些香气浓郁的花草，如茉莉花、水仙、木兰、丁香等会引起孕妈妈嗅觉不灵、食欲不振，甚至出现头痛、恶心、呕吐等症状。所以，孕妈妈的卧室最好不要摆放过多花草，特别是芳香馥郁的盆花。

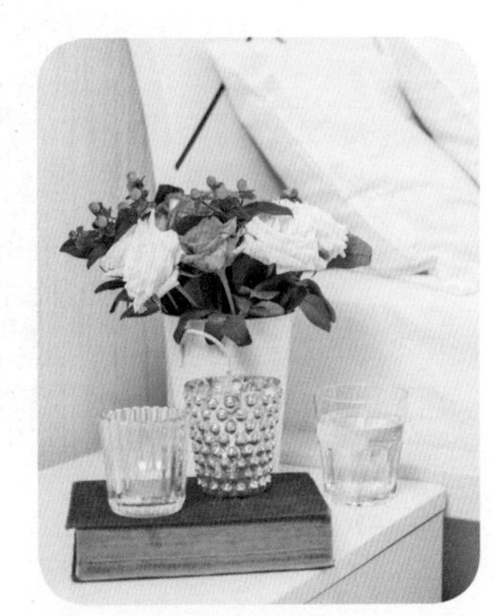

2 大脑发育很重要

怀孕的第5个月，也是胎儿大脑开始形成的时期，所以孕妈妈在这个时期应该注意从饮食中充分摄取对脑发育有促进作用的营养物质，以利于胎儿脑组织发育。核桃、花生、松子、板栗等，这些既可食用又可作种子的坚果具有加速脑细胞的分裂、增殖的作用，孕妈妈应该从此时起大量食用。有些食品对胎儿的大脑发育有害，应尽量避免过多地摄入，如白砂糖、黄油等。

此时胎儿各部位的器官组织在不断地完善和发育，因此需要大量的、多样的营养素，孕妈妈的饮食必须保证充足的蛋白质、糖、脂肪、水分、维生素D、钙、磷、铁等营养物质和其他微量元素。

一天的饮食安排

早餐	主食	牛奶250毫升，奶油面包或小牛肉包子5个（量约150克）
	副食	清淡炝菜，五香鸡腿，时令水果100克
午餐	主食	米饭2小碗，白面豆包（量约150克）
	副食	芹菜炒牛肉（精牛肉200克，芹菜100克），瘦肉焖香菇（猪瘦肉150克，鲜香菇250克，木耳100克），蔬菜营养汤2小碗，葡萄150克
晚餐	菜肴	米饭2小碗，或小花卷2～3个（量约150克）
	副食	鸡蛋炒菠菜（菠菜250克，鸡蛋2个），青椒肉丝（青椒250克，瘦猪肉100克），汤或粥2小碗

适当吃些经过发酵处理的食品

一般来说，经过微生物发酵的食品，会比较容易被人体消化吸收。比如把面粉变成发酵面食，把牛奶变成酸奶，把豆腐变成腐乳，把黄豆变成豆豉等，让微生物来帮忙降解一些妨碍消化吸收的因素，如蛋白酶抑制剂、植酸等，把大分子的蛋白质和淀粉变成较小的分子，会使消化变得更容易，还能增加B族维生素含量，使营养价值得到提高。

3 双胎妊娠怎么办

一般情况下，一次妊娠只怀一个胎儿，但有时一次妊娠会怀上两个或两个以上的胎儿，此时的孕妈妈处于负荷状态，在日常生活中，需要比单胎妊娠的孕妈妈更加注意。

1

如何尽早发现双胞胎

孕妈妈在怀孕后，要随时注意子宫的大小，如发现子宫较一般怀孕妇女的大，尤其是在孕20周，子宫底高度超过正常范围时，要考虑双胎妊娠的可能，应及时去医院检查。

双胎妊娠发现不及时带来的危害

双胎妊娠如不及时进行合理调节，就会在妊娠、分娩和产后的不同阶段，使孕妈妈和胎宝宝或婴儿发生各种异常变化，严重时可导致孕妈妈和胎宝宝死亡，因此应尽早发现双胎妊娠，及时进行必要的保健。

双胎妊娠的分类

双胎妊娠分为双卵双胎和单卵双胎，双卵双胎比单卵双胎更多见。双卵双胎是指同时排出的2个卵子（或2个以上）同时受精，而后在子宫内着床，其特征是有可能是一男一女，两个胎盘的发育差异不大；单卵受精是指一个受精卵形成两个胎儿，其特征是两人同为男孩或女孩，不会是一男一女。

双胎妊娠对母体的影响

双胎妊娠时，由于孕妈妈的心脏、肾脏的负担增加，容易感到心跳加快或气喘，所以很早就会出现水肿、蛋白尿等情况，有罹患妊娠中毒症的倾向。同时，也容易造成贫血、静脉瘤、羊水过多症、早产等现象。此外，双胎在分娩时也很困难，容易出现宫缩乏力、产后出血、胎膜早破等。

双胞胎的保健

经检查发现是双胎妊娠后，要注意下列事项。

1. 由于双胎孕妈妈的血容量比单胎者明显增多，极易发生贫血。因此，孕妈妈在妊娠期应尽可能多吃些营养食品，特别是多吃含铁量高的食物，并要根据血红蛋白的情况及时补充铁剂，以预防和治疗贫血。

2. 双胎孕妈妈由于身体负荷重，易发生不适。因此，更应该定时做产前检查，而且要比一般孕妈妈适当增加检查次数。孕妈妈也要警觉，发现有任何不适应立即求助医生。

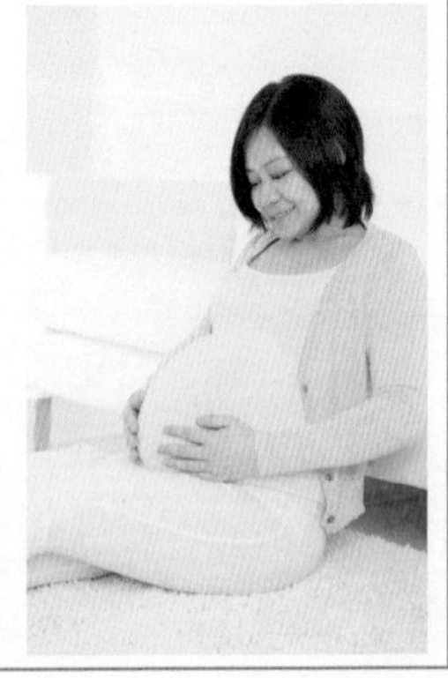

4 妈妈洗澡有讲究

孕妈妈洗澡的方式与常人有所不同，千万不可马虎。那么，孕妈妈如何给自己洗一个安全、健康、快乐的澡呢？

洗澡的方式

孕妈妈洗澡时最好选用淋浴的方式，不要用盆浴，更不要将下身泡在水里。因为妇女怀孕后，阴道内对外来病菌的抵抗力大大降低，盆浴或将下身泡在水里都极易使脏水进入阴道，引起阴道炎或宫颈炎，甚至发生羊膜炎，引起早产。

给洗澡增加快乐的因素

洗澡时，孕妈妈的动作要轻柔，并适当地给自己按摩，可以听听音乐，放松情绪，保持快乐的心情。此外，孕妈妈还可以适当使用一些精油，如茉莉花、柠檬等，这些可以帮助孕妈妈舒缓神经、精力充沛。

适宜的洗澡时间

孕妈妈洗澡时间不要太长，每次不宜超过15分钟。因为浴室内空气不流通，湿度大，氧气含量也少，待在里面时间过久会导致血管扩张，流入躯干、四肢的血液较多，而进入大脑和胎盘的血液暂时减少，不但会引起孕妈妈自身脑部缺血，发生晕厥，还会造成胎儿缺氧，影响胎儿神经系统的生长发育。

适宜的水温

孕妈妈应用适宜的水温洗澡，一般控制在38℃左右较好，水温太凉或太热都会对皮肤造成刺激，从而影响孕妇身体的血液分布。此外，还应注意洗澡前后的温差不宜过大，冬天孕妈妈洗澡时不能立即进入高温的浴室中，夏天不能洗冷水澡，否则会刺激孕妈妈的子宫收缩，造成早产、流产等现象。

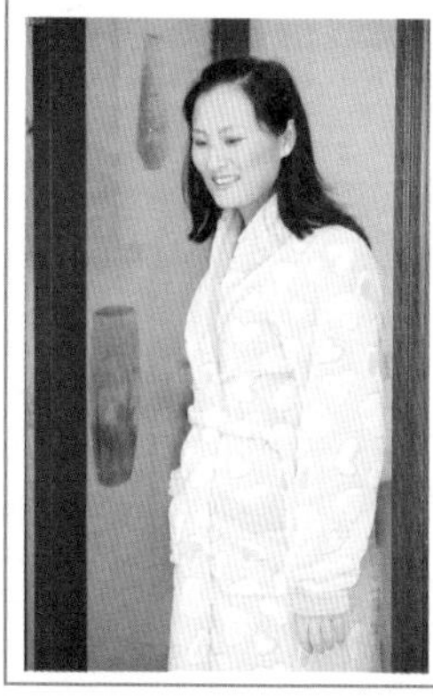

冬季不宜在浴罩内洗澡

有些家庭为了避寒保温，冬天喜欢支起浴罩沐浴。常人尚可应付，但孕妈妈就不太适应，很快会出现头昏、眼花、乏力、胸闷等症状。这是因为浴罩相对封闭，浴盆内水较热，罩内水蒸气充盈，经过一段时间的呼吸，其中氧气便会逐渐减少，加上温度又较高，氧气供应相对越来越不足。另外，由于热水浴的刺激，会引起全身体表的毛细血管扩张，使孕妈妈脑部的供血不足，加上罩内缺氧，更易发生晕厥。同时胎儿也会出现缺氧、心跳加快等现象，严重者还可使胎儿神经系统发育受到不良影响。

5 职场妈妈法律小讲堂

职场女性怀孕后应了解相关的权益，以维护自己的权利。我国的《女职工劳动保护规定》就是为了维护女职工的合法权益，减少和解决女职工在劳动和工作中因生理特点造成的特殊困难而制订的规定。

其中，第五条的内容是：用人单位不得因女职工怀孕、生育、哺乳降低其工资、予以辞退、与其解除劳动或者聘用合同。

第六条的内容是：女职工在孕期不能适应原劳动的，用人单位应当根据医疗机构的证明，予以减轻劳动量或者安排其他能够适应的劳动。

对怀孕7个月以上的女职工，用人单位不得延长劳动时间或者安排夜班劳动，并应当在劳动时间内安排一定的休息时间。

怀孕女职工在劳动时间内进行产前检查，所需时间计入劳动时间。

第七条的内容是：女职工生育享受98天产假，其中产前可以休假15天；难产的，增加产假15天；生育多胞胎的，每多生育1个婴儿，增加产假15天。

第八条的内容是：女职工产假期间的生育津贴，对已经参加生育保险的，按照用人单位上年度职工月平均工资的标准由生育保险基金支付；对未参加生育保险的，按照女职工产假前工资的标准由用人单位支付。

女职工生育或者流产的医疗费用，按照生育保险规定的项目和标准，对已经参加生育保险的，由生育保险基金支付；对未参加生育保险的，由用人单位支付。

《规定》还指出了女职工在孕期禁忌从事的劳动范围：

（一）作业场所空气中铅及其化合物、汞及其化合物、苯、镉、铍、砷、氰化物、氮氧化物、一氧化碳、二硫化碳、氯、己内酰胺、氯丁二烯、氯乙烯、环氧乙烷、苯胺、甲醛等有毒物质浓度超过国家职业卫生标准的作业。

（二）从事抗癌药物、己烯雌酚生产，接触麻醉剂气体等的作业。

（三）非密封源放射性物质的操作，核事故与放射事故的应急处置。

（四）高处作业分级标准中规定的高处作业。

（五）冷水作业分级标准中规定的冷水作业。

（六）低温作业分级标准中规定的低温作业。

（七）高温作业分级标准中规定的第三级、第四级的作业。

（八）噪声作业分级标准中规定的第三级、第四级的作业。

（九）体力劳动强度分级标准中规定的第三级、第四级体力劳动强度的作业。

（十）在密闭空间、高压室作业或者潜水作业，伴有强烈振动的作业，或者需要频繁弯腰、攀高、下蹲的作业。

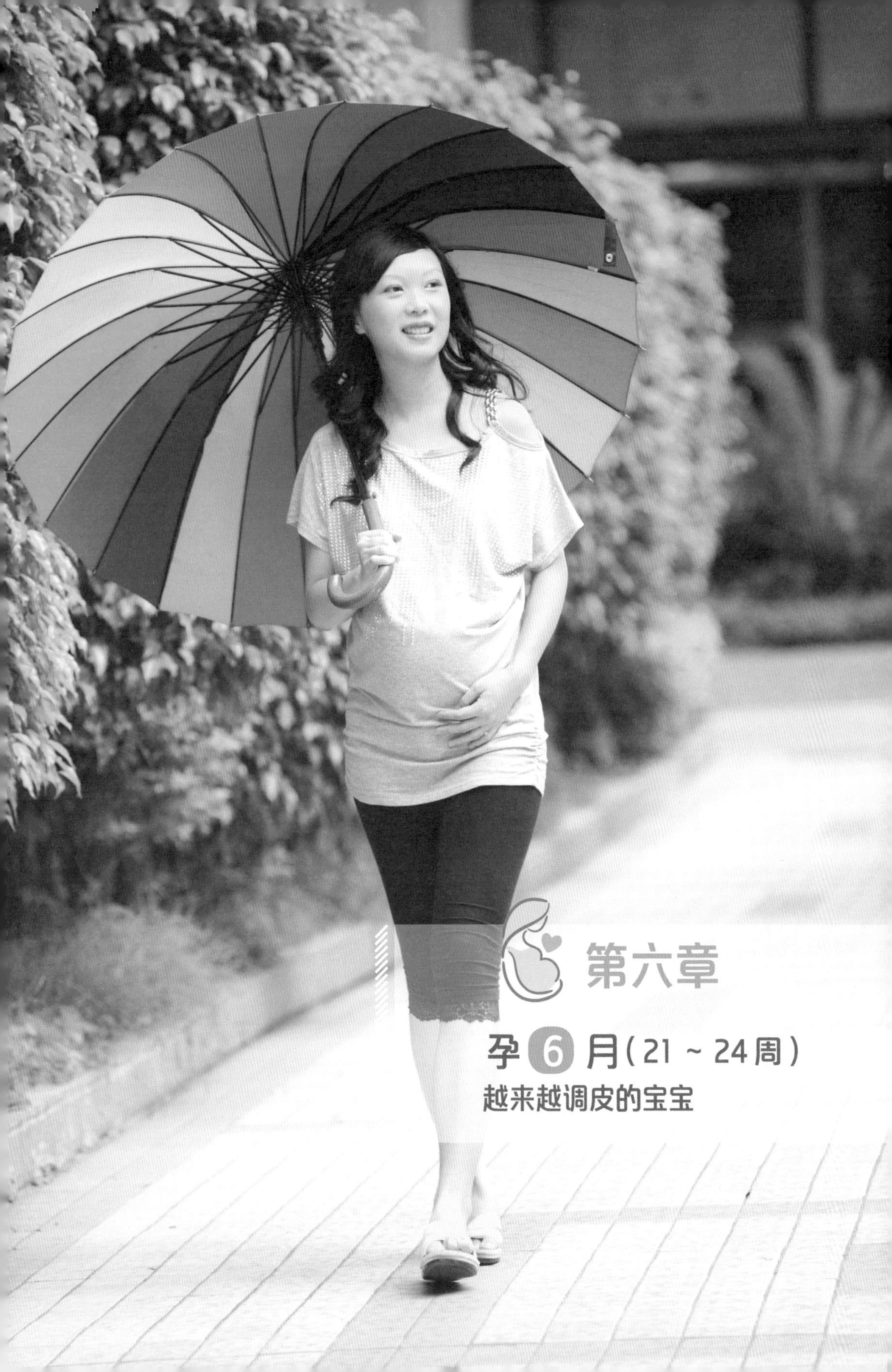

第六章

孕 6 月（21 ~ 24周）

越来越调皮的宝宝

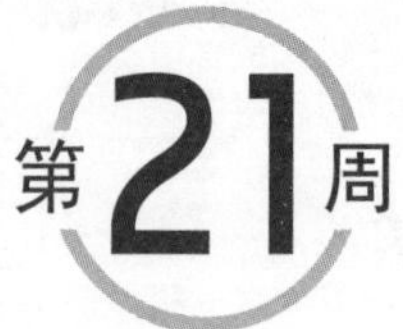

1 腿部抽筋有妙招

发生小腿抽筋的原因

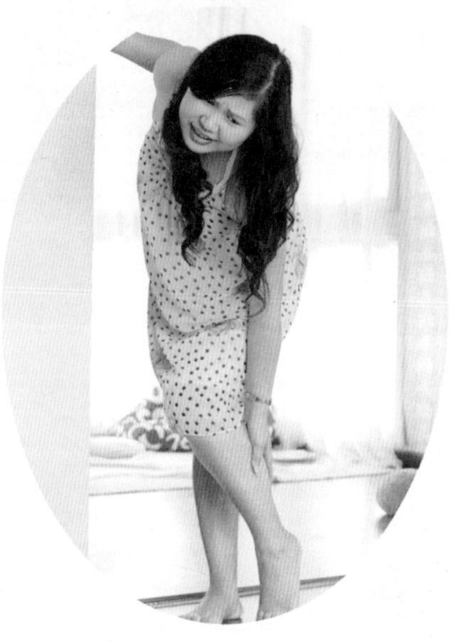

到了妊娠六七个月或八九个月时，有些孕妈妈常常发生小腿抽筋现象，因而感到十分苦恼。该症状实质上是由于小腿后部腓肠肌痉挛性收缩而产生的剧烈疼痛。

胎儿越成熟，所需要钙的量就越大，如果孕妈妈饮食中的钙不足，以及维生素D含量不足或缺乏日照，就会引起母体血液中钙的含量降低，降低到一定程度时就会使神经系统对刺激的敏感性提高，从而引起小腿抽筋。另外，若孕妈妈受寒、休息不好，也可能引起小腿抽筋。

小腿抽筋的预防和缓解

为了避免发生腿部抽筋，孕妈妈应该每天到户外适当地活动，接受日光照射，睡觉前可以对腿和脚进行按摩，多食用含钙丰富的食物，这样便可以预防因缺钙引起的小腿抽筋，必要时还可服用钙片及维生素D。只要体内不缺钙了，小腿抽筋就不会发生。但要注意的是，孕妈妈不能认为小腿不抽筋就不需要补充钙了，其实有些孕妈妈缺钙时并没有小腿抽筋的症状，这是因为个体对缺钙的耐受值存在差异。

抽筋引起小腿局部剧烈疼痛时，只要将脚趾用力扳向头侧或用力将脚跟下蹬，使踝关节过度屈曲，腓肠肌拉长，症状便可迅速缓解。为了防止夜晚小腿抽筋，可在睡前用热水洗脚，平时行走不要过多。

小腿抽筋的食疗方法

可借补充含钙食物来减轻抽筋的症状。喝奶或豆浆是补钙的最好方法，可每天保证喝两袋牛奶，或牛奶、豆浆各一袋；海产品的含钙量比较高，如虾皮是补钙的佳品；常喝汤也是补钙的一种较好方式，如骨头汤、海味汤、蛋花汤、木耳或银耳汤等。

2 抚摸胎教与互动

此时可以在孕妈妈腹部明显地触摸到胎儿的头、背和肢体，这时进行抚摸胎教对胎儿的发育有很好的促进作用。孕妈妈本人或者丈夫用手在孕妈妈的腹壁轻轻地抚摸胎儿，引起胎儿触觉上的刺激，以促进胎儿感觉神经及大脑的发育。抚摸胎教是促进胎儿智力发育、加深父母与胎儿之间情感联系的有效方法。

具体方法是：孕妈妈排空小便，躺在床上，全身尽量放松，在腹部松弛的情况下来回抚摸胎儿，可以用一个手指轻轻按下再抬起。开始时，有的胎儿能立即做出反应，有的则要过一阵才有反应。如果此时胎儿不高兴，便会用力挣脱蹬腿反抗，碰到这种情况应马上停止。

过几天后，胎儿对母亲的手法习惯了，母亲用手按压、抚摸时，胎儿就会主动迎上去。当母亲已能分辨出胎儿的头、背时，抚摸应从胎儿头部开始，然后沿着背部至臀部至肢体，轻柔有序。

抚摸胎教可在每晚临睡前进行，每次抚摸以5～10分钟为宜。抚摸可与数胎动及语言胎教结合进行，这样既落实了围产期的保健，又使父母及胎儿的生活妙趣横生。

准父母在进行抚摸胎教时，抚摸及按压动作一定要轻柔，以免用力过度引起意外。抚摸后，可用双手轻轻推动胎儿在宫内“散步”，这样反复锻炼，可以使胎儿建立起有效的条件反射，并能增强其肢体肌肉的力量。

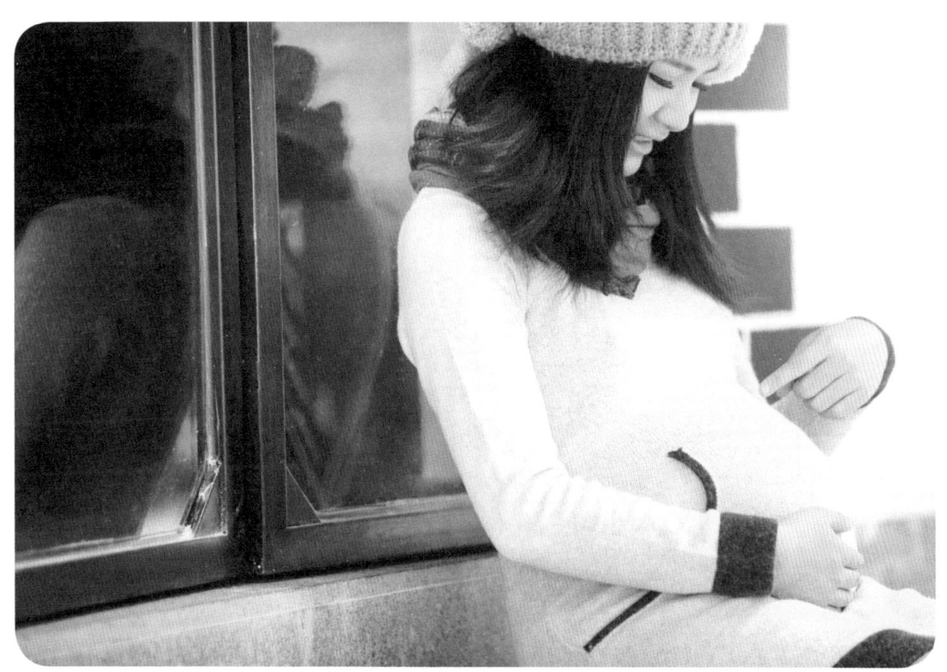

3 孕期胀气有诀窍

如何减少排气和胃胀气

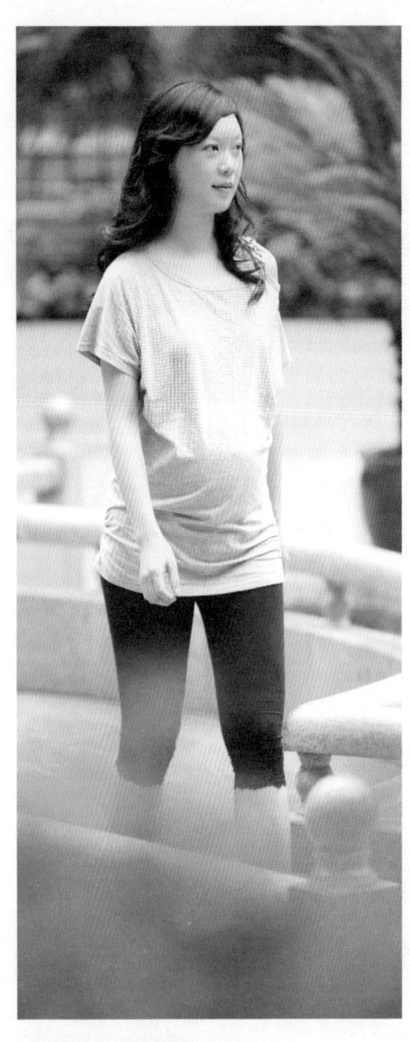

在妊娠期，由于黄体酮引起水潴留，孕妈妈会发现肚子似乎有些胀大，还能使胃肠松弛和扩张，导致孕妈妈经常出现排气和嗳气的现象，有时也会感觉胃胀气。

孕妈妈在一些不适宜的场合排气或嗳气会令人尴尬，但却几乎是难以防止的。为了减少此类现象发生，孕妈妈应避免便秘，以免加重症状，并避免食用一些加重症状的食物，如油炸食物、葱类、豆类等，也要避免吃得过饱，否则会感到饱胀和不适。

缓解呼吸急促的方法

妊娠后，由于体内黄体酮增加，呼吸频率加快，大多数孕妈妈偶尔会出现呼吸急促的现象，而在妊娠的最后3个月，呼吸急促则是由增大的子宫压迫膈和肺所引起的。当胎儿快要娩出时，这种现象就会有所改善。

当孕妈妈呼吸急促时，应放松精神，尽可能消除压力，感到气喘时也不要慌张，否则会使症状加重。孕妈妈的身体应站直，呼吸一下新鲜空气，这样症状就会有所改善。但如果呼吸急促时伴有胸痛，或手指、口唇呈青紫色，则应立即到医院进行检查。

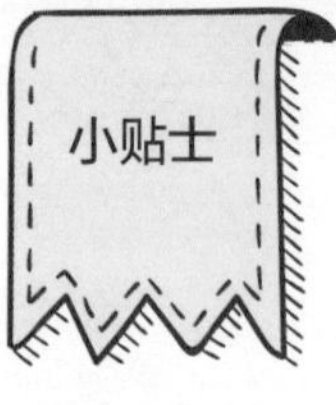

适量吃零食有益健康

营养学家通过研究证明，孕妈妈适当吃一些零食，能补充人体的营养素，不但不会影响健康，且对养生、健美有一定功效。孕妈妈怀孕后易饥饿，在不能吃正餐的情况下，可用零食充饥。吃零食还能缓解紧张情绪，使孕妇精神放松。

4 饮食规律需对应

这个月胎儿发育已趋向成熟，骨骼的发育需从母体摄入大量的钙质，因此孕妈妈的食谱应安排富含钙质的高能量饮食，还要适量增加铁质，如硫酸亚铁、维生素C、钙片等。同时也要做到饮食有规律，即三餐要定时、定量、定点。最佳的吃饭时间应为早餐7～8点、午餐12点、晚餐6～7点、吃饭时间以30～60分钟为宜。进食时，心情要愉快，态度要从容，要注意尽量不受外界干扰。此外，这段时期孕妈妈容易便秘，应该常吃富含纤维素的蔬菜水果，牛奶是一种有利排便的饮品，应多饮用。便秘严重时，最好请教医生如何改善。

一天的饮食安排

早餐	主食	排骨面 2 小碗，或排骨包 3 个（量均在 150 克左右），牛奶 250 毫升
	副食	虾仁菠菜（炝、炒皆可），酱牛肉或其他酱瘦肉 100 克，水果可选苹果 2 个（约 200 克）
午餐	主食	米饭 2 小碗，或小花卷 2 ～ 3 个（量约 200 克）
	副食	叉烧肉 100 克，清炒虾仁（虾仁 150 克，黄瓜丁 200 克），丝瓜炒火腿（丝瓜 200 克，火腿 50 克）
晚餐	菜肴	米饭 2 小碗，或豆沙枣泥包 3 个（量约 150 克）
	副食	木耳炒肉（猪瘦肉100克，水发木耳300克），青椒炒猪肚（猪肚100克，青椒100克），猪骨萝卜汤2小碗

孕妈妈吃鱼好处多

鱼肉中含有的二十碳五烯酸是人体必需的脂肪酸，机体自身是不能合成的。它具有多种药理活性，可以抑制促凝血素A_2的产生，使血液黏度下降，使抗凝血酶Ⅲ增加，这些活性都可以起到预防血栓形成的作用。同时，二十碳五烯酸在血管壁上能合成前列腺环素，可使螺旋动脉得以扩张，以便将足够的营养物质输送给胎儿，促进胎儿在母体内的发育。另外，鱼肉中还含有较多磷、氨基酸，这些物质对胎儿中枢神经系统的发育会起到良好的作用。

所以，在孕妈妈的膳食中增加些鱼类食物，尤其是海产品类，无论对胎儿还是对孕妈妈本身，都是十分有益的。

孕产新篇

1 孕期驾车勿前倾

一般来说，孕妈妈怀孕超过5个月就最好不要开车了，此时孕妈妈的腹部隆起，离方向盘比较近，如果发生碰撞，后果不堪设想。

孕妈妈驾车勿前倾

许多孕妈妈在驾车时习惯前倾，但是这样容易产生腹部压力，使子宫受到压迫。尤其是在怀孕初期和怀孕七八个月时，最易导致流产或早产。怀孕期间驾驶，最好靠在椅背上，让它给身体一些支撑，有益于减缓疲劳。如果准备一个小靠垫，效果会更好。

孕妈妈要系好安全带

有些孕妈妈以为不系安全带就不会压迫到胎宝宝，但这是一种错误的想法。只要方法得当，系安全带对胎宝宝是没有影响的。因孕妈妈的身材特殊，故而系安全带的方法也有区别，需要注意一些细节：安全带的肩带上部应置于肩胛骨的地方，而非紧贴脖子；安全带的肩带中部以穿过胸部中央为宜，不要压迫到隆起的肚子；安全带的腰带应置于腹部下方，不要压迫胎儿；身体姿势要尽量坐正，以免安全带滑落压到胎儿。

孕妈妈长途驾驶要休息

长时间保持一种坐姿容易疲劳，下肢静脉回流不畅，有可能造成腿脚浮肿。为了使血液循环通畅，开车时至少要每隔90分钟就停下来，短暂休息一下。将车停靠在安全区，下车在四周走走，伸展四肢活动活动。

孕妈妈驾车要注意安全

假如孕妈妈是长发美人，那么在驾车时要注意把头发绑起来，如果孕妈妈打开窗户，车窗外的风会把孕妈妈的头发吹乱，导致头发挡住视线；佩戴胸部挂饰需谨慎，当遇到突发情况急刹车时，胸口挂件可能会造成胸骨骨折等严重伤害；不穿高跟鞋、厚底鞋和拖鞋；如果有必要换鞋的时候，换下的鞋不要放在前座下或前座旁（避免滚至制动踏板下）；后座后方挡风玻璃前不宜放背包、手包及玩具等物品，紧急刹车时可能会飞向前方伤及司机，且在倒车时影响司机视线；此外，还要将手机携带在身边，以便关键时刻可以打电话求援。

2 孕期腰痛小妙招

孕期腰痛的原因

随着胎儿的长大，孕妈妈在怀孕后体重会逐渐增加，身体脂肪含量变高。其中变化最大的是肚子，孕妈妈腹部重心前移，这些负重增加了腰部的受力。加上怀孕期间激素的改变，怀孕期间的肌肉弹性会比较差一点，腰背部的肌肉群容易疲劳，这样就导致腰痛的产生。

缓解腰痛的小妙招

正确姿势减少腰痛。孕期腰部的疼痛与腰腹部承重增加导致腰背部肌肉疲劳有关，所以准妈妈无论是站着、坐着还是睡觉时， 可以适当调整自己的姿势，放松腰背部的肌肉，以缓解疼痛。

温和锻炼提高承受力。孕妈妈在怀孕中期可以尝试一些温和的运动来增强自身腰背部的承受力。

补充胶原蛋白。导致孕期腰背部疼痛的原因之一就是准妈妈体内分泌的松弛激素会拆解骨骼和肌腱里的胶原蛋白，这种胶原蛋白的减少会减弱肌腱和骨骼的支撑力量。所以建议准妈妈在孕期可以适量摄入一些富含胶原蛋白的食物，比如猪蹄，以增强骨骼和肌肉的支撑力量。

按摩、热敷减少腰痛。按摩时，五指并拢，分别放在后腰椎部两侧掌心向内，上下缓慢揉搓，直到该部发热为止；同时也可以做做局部热敷，每天用热毛巾敷在腰部半小时左右，就能有效减轻疼痛感觉。

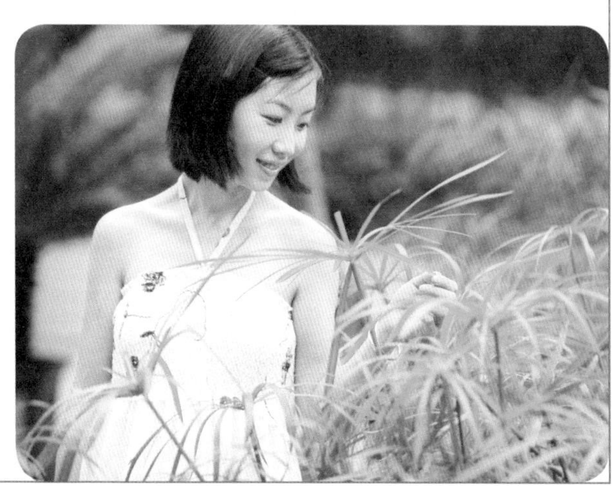

做好保暖措施。腰部受凉容易损伤肾气，引起腰痛，因此孕妈妈要做好腰部保暖措施，即便在夏天也要少裸露腰部，睡觉时开着空调记得在肚子上盖一层薄薄的被子。

第22周

1 不同季节方式变

孕妈妈夏季的生活调理

夏季天气炎热，孕妈妈身体的代谢加快，皮肤的汗腺分泌增多，易引起汗疹，甚至中暑。因此，孕妈妈应合理安排夏天的生活，使整个孕程变得更健康、轻松。

孕妈妈首先要做到勤洗澡。洗澡时最好用温水淋浴，水温以28～30℃为宜，这是散热防暑的好方法。洗浴时注意外阴部和乳房的卫生，乳头要多擦洗，以加强韧性，浴后宜涂点油脂，以防产后哺乳发生乳头皲裂。要勤换衣，特别是内衣要常换洗，保持身体清爽。内衣要选择通气性、吸湿性好的纯棉织品。

其次，卧室要注意空气流通，睡觉时应盖上薄被或穿好睡衣，不可受凉风吹，以免发生热伤风，影响健康。用电风扇吹风时，宜用近似自然风的一档风，并适可而止。还要注意饮食，适当地吃些凉爽可口的食物，或者少吃多餐。

孕妈妈要尽量减少外出，避免阳光直射，出门时应带遮阳伞或戴遮阳帽。

孕妈妈冬季的生活调理

冬天天气寒冷，人们经常紧闭门窗，不注意换气，因此造成室内空气污浊、氧气不足。

在冬季孕妈妈也应经常出去散步，不要因天气冷就不外出，应该在阳光充足、天气比较温暖的下午坚持散步，使肌肉筋骨活动，促进血液循环，又可呼吸新鲜空气。同时，穿衣服要做到既保暖又轻便，不可穿得过多，又不可受寒，所以宜穿轻便保暖的衣服，并注意根据天气变化调换衣服。冬季雪天或有冰冻时，孕妈妈行动要特别小心，防止摔跤。还应特别注意预防感冒，不去人多拥挤的地方。

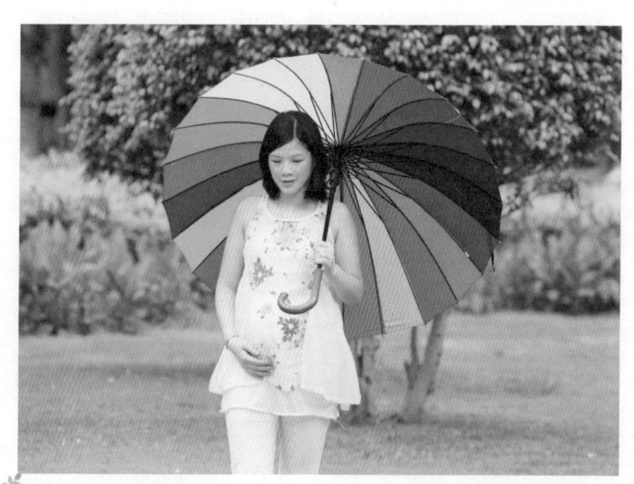

2 妈妈游泳好处多

孕妈妈游泳的最佳时间

孕妈妈在参加体育活动时会引起子宫收缩，使子宫血流量减少，从而导致对胎儿的供血量也相应减少。虽然这样从理论上来讲对胎儿的生长发育不好，但是对于身体素质好的孕妈妈来说，运动后却可以增进机体的新陈代谢，促进盆腔的血液循环，此过程也不会对胎儿造成不良影响，因为胎儿一般具有很强的忍耐力。孕妈妈在这个时期可以去游泳，游泳宜安排在孕5月至孕7月之间，要选择子宫不易紧张的时间，即上午10点至下午2点。这个时期孕妈妈的身体状态是相当不错的。

游泳对孕妈妈的好处

游泳时的呼吸运动和肌肉用力等情况和孕妈妈分娩时很相似，许多国外专家研究发现，职业游泳女教练和在热带地区经常游泳的女性，以及长期从事水上作业的女性（如下海采贝的妇女、女潜水员等），在怀孕后经常游泳，分娩时大多顺产。研究人员还开办了一所孕妈妈游泳训练学校，结果发现凡参加过游泳训练的孕妈妈，在分娩时很顺利，同时分娩时间缩短一半，并且有些胎位不正常的孕妈妈在训练中恢复了正常，从未发生过流产或早产。

孕妈妈游泳时应注意的事项

孕妈妈在游泳时，首先要学会放松全身和漂浮在水面的方法。因为分娩要重复全身紧张和放松的运动，如果能学会全身放松，对生产过程很有帮助。水温要适宜，如果水温太高，会有疲倦感。下水之前，一定要先量血压、测脉搏，检查合格的孕妈妈在水温29～31℃，并有专门教练指导的条件下，才能下水游泳。每次游泳时间一般不宜超过1小时，大致游300～400米即可。

此外，孕妈妈若孕期未满4个月，或者有流产、早产、死胎病史，或有阴道出血、腰部疼痛、妊娠高血压疾病等症状时不宜参加游泳，妊娠晚期及心脑病患者也不可游泳。

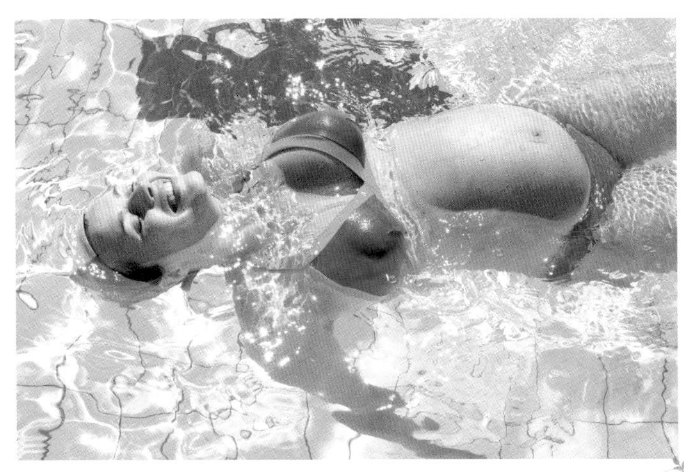

3 孕期五官会变化

为了让胎儿有个舒适的成长环境，孕妇的身体机能，如内分泌、血液、心血管、免疫力乃至新陈代谢等，都会在不知不觉中发生种种改变，这些改变会对孕妇的眼、耳、鼻等感觉器官造成程度不同的影响，甚至带来一些似是而非的“病症”。

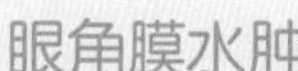

眼角膜水肿

孕妇因黄体素分泌量增加及电解质不平衡，易形成角膜轻度水肿，其眼角膜的厚度平均可增加约3%。由于角膜水肿，敏感度将有所降低，常会影响到角膜反射及其保护眼球的功能。这种现象一般在产后6～8周即恢复正常。

屈光不正

眼角膜的弧度在妊娠期间会变得较陡，产生轻度屈光不正现象，怀孕末期更明显。其结果可导致远视及睫状肌调节能力减弱，看近物模糊。原本近视的话，此时度数会增加。这种异常现象多在产后5～6周恢复正常。

干眼症

妊娠末期，约80%的孕妇泪液分泌量会减少，怀孕期间受激素分泌的影响，泪液膜的均匀分布遭到破坏。泪液膜量的减少及质的不稳定，很容易造成干眼症。因此孕妇们应多摄入对眼睛有益的维生素A、维生素C等营养素。

听力变化

怀孕后，孕妇肌体细胞的内外液中雌激素浓度差异较大，引起渗透压改变，导致内耳水钠潴留，进而导致听力下降，并在孕期的中、晚期继续加重。产后3～6个月即恢复正常。

血管舒张性鼻炎

怀孕后，孕妇体内雌激素水平增高，引起鼻黏膜的过敏反应，出现鼻塞、打喷嚏、流涕等症状。这种“妊娠期鼻炎”在约20%的孕妇身上发生，怀孕后3个月更为明显。一旦分娩，致病因素消除后，鼻炎会随之痊愈。

口腔改变

孕妇可出现牙齿松动，易生龋齿，齿龈充血、水肿、增厚，刷牙时牙龈易出血等症状，有的还有唾液增多和流涎等，这些改变都会随着妊娠的终结而结束。

孕产新篇

1 孕期能否看电影

女生三大乐事：逛街、吃美食、看电影。如今大腹便便，三大“乐事”成三大“禁忌”了，孕妈妈还能愉快地玩耍吗？

孕妈妈能去影院看电影吗

前三个月是妊娠早期，属于胚胎形成阶段，孕妈妈的妊娠反应会比较大，受不起外界的刺激。而后三个月接近临盆，孩子的独立听觉能力正在增长，音响声过大对孩子影响大，孕妈妈最好也不要去影院看电影。

至于在怀孕中期，只要稍加注意，孕妇还是可以去适度地看看电影的。

在影院观看电影，对孕妇的听觉、视觉、感观冲击都很大。强大的环绕立体声还会危害到胎儿的听觉发育，影响宝宝的听力。所以孕妇最好避免去影院观看电影，如果真的想去看，也要选择对的时间和合适的电影去看。

孕妈妈看电影四大要点

要点一：选择合适的影院。孕妈妈看电影时要首选专门开设给孕妇的电影院。也许很难找到，但是还是有一些影院对孕妇有特殊关怀，为她们提供方便，以保证安全。有的提供隔音枕，可以放置在肚子上，宝宝听到的影片音量就很小了；有的提供抱枕、小毯子给孕妈妈使用；也有的开放贵宾室供孕妈妈休息，工作人员全程陪护，散场时让孕妈妈走快速通道。

要点二：选择合适的时间。建议孕妈妈避开节假日看电影的高峰期，可以选择一些观影低峰期，比如一般正常工作日的18点之前观影人比较少。此外新上映的影片观众会比较密集，孕妈妈最好避开电影上映的头一周。

要点三：选择合适的影片。怀孕之后孕妈妈还是要选择比较温和的影片，如家庭伦理片、爱情片，也可看点轻喜剧。不宜看惊悚片、恐怖片、悲剧等刺激性较大的影片。

要点四：选择合适的位置。孕妈妈看电影，还有一个需要注意的，就是座位。孕妈妈最好选择最后一排靠近过道的位置，这个位置一般人少，避免人来回穿行造成不便。同时影厅应急通道一般靠近最后排，遇到紧急情况可以从后门出去。

2 会阴侧切利与弊

什么是会阴侧切

所谓“会阴侧切”，是指在第二产程过程中，因某些医学需要对会阴部的阴道侧壁进行切开的手术。在国外，会阴切有正中切和侧切。侧切是剪刀方向是斜的，从而避开了肛门，这样切口与阴道侧壁之间就有了一个夹角；正中切就是直接对准肛门，正中切开。但国内基本不用正中切，因为会阴切开术可引起排便困难、疼痛，甚至性交痛，严重时也会损伤肛门括约肌。

为什么要进行会阴侧切

会阴侧切术的目的是预防软产道损伤。由于分娩过程中，阴道黏膜、黏膜下方的肌肉尤其是肛门括约肌都有可能撕裂，因此，预防性切开会阴，使得软产道扩大，可以避免胎头娩出时损伤会阴。这个手术一般由助产士或者产科医师完成，实施侧切后人为地扩大了产道，胎儿娩出更容易，伤口更整齐，这样伤口更加容易对齐和缝合，也避免了伤及肌肉，尤其是避免了伤及肛门括约肌。

必须要做会阴侧切的情况

①会阴弹性差、阴道口狭小或会阴部有炎症、水肿等。

②胎儿较大、胎头位置不正，再加上产力不强，胎头被阻于会阴处。

③35岁以上的高龄产妇，或者合并有心脏病、妊娠高血压综合征等高危产妇。

④子宫口已开全，胎头较低，但是胎儿有明显的缺氧现象，胎儿的心率发生异常变化，或心跳节律不匀，并且羊水混浊或混有胎便。

怎样避免会阴侧切

①孕期进行会阴锻炼，增加会阴的弹性。可以绷紧阴道和肛门的肌肉，每天差不多做200次，每次8～10秒；也可以试着在小便的时候收缩肌肉，停一下。

②怀孕时控制饮食，避免胎儿过大。孕妈妈怀孕5～6个月要少吃淀粉类食物，并增加蛋白质的摄入。

③多散步、爬楼梯和练习拉梅兹呼吸法，加强肌力，帮助生产。

第23周

1 生活事项注意点

孕妈妈不宜戴隐形眼镜

很多患近视的人都喜欢戴隐形眼镜，因为隐形眼镜方便不碍事。但根据医学的研究发现，孕妈妈角膜的含水量比常人高，尤其是怀孕末期，角膜透气性差，此时如果戴隐形眼镜，容易因为缺氧而使角膜变肿。软式隐形眼镜（紧贴于角膜）比硬式隐形眼镜更糟。同时，孕妈妈角膜的曲度也会随着怀孕月龄及个人体质而改变，使近视的度数增加或减少。如果勉强戴隐形眼镜，容易因为不适造成眼球新生血管膜生长或长到角膜周围，甚至导致上皮剥落。此时，一旦隐形眼镜不洁滋生细菌，将会因为感染造成角膜发炎、溃疡，甚至失明。

此外，一些妊娠并发症也会造成眼睛的变化，如妊娠毒血症所引发的高血压，会导致视网膜血管收缩，进而产生视网膜病变，甚至出血及剥离，对视力产生极大的威胁，必须及时给予治疗。一般产妇大约要在产后两周后视网膜病变才会渐渐消退。因此，在孕期不宜戴隐形眼镜。

孕妈妈摔跤了怎么办

如果孕妈妈不小心摔跤了，此时首先要看孕妈妈摔的程度重不重，是哪个部位受到了碰撞。如果是全身很重地摔倒在地上，就会使胎儿受到巨大的震动，即使没有撞到腹部，胎儿也可能受到影响。若摔倒后发生腹痛以及阴道出血，则需要马上送往医院进行检查，因为摔倒主要容易使胎盘和子宫壁分开，发生胎盘早期剥落，从而引起胎儿宫内缺氧，严重时可能导致死亡。如果没有腹痛及阴道出血，孕妈妈则应该听听胎心，观察胎动是否有异常表现，若发现胎动十分频繁，孕妈妈也应该到医院进行检查。

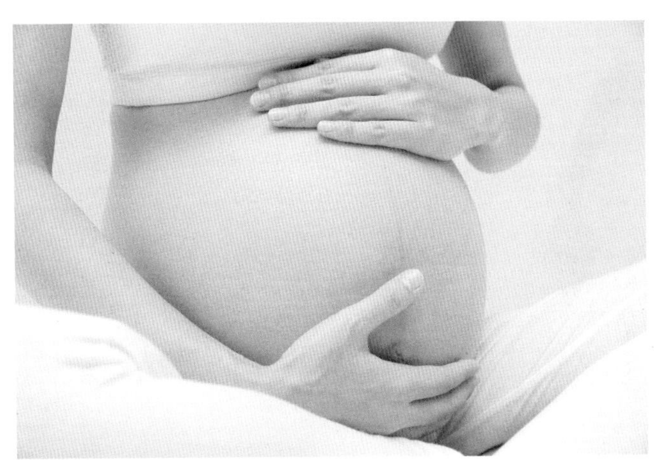

2 孕期饮食要注意

孕妈妈不宜多吃方便食品

方便食品吃起来既方便又有滋味，即使怀孕了，仍有很多孕妈妈喜欢吃。过分依赖方便食品，尤其是在怀孕的前3个月，是非常不可取的。

过多食用方便食品的结果，就是虽然有了足量的蛋白质，但却会使孕妈妈的体内缺乏必需的脂肪酸，脂肪酸是胎儿大脑发育所需的重要营养成分。孕早期如果要形成良好的胎盘及丰富的血管，就特别需要脂肪酸，因为多种不饱和脂肪酸是形成胎儿血管和神经等细胞的构造成分，严重缺少脂肪酸的胎儿会受到不良发育的影响。

所以，孕妈妈在调剂饮食时，一定不要怕麻烦，要遵医嘱制订出丰富多样的食谱。

孕妈妈不宜吃油条

油条吃起来很可口，也是人们经常摆上桌的早餐食物，但孕妈妈却不可多吃油条。因为油条在制作时需要加入一定量的明矾，

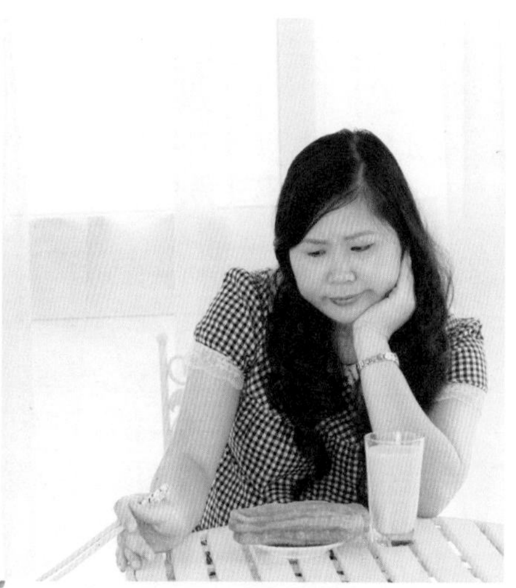

而明矾正是一种含铝的无机物，每1000克面粉的油条大约用15克明矾，一般来讲吃2根油条就会使你摄取3克左右的明矾。这样明矾就会在身体里蓄积，天长日久，体内会积累高浓度的铝，而铝能通过胎盘侵入胎儿的大脑，增加智力低下儿的发生率。

怀孕期吃盐不宜过多

在怀孕期间容易患水肿和高血压，因此主张孕妈妈不宜多吃盐。但一点盐都不吃对孕妈妈也并非有益，那么，有没有一些既能少食盐又能刺激孕妈妈食欲的方法呢?

①炒菜时不宜先放盐，而应把盐直接撒在菜上。

②充分利用酸味，如用醋拌凉菜等，因为酸味能刺激胃酸分泌，增强食欲。也可以使用山楂、柠檬、柚子、橘子、西红柿等，这些水果、蔬菜均能促进食物的酸感和风味。

③对于鱼和肉类，最好烧的时间稍长一些，使之色、香、味俱佳，以增进食欲。

④用蘑菇、紫菜、玉米等有天然风味的食品制成各种不加盐而味美诱人的膳食。

⑤肉汤中含有丰富的氨基酸，可以诱发强烈的食欲，因而在制作各种菜肴时应充分利用肉汤。

此外，有以下情况的孕妈妈，要明显地少吃盐，甚至忌食盐：患有某些与妊娠有关的疾病（如心脏病或肾病）时，孕妈妈必须从妊娠一开始就要忌食盐；如发现孕妈妈体重增加过度，特别是出现水肿、血压升高、妊娠中毒症状等，一定要忌食盐。

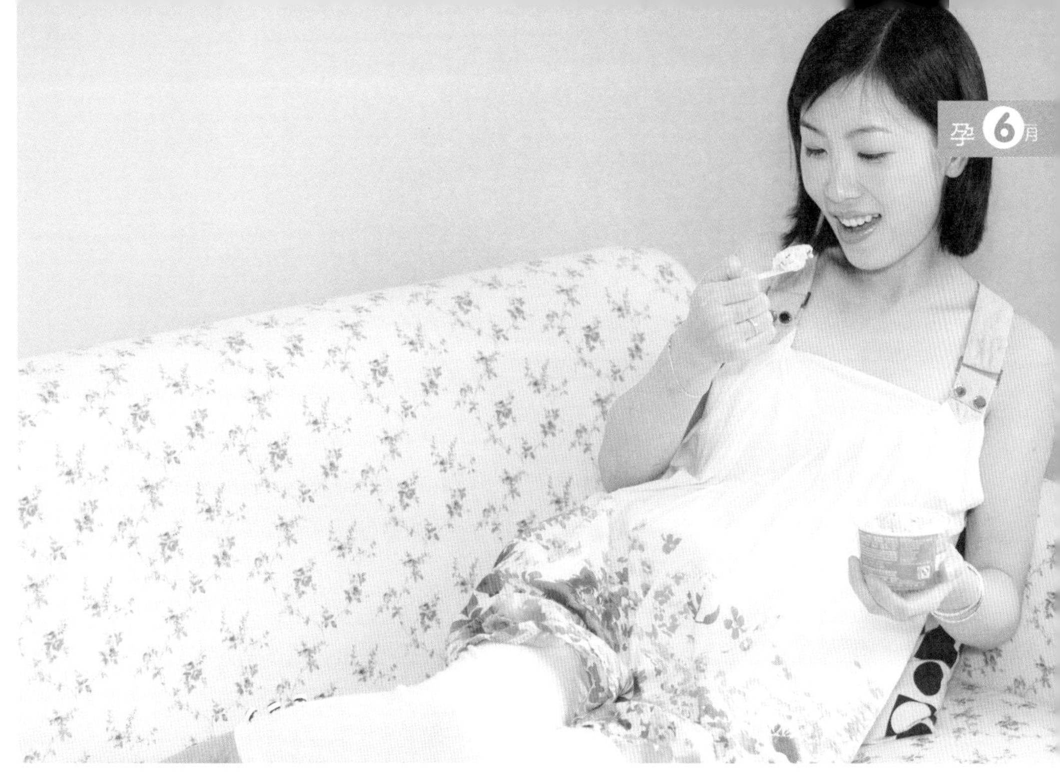

3 日常保健应须知

颈管无力症的预防

颈管无力症是指子宫颈管的紧缩度呈不良状态。子宫颈管从妊娠第4～5个月开始，容易变得松弛无力，使得胎胞下降至阴道而破水，造成流产。这类流产不会有出血和下腹部发胀的现象，当你感觉到淡白色分泌物增多时，就已经破水或开始出血、收缩了，这时想抑制就很困难了。因此，孕妈妈在怀孕初期可以服用药物强化子宫颈管的紧缩度，或者是当发现淡白色的分泌物增多时就尽快去医院接受检查。如果服用药物无效时，可用线在外子宫口进行颈管缝缩术，等到分娩时拆线即可。

孕妈妈胃灼痛的防治

妊娠中后期，孕妈妈常常会觉得胃部有烧灼感，尤其是在弯腰、用力、咳嗽时特别严重，这些孕妈妈以往并没有胃炎、胃溃疡等胃痛病史，这种感觉在分娩后就会消失。这是因为随着孕妈妈体内孕激素的逐渐增多，使食道下段控制胃酸反流的肌肉变得松弛，而且子宫也会慢慢变大，从而对胃部造成一定的挤压，导致胃液极其容易地返流到食道下段，给食道下段的黏膜造成一定的损伤。

妊娠期胃灼痛跟孕妈妈的饮食有很大的关系，因此为避免这种情况发生，孕妈妈每餐进食不宜过多，尤其是不要在很饥饿时才去吃东西，不要吃加重食道肌肉松弛的食物，如浓茶、咖啡、含巧克力的饮料等，也不要吃过冷或过热的食物，以免刺激食道黏膜。此外，进食后，孕妈妈不能立即躺下。若有烧灼感时，孕妈妈睡觉时可以将头部垫高15～20厘米，抬高上身的角度，这样能有效缓解症状。

4 头发保养放心上

怀孕期头发的护养

孕妈妈容易发生脱发，这是一种很自然的现象。此时，孕妈妈应常洗头、梳头，保持头发干净。洗头时除了洗去污垢外，最好顺便按摩头皮。按摩时，以指腹揉、捏、敲、擦头皮，其动作要领是：揉时以“画圆”的方式进行，捏时力道不要太重，敲时以发旋儿为中心做前后左右式移动，擦时以拇指由耳往下按。这样不仅可以让头皮的血液循环正常，使头发有光泽，还能让你觉得特别清爽、神采飞扬。此外，孕妈妈应该保持心情愉快，摄取均衡的饮食，吃得好，睡得香，头发便自然掉得少。

洗头后湿发的处理

洗完头发后，孕妈妈若顶着湿漉漉的头发睡觉或外出，这样不仅不舒服，而且还很容易感冒，如果用吹风机吹干，吹风机的辐射又可能对胎宝宝造成影响。怎样才能解决这种烦恼呢？这时孕妈妈可以戴上透风性好、吸水性强的干发帽，头发很快就能干。但是要注意干发帽要选择质地柔软、卫生、抑菌的。

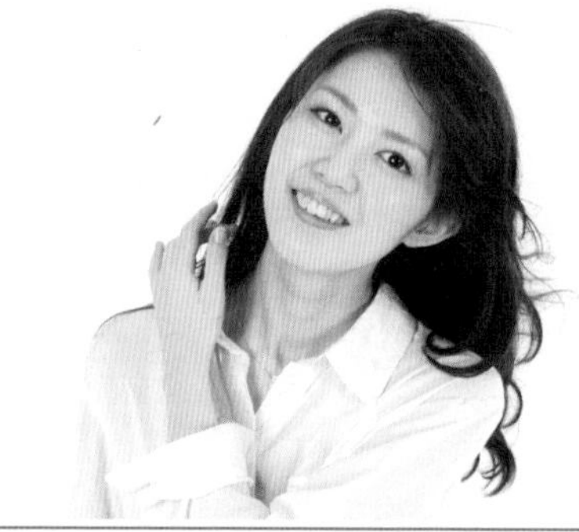

(3)

孕早期不宜烫发和染发

最好不要在怀孕早期烫发、染发。因为烫发不但使头发变得非常脆弱、缺乏弹性，而且易脱落。这个时期烫发，由于孕妈妈皮肤敏感度较高，对皮肤造成伤害，也会危害胎儿，甚至造成流产。此外，染发、脱色所用的药品，刺激性极强，事先必须做好皮肤适应测验。若要烫发或染发，应选在28周左右实施。同时，孕妈妈还应避免在太冷的冷气房中做头发，而且应该注意身体状况，可以先行预约的方式来减少等待的时间。

洗发水的选择

妊娠后，孕妈妈的皮肤变得非常敏感，这时孕妈妈应该选择适合自己发质且性质比较温和的洗发水来清洗头发。如果发质还比较适应妊娠前用的洗发水，则最好不要换用其他品牌的洗发水，以免突然刺激头皮，引起过敏现象，从而使胎宝宝受到影响。有些孕妈妈的头发会由于缺乏蛋白质而变得很脆弱，此时可以选择能给头发补充蛋白质的洗发水，这样就能改善这种情况。

孕产新篇

言传身教现在起

不挑食

很多孕妈妈在怀孕之后受体内激素的影响，在孕期变得挑食起来，可千万不能忽视这个小小的习惯。孕妈妈的挑食很可能就会直接传递给胎宝宝，宝宝出生后，他们的饮食习惯会深受影响。也许怀孕之后孕妈妈的胃口确实变差了，但是为了自身和肚子里的宝宝，也要注意日常饮食定时定量，保证营养均衡。如果准妈妈希望宝宝出生以后饮食正常又营养均衡的话，一定要从自身做起，向挑食的坏习惯挑战！

不熬夜

熬夜已成为现代人的日常生活状态了，但是孕妈妈们可不能熬夜。研究发现，有些喜欢白天睡觉、晚上闹腾的宝宝，他们的生活规律与孕妈妈在孕期的生活有很大的联系，孕期习惯早睡早起的妈妈，她们的宝宝生下来也有早睡早起的习惯。

告别坏情绪

宝宝的性格受父母性格遗传的影响，并且这种性格在胎儿时期就开始形成了。若孕妈妈在怀孕时期情绪异常，就会导致体内环境发生变化，并通过血液由胎盘传输给宝宝，进而影响宝宝的性格。

爱学习

“用进废退”是人身上许多器官的规律，大脑也不例外，胎儿能够感知母亲的思想。因此，孕妈妈一定要利用一切可利用的时间养成看书、读报以及背唐诗、宋词、外语单词及其他资讯的习惯，保持自己强烈的求知欲，也可和家人一起下下棋、玩玩牌、动动脑筋，也就是做做“脑力体操”，充分调动自己的思维活动，使脑子越用越灵，使胎儿受到良好的教育。

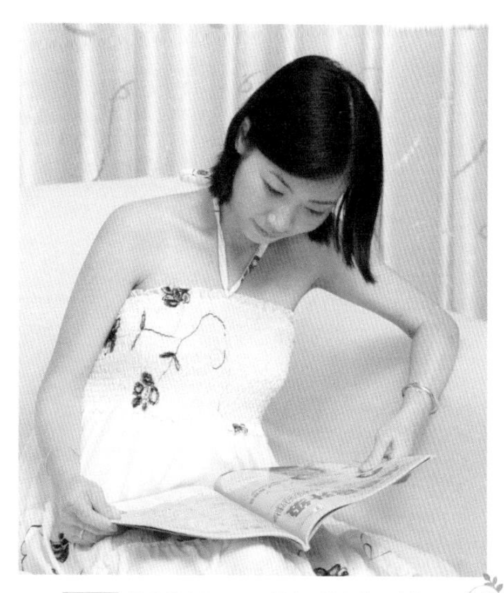

第24周

1 爸爸关爱在行动

1 准爸爸要学会称赞妻子

妊娠6个月时，孕妈妈的肚子急剧膨大，行动变得越来越不方便，此时准爸爸应更加体贴爱护妻子。

大多数孕妈妈在怀孕后皮肤色素加深，乳晕、外阴和大腿内侧等处颜色都会变深。有的孕妈妈面部还会形成蝴蝶斑，这是由于雌激素和孕激素刺激了垂体黑色素的分泌。妻子此时可能会因自己日益笨重的体形、妊娠纹等而感到沮丧，这时做丈夫的就应该学会赞美妻子，要告诉她，她非常漂亮，你非常喜欢她现在的样子，自己为她感到自豪。这些话也许不被她当真，但会使她心情舒畅起来。

2 准爸爸要创造良好环境

准爸爸每天下班回家后都要以一种愉快的心情来面对妻子，即使遇到一些不愉快的事也不要在妻子面前表现出来，以免影响她的心情。准爸爸还可以偶尔给妻子一些惊喜，像给妻子送一些小礼物、给妻子带回一些食品等。让妻子有幸福的感觉，胎宝宝也会在妈妈肚子里轻松快乐地成长。

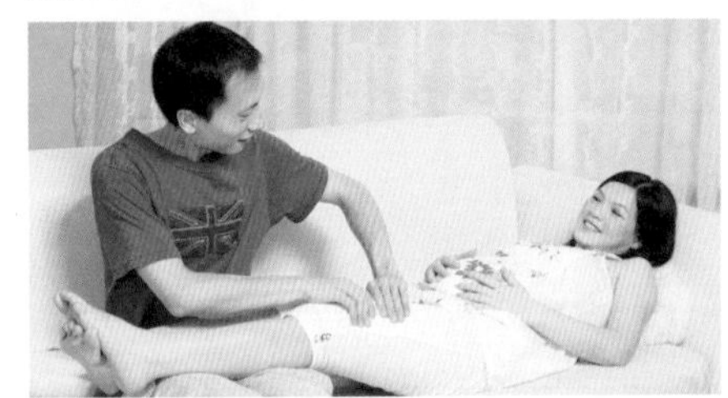

3 准爸爸要帮助妻子按摩

此时期孕妈妈易感到疲劳，这会间接对胎儿产生影响，丈夫应对妻子适当地进行按摩，特别是为了让孕妈妈的上半身和下半身的血液循环更加舒畅，四肢的按摩更不能少。

另外，也可配合妻子对乳房进行护理，以利于将来哺乳。具体方法是：丈夫把手洗干净，用温热的毛巾轻轻擦拭妻子乳头的周围，然后用橄榄油或冷霜进行按摩。

4 准爸爸要做好产前准备

从这时开始，应该为将来的生产做准备了。此时孕妈妈的活动与晚期相比还比较方便，所以应趁这个时候准备好生产用品，并布置好宝宝的房间。

丈夫应与妻子一同逐一地准备宝宝的衣服及奶瓶等用品，当前需要的物品一定要购买，而有些物品在生产以后再购买也不晚。购物时要为妻子的身体考虑，长时间走动对她的身体不利。

2 孕期水肿不可怕

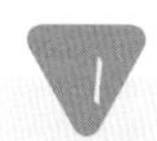

孕妈妈水肿的原因

在妊娠中后期，孕妈妈容易出现水肿。主要是因为孕妈妈为了满足胎儿生长发育的需要，使体内的血浆和组织间液体增多，特别是到了妊娠后期，子宫逐渐增大，压迫下肢静脉和盆腔静脉，使下肢静脉血液回流受阻，下肢静脉压力过大，体内的血液会渗透到组织间隙，从而就引起了水肿。不过，一般经卧床休息后，这种水肿大多能自动消退。如果劳累、行走和站立时间过长，下肢也容易出现水肿。此外，妊娠高血压疾病、营养不良性低蛋白血型及贫血都容易引起水肿。

孕妈妈水肿的症状

脾虚妊娠水肿的症状为：面目及四肢水肿，或遍及全身，肤色淡黄，皮薄而光亮，胸闷气短，懒于言语，口淡无味，食欲不振，大便溏薄。舌质胖嫩，苔薄白或薄腻，也有齿痕，脉缓滑无力。

肾虚妊娠水肿的症状为：面浮肢肿，下肢尤甚，按之没指；心悸气短，下肢逆冷，腰酸无力。苔白润，脉沉细。

孕妈妈水肿的分类

妊娠水肿分为显性水肿和隐性水肿两种。如孕妈妈下肢皮肤发亮、弹性减低，用手指按压后出现凹陷，叫显性水肿；有些孕妈妈体表无明显水肿，但液体潴留在各器官的间隙中，体重增长很快，每周超过0.5千克以上，这类水肿叫隐性水肿。

孕妈妈水肿的处理

妊娠期出现的水肿是怀孕引起的生理反应，不用害怕。一般情况下，轻微水肿只要注意休息，坐、卧时将双腿抬高，少吃含盐过高的食物，水肿就可以减轻和消失。如果是因为营养不良引起的水肿，孕妈妈则需要进行饮食调养，每天要保证摄入足量的鱼、肉、蛋、禽等食品。若下肢水肿严重，或伴有头晕、恶心、呕吐等，则要考虑是否患了其他疾病，像妊娠高血压疾病、蛋白尿等，需要到医院做进一步的诊治。

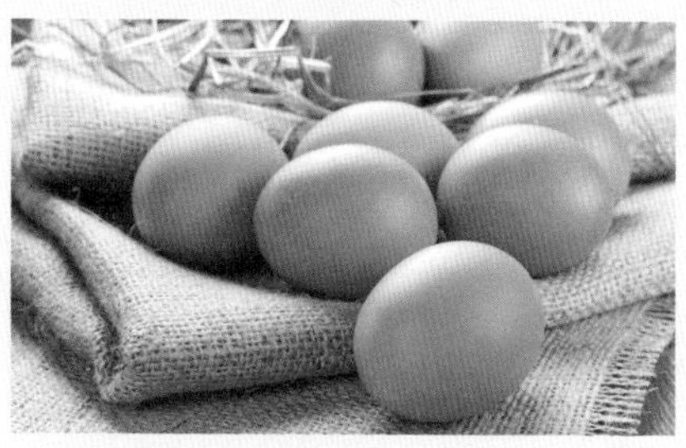

3 孕期血压要控制

什么是妊娠高血压疾病

妊娠高血压疾病简称“妊高征”，是妊娠期妇女特有又常见的疾病，一般在妊娠中、晚期出现。该病的病理变化主要为全身小动脉痉挛，病变可累及多个器官，严重时可导致心、肝、肾、脑等主要器官缺氧、水肿、坏死，甚至功能衰竭，部分患者还会有慢性高血压及肾病等后遗症。

妊娠高血压疾病的临床表现为高血压、蛋白尿、水肿、血小板减少、凝血功能障碍，严重者有头疼、头晕、眼花、上腹部疼痛等自觉症状，甚至出现抽搐、昏迷以及母婴死亡。

哪些人易患妊娠高血压疾病

引起妊娠高血压疾病的病因尚不清楚，医学界众说纷纭。经调查和统计，认为该病也有以下一些好发人群:

①年轻初产妇或高龄产妇。

②有慢性高血压、慢性肾炎、糖尿病等病史的孕妈妈。有家族高血压史，尤其是孕妈妈的母亲有重度妊娠高血压疾病者。

③精神过分紧张或受刺激致使中枢神经功能紊乱者，营养不良、贫血、低蛋白血症者。

④子宫张力过高（如羊水过多、双胎妊娠、糖尿病、巨大儿及葡萄胎等）者。

如何治疗妊娠高血压疾病

一旦发现孕妈妈患有妊高征，应马上配合医生，注意休息，并采取左侧卧位减少子宫对下腔静脉的压迫，使下肢及腹部血流充分回到心脏，保证肾脏及胎盘的血流量，必要时按医嘱服些降压或镇静药。

及早发现并治疗轻度妊娠高血压疾病，使之痊愈。如患中、高度妊娠高血压，一经确诊，应立即住院治疗。重症患者住院治疗24～48小时，病情不见好转应考虑终止妊娠。

此外，控制妊娠高血压在饮食上要限制水分和食盐的摄入。每天摄入水不超过1200毫升，重度高血压可按头一天尿量加上500毫升，食盐每天不得超过7克。

如何预防妊娠高血压疾病

避免孕妈妈患妊娠高血压疾病，重在预防。首先，孕妈妈在孕期一定要按时定期检查，每次检查包括测血压和称体重，并定期进行尿液化验检查，以便观察血压、尿蛋白及水肿情况。其次，加强孕期营养及休息，注意多吃一些富含蛋白质、维生素、叶酸及微量元素的食物，适当限制食盐的摄入。此外，如有妊娠高血压易发因素者，应积极注意孕期检查和监护，有异常情况时能做到早发现、早治疗。

4 母儿血型需注意

为了避免发生母子血型不合，孕前最好了解男女双方的血型。如存在血型方面的问题，最好请医生给予指导，及时地治疗。

什么是母子血型不合

母子血型不合主要是孕妈妈和胎宝宝之间血型不合而产生的同族血型免疫疾病。此病会造成新生儿溶血症，主要是因为母亲为O型血，子女为A型或B型血。在正常情况下，母体与胎儿的血液被胎盘中的一层膜隔开，通过这层膜进行物质交换，保证胎儿的营养和代谢物质的出入，母体和胎儿的血液并不是相通的。如果由于某种原因，胎盘的天然屏障遭到破坏，胎儿就会有少量的血液流入母体，由于母子血型不一样，胎儿的血会刺激母体产生抗体，母体产生的这种抗体会通过胎盘带给胎儿，进而与胎儿红细胞发生作用，尤其在有较多的抗体进入胎儿体内时，便会破坏红细胞，这就造成了新生儿溶血症，也就是ABO溶血症。除了ABO溶血症外，还可发生其他血型系统的溶血症，但在中国以ABO溶血症最为常见。

溶血症有什么危害

新生儿溶血症轻者表现为黄疸、贫血和水肿等，重者发生核黄疸，使脑神经核受损，出现抽风、智力障碍等症状，更为严重者，胎儿会在母体内死亡。凡过去有不明原因的死胎、死产或有新生儿溶血病史的孕妈妈，如再次妊娠仍可能产生母子血型不合性溶血。这类孕妈妈要及早检查，如怀疑母子血型不合，应做好监护，进行中西医结合治疗。

首先要测定夫妇双方的血型和Rh因子。如果孕妈妈血型为O型，丈夫为A型、B型或AB型，则胎儿有可能发生ABO型的血型不合症，此种情况较多见，其病情轻，危害较小；如果夫妇一方为Rh阳性，另一方为Rh阴性，则可能发生Rh型血型不合症，这在我国较少见。这种情形病情重，常致胎儿宫内或新生儿黄疸。如夫妻有Rh血型不合的可能，可对孕妈妈早、中、晚期进行血液抗体数值的监测。如有必要，可在婴儿出生后尽早给予换血，防止胆红素脑病的发生。

母子血型不合的孕妈妈该怎么办

母子血型不合的孕妈妈可在妊娠期采取下列措施：

按医嘱服中药：黄疸茵陈冲剂以及一些活血化瘀理气的药物可以对血中免疫抗体的产生起到抑制作用。

提高胎儿抵抗力：在妊娠第24、30、33周各进行10天左右的综合治疗，每日静脉注射25%的葡萄糖40毫升，加1000毫克维生素C，同时口服30毫克维生素E，每日3次；间断吸氧，每日3次，每次20分钟。

在适当时机终止妊娠：妊娠越近足月，产生的抗体就越多，对胎儿的影响越大。因此，在妊娠36周左右就可酌情终止妊娠。

孕产新篇

1 孕期水肿需时间

孕期水肿通常最先出现在人体最低部位——足踝部，逐渐加重并向上蔓延。水肿部位可随体位而改变，半坐、卧位时腰骶部及阴唇明显，严重者会引起全身水肿。

但孕期水肿往往在产后数日，就能通过尿频及大量流汗，将体内过多水分排掉，而排水速率与水肿严重程度成正比。有些准妈妈产后脚的大小会恢复，有些则会比原来大些，这是由于因体内松弛素不仅作用在松弛骨盆腔关节，以利胎儿从产道娩出，也连带将脚撑大。

2 安检机器有无影响

安检机器是借助于输送带将被检查行李送入X射线检查通道而完成检查的电子设备。我们日常生活中接触安检机器的频率也很高，以普通上班族来说，平均每人每天至少要过2次安检。

那么安检机器中的X射线对胎儿会有不利影响吗?

我国标准 GBZ127～2002《X射线行李包检查系统卫生防护标准》、我国标准GB 15208.1－2005《微剂量X射线安全检查设备第一部分：通用技术要求》定义的单次检查剂量标准是：距外表面5厘米任意一点不应大于5μGy/h，通常的安检机为1μGy/h。

有调查表明，乘客从安检机器的侧面通过，接收到的辐射大约为1uSv/h，每次过安检的时间15秒左右，那么一年接收到的辐射大概就0.002mSv，而人每年接触超过150mSv才会对人体有害。

因此，安检机器对孕妈妈和胎儿的健康是没有任何影响的。

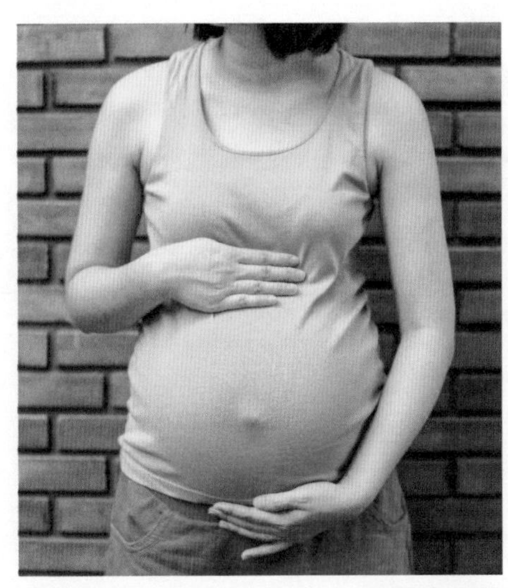

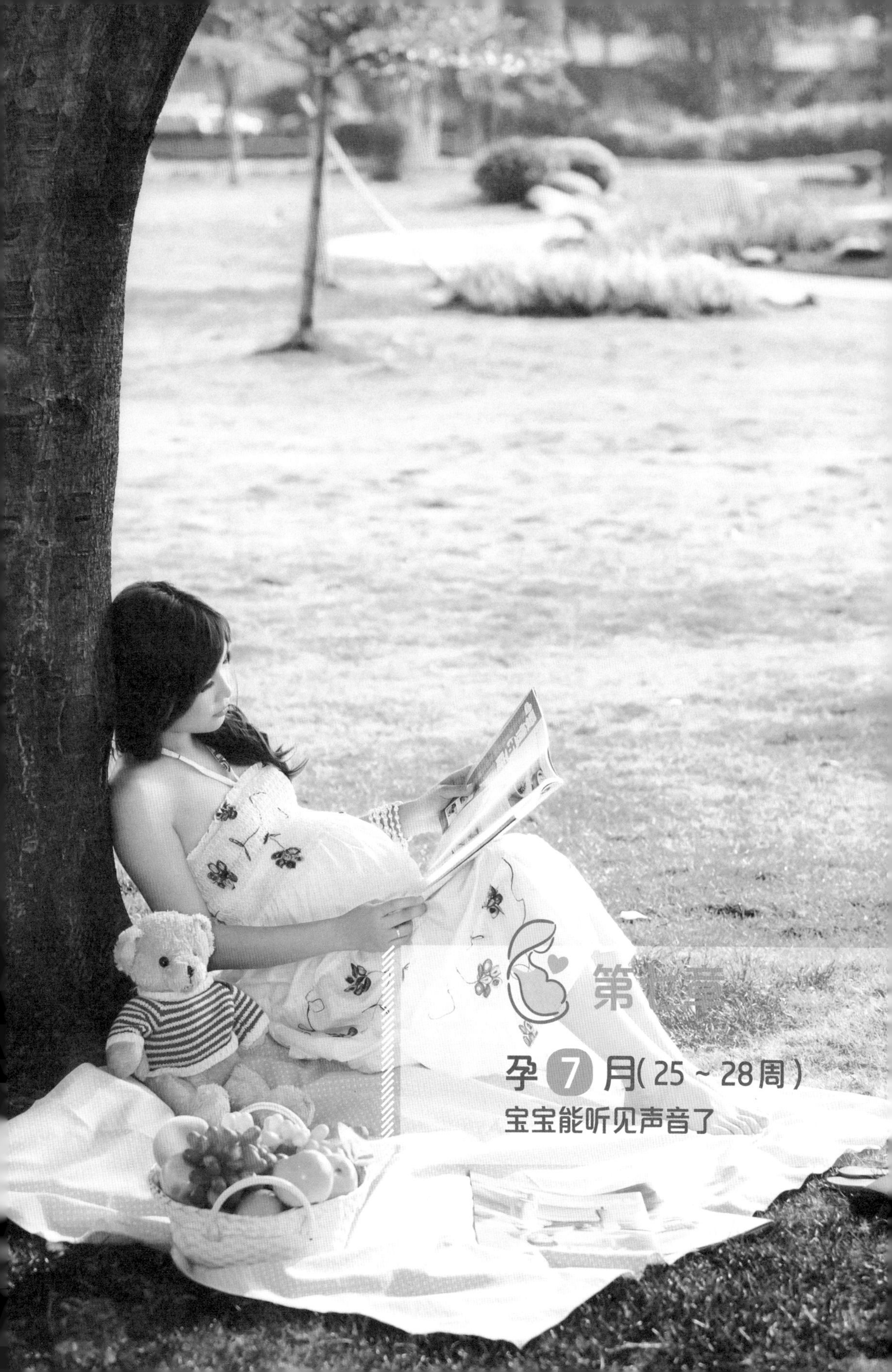

第七章

孕 7 月（25～28周）

宝宝能听见声音了

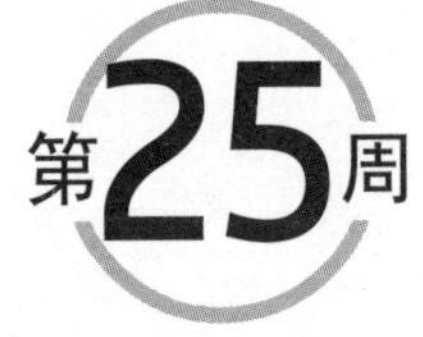

第25周

1 皮肤瘙痒不轻视

皮肤痒疹的原因

有些孕妈妈在妊娠最后3个月，会出现皮肤痒疹的现象，在分娩后即可自行消退。孕妈妈发生皮肤痒疹的原因多为肝内胆汁淤积，这在医学上称为妊娠期肝内胆汁淤积症，主要是由于妊娠后对体内增多的甾体激素异常敏感所致，也有些孕妈妈是因为胆汁代谢异常引起皮肤瘙痒和皮疹。

皮肤痒疹的症状

通常情况下，孕妈妈怀孕中期或晚期身体开始出现痒疹，从最轻度的瘙痒直至严重的全身瘙痒。但皮肤没有病变，一般夜间比白天要严重。也有些病例在皮肤瘙痒数日内或数周后出现黄疸，表现为皮肤和巩膜发黄，并常伴有轻度恶心、乏力、腹泻及腹胀等症状。一旦孕妈妈分娩后，瘙痒和黄疸就会在一两天内消失。

肝内胆汁淤积症的危害

专家研究表明：妊娠期，在孕妈妈出现的皮肤瘙痒症中，有4.2%～5%是患了妊娠期肝内胆汁淤积症。患有肝内胆汁淤积症的孕妈妈容易发生胎盘功能不全、胎儿宫内窒息、早产及产后出血等并发症。因此孕妈妈对皮肤瘙痒应给予重视，特别是在临产前，应尽快去妇产科检查。

皮肤痒疹的治疗方法

孕妈妈发生皮肤痒疹可采用以下方法治疗：

1. 用炉甘石洗液，或5%～20%黑豆馏油，或用10%～20%中药蛇床子溶液，或用75%酒精涂擦局部止痒。

2. 在医生指导下可适当用些镇静药和抗过敏药，如口服安定、三溴合剂、非那根（即异丙嗪）、扑尔敏、赛庚定等。

2 孕期妈妈我最美

孕妈妈皮肤的清洁卫生很重要。妊娠期间因为激素的关系，皮肤容易失去光泽，或者皮肤的类型有所改变，这是由于新陈代谢旺盛，汗和皮脂都增多了的结果。虽说是在妊娠期，也不要疏于保养皮肤，应以一个漂亮的、有魅力的孕妈妈的面貌度过妊娠期。收拾得干干净净的，自己也会感到心情愉快，对产后恢复皮肤功能也有好处。

孕妈妈如何护肤

妊娠期孕妈妈由于需要把身体内的养分输送给胎儿，就会导致自己的皮肤干燥，加上怀孕期间激素的影响，孕妈妈的皮肤会变得特别缺水。

孕妈妈护肤的第一关键是补水。孕妈妈每天需要补充充足的水分来应对皮肤干燥问题。清晨和晚上睡觉之前的洗漱之后，孕妈妈要注意涂抹保湿水、保湿乳液或者保湿面霜，以保证皮肤水嫩。但是要注意的是，孕妈妈选择护肤产品时，要选择不含水杨酸、维A酸（维A酯、A醇）、AHA、过氧化苯或重金属的产品，以免给胎儿带来危害。切记遵循一个原则：安全。

除了外在的补水，还要注意内在的补水，也就是我们所说的多喝水。有用的往往是最简单的，一个成年女性每天至少需要2.2升水，孕妈妈尤其要多喝水。喝水不仅有助于改善皮肤，还能减少下肢静脉瘤和肛门周边静脉血液阻滞。

孕妈妈护肤第二关键是吃水果和蔬菜。蔬菜和水果中含有丰富的维生素C和维生素B_6，这两种元素是肌肤再生和重建的法宝。孕妈妈吃蔬菜和水果，既能补充营养，又对肌肤有好处。但是孕妈妈吃水果要有选择地吃，不能过量吃，因为即使是维生素也不是越多越好的。

孕妈妈护肤第三关键是注意防晒。孕妈妈的皮肤对紫外线特别敏感，所以孕期要特别注意防晒，否则产后极易长斑。孕妈妈要选择对皮肤刺激性较小的防晒产品（以二氧化钛、氧化锌为主要成分），建议以物理防晒为主。

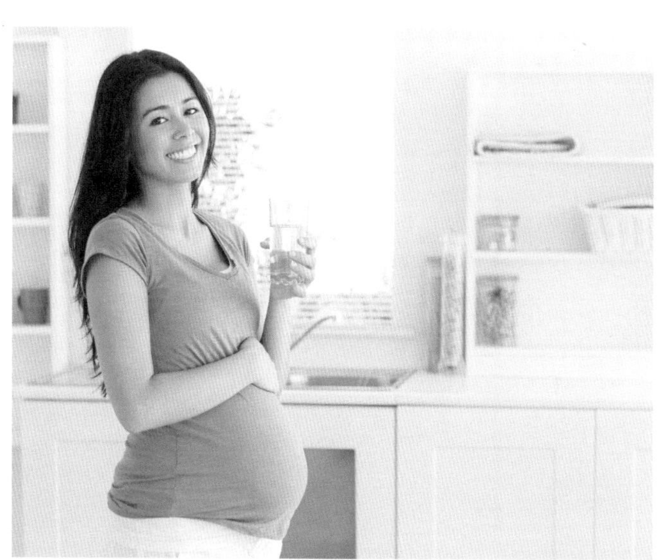

3 健康心理多一点

孕妈妈忌恐惧心理

有些孕妈妈因为孕后发生的一切都是陌生的，于是对将要发生的事有一种担心和恐惧的心理，如担心自己接触过的药物会不会对胎儿造成不良影响，担心宝宝出生后会不会有缺陷等。如果长期担惊受怕，精神处于高度紧张之中，通过神经内分泌机制的调节，肾脏会分泌大量肾上腺素，如果体内肾上腺素堆积过多，会直接影响到胎儿的生长发育。因此，有恐惧心理的孕妈妈应依靠科学手段，分析症结，及时解决，解除这种心理。

孕妈妈忌暴躁心理

有些女性怀孕后，有时好发脾气，易动怒，这是由强烈的刺激引起的一种紧张情绪，不仅有害于自身的健康，而且还会殃及胎儿。因为孕妈妈发怒时，血液中的激素和有害物质浓度会剧增，并通过“胎盘屏障”进入羊膜，使胎儿直接受害。发怒还会导致孕妈妈体内血液中的白细胞减少，从而降低机体的免疫能力，使后代的抗病能力减弱。因此，孕妈妈发怒，贻害无穷。

孕妈妈忌热切心理

准爸妈们想把胎儿培养得更出色一些，这种心情是可以理解的，但是，任何事情都有个度，一旦过度就会适得其反。比如有的孕妈妈进行胎教时，长时间将耳机放在腹部，造成胎儿烦躁，胎儿生下来后变得十分神经质，以致对语言有一种反感和敌视态度。因此孕妈妈对宝宝进行胎教时，不能热情过度，也不要过于心急，应该准确掌握胎教的正确方法，在实施胎教的过程中，严格按照胎教的方法去做。

孕妈妈忌怀疑心理

有些孕妈妈因不能看到胎儿一点一滴的变化，也就开始怀疑自己所做的一切对胎儿是否有用处。于是，胎教做过一段时间后便没有了热情，半途而废了，这样，胎教就不会成功了。胎教也是孕妈妈自身性情磨炼、修养提高的过程，若不能坚持到底，则对胎儿的成长发育不会起到很大的作用，孕妈妈不应持有怀疑态度。

孕妈妈忌羞怯心理

孕中期以后，孕妈妈的妊娠反应已消失，孕期的身体处于最佳时期，腹部也在逐渐隆起，别人已经能很明显看出你怀孕了。这时，有些孕妈妈会感到很害羞，见到熟人后会感到很难为情；有的则为自己的腰宽体胖和脸上的黄褐斑而烦恼，不愿被别人看到。其实，孕妈妈不必有这种心理，应该积极地参加朋友的聚会，得到朋友的关心，你会发现自己变得很重要。而且，你的胎儿处于这种浓浓的友爱之中，还能够得到更好的发育。

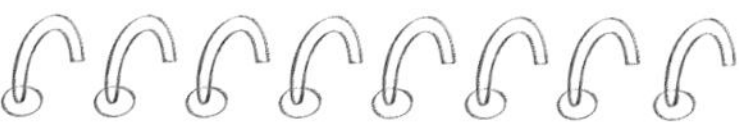

孕妈妈忌忧郁心理

有的女性怀孕后总是感到烦闷、沮丧、无精打采。如果这种情绪持续一段时间，就会造成孕妈妈失眠、厌食和自主神经紊乱，而且还会使孕妈妈体内血液中调节情绪和大脑各种功能的物质含量偏低，直接影响到胎儿的正常发育。受孕妈妈这种心理的影响，胎宝宝出生后喜欢啼哭，长大后又会表现得脆弱、郁郁寡欢。因此有了忧郁心理的孕妈妈一定要积极调整自己的心态，多与乐观开朗的人接触，与之进行思想交流，摆脱忧郁。

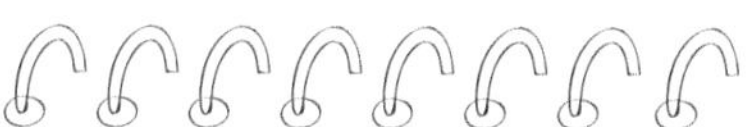

孕妈妈忌焦急心理

随着妊娠天数慢慢增加，孕妈妈盼望宝宝降生的心情也越来越急切，越到妊娠后期这种心理就越是强烈。虽然这种心情可以理解，但是不可取。要知道，新生儿所具有的一切功能，产前的胎宝宝已经完全具备，孕妈妈的这种焦急心理无论是在情感上还是在品性上，都会影响胎宝宝心智的发育，也会导致胎宝宝在最后一段时间里生活不宁。分娩是迟早的事，所以，孕妈妈应以平和的态度、愉悦的心理静待宝宝的降临。

孕妈妈忌备物心理

到了妊娠中期，有些孕妈妈就开始为宝宝准备东西了，虽然这样能使孕妈妈打发时间、陶冶情操，但是，备物也要有计划。比如，孕妈妈在给宝宝编织毛织品时总是长时间地坐着，会压迫胎儿，使血液流动不畅，影响到胎儿供氧。而且在为宝宝买东西时，经常要到商场，那里人多拥挤，空气污染严重，很容易使孕妈妈被碰着或被感染病毒。因此，一些事情也可以让准爸爸来代劳，应该有计划地准备婴儿物品，不要太操劳。

4 口腔护理多一点

重视孕期口腔卫生

怀孕后，在体内大量雌激素的影响下，从妊娠第8～12周起口腔就开始出现一些变化，如牙龈充血、水肿以及牙龈乳头肥大增生，触之极易出血，医学上称为妊娠性牙龈炎。由于这些变化，口腔对一些致病细菌以及有害物质的抵抗力下降，使得孕妈妈很容易患牙龈炎和口腔炎。所以，孕妈妈在孕期一定要注意保持口腔卫生，以防牙龈炎症的产生。

口腔保健的方法

为了保证口腔卫生，孕妈妈要掌握口腔保健的方法。首先，孕妈妈要坚持早、晚刷牙，可以适当地使用一些含氟牙膏，每次进餐或吃水果后都要漱口，及时清除口腔内的食物残渣，防止细菌在口腔内繁殖。其次要保证营养平衡，补充充足的蛋白质、维生素和一些矿物质，多吃鸡蛋、肉类、豆制品和富含维生素的水果和蔬菜等，这样不仅可以防止牙病的发生，而且对胎儿牙齿和骨骼的发育也有好处。还有，当牙龈出血时，可局部外涂1%的碘甘油，或用2%的食盐水、1：5000呋喃西林溶液漱口，并可口服维生素C，以提高组织的再生能力。

口腔治疗的最佳时间

妇女有牙病应在孕前就治疗好。如果是轻微牙病，则应维持到产后再处置，在孕期只要坚持经常漱口、刷牙就可以了。若在妊娠期必须拔牙，则拔牙的时间要选择在妊娠中期，因为妊娠早期治疗有可能引起流产，晚期胎宝宝的发育进入了关键时期，很多药物以及麻醉剂不能使用。拔牙时用麻醉剂中不可加入肾上腺素。麻醉要安全，以防因疼痛而反射性引起子宫收缩，导致流产或早产。

使用口香糖清洁牙齿

孕妈妈可以适当地使用口香糖来清洁牙齿，但要注意口香糖里不要含有蔗糖。如果孕妈妈在餐后和睡觉前能咀嚼一片口香糖，而且每次咀嚼的时间不少于5分钟，蛀牙的发生率会大大减小。这是因为，不含蔗糖的口香糖具有促进唾液分泌、抑制细菌生长和减轻口腔酸化的作用。

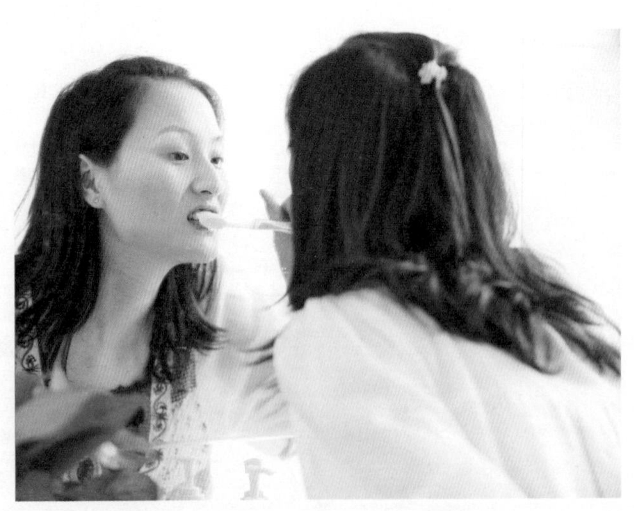

5 胎教互动多一点

妊娠七个月，是胎儿大脑发育的又一个高峰期，并产生了自我意识，还能很快地对外界刺激做出反应，渐渐形成了胎儿的个性特征与爱、憎、忧、惧、喜、怒等不同情感，也可以说胎儿这时候已经“懂事”了。这一时期正是胎教任务最重的时期，年轻的夫妇应有明确的“人父”、“人母”意识，提高自我修养，不失时机地进行胎儿教育。

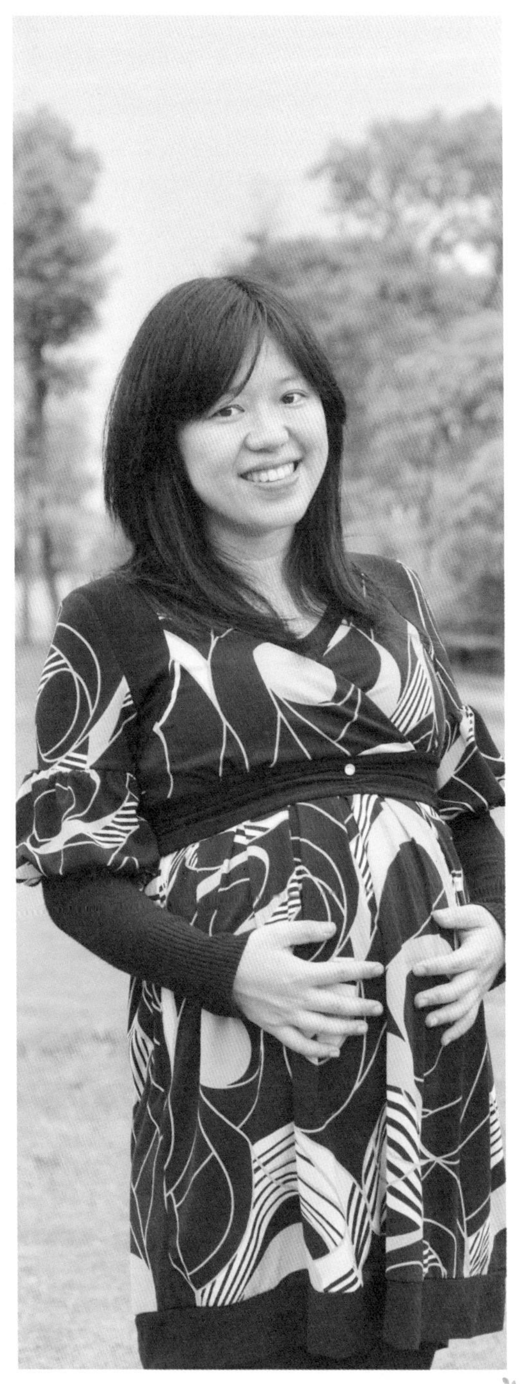

运动胎教

孕妈妈在怀孕期间可以做做孕妇操，孕妇操有以下目的及注意事项：

做孕妇体操的目的，大体可分为两个：一是防止由于怀孕期体重的增加和重心的变化等引起的肌肉疲劳和机能降低，具体地讲，做体操可解除腿部疲劳，减轻腰部的沉重感；二是松弛腰部和骨盆的肌肉，为使将来分娩时婴儿能顺利通过产道等做好准备。

此外，由于认真坚持做孕妇体操，在精神方面也能增强自信心，在分娩的紧急时刻会发挥出巨大的力量。

开始做孕妇体操时，要注意以下几点：

①从怀孕8周左右开始，但如有流产先兆时，要遵医嘱。

②绝对不要勉强，严禁做得过分，以不疲劳为宜。

③在做体操前，先排尿、排便。

孕妇体操

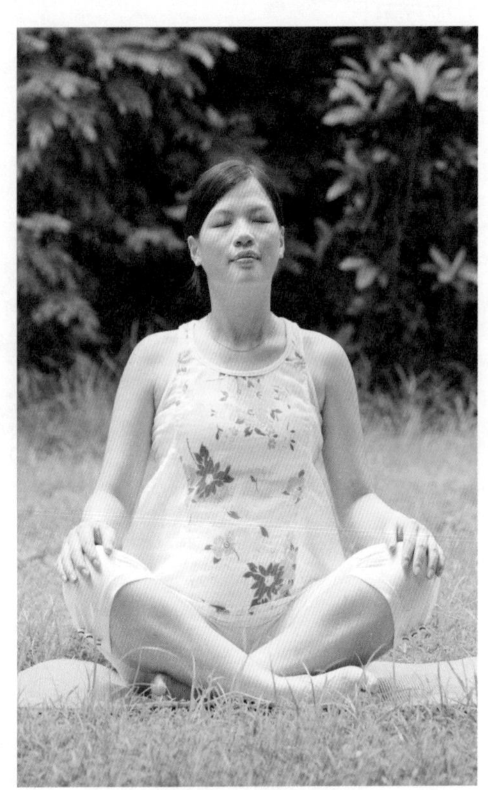

通过脚尖和踝关节的柔软活动，增强血液循环的畅通，而且对强健脚部肌肉也是行之有效的。

坐在椅子上，腿和地面呈垂直状态，两脚并拢，脚掌平放在地面上，脚尖使劲向上翘，待呼吸1次后，再恢复原状；把一条腿放在另一条腿上，上侧脚的脚尖慢慢地上下活动，约2分钟后两腿位置互换，同样练习2分钟。每日数次，每次4分钟左右。

盘腿坐运动

这项运动可以松弛腰关节，伸展骨盆肌肉，可使婴儿在分娩时容易通过产道，顺利分娩。运动时间可选在早晨起床前、白天休息时或晚上睡觉前，每次做5分钟左右。

盘腿坐好，精神集中，把背部挺直，收下颌，两手轻轻放在膝盖上（双手交叉按膝盖也可以），每呼吸1次，手就按压1次，反复进行。按压时要用手腕按膝盖，一点一点用力，尽量让膝盖一点点接近地面。

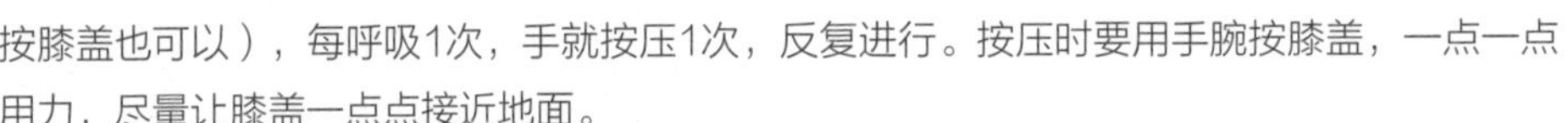

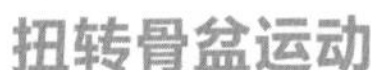

扭转骨盆运动

这项运动能够加强骨盆关节和腰部肌肉的柔韧性。

仰卧，双肩要紧靠在床上。屈膝，双膝并拢，带动大小腿向左右摆动，要有节奏地慢慢运动。接着，左脚伸直，右膝屈起，右脚平放在床上，右腿的膝盖慢慢地向左侧倾倒。待膝盖从左侧恢复原位后，再向右侧倾倒，左右腿可交错进行。最好在早晨、中午、晚上各做5~10次。

振动骨盆运动

该项运动除了松弛骨盆和腰部关节外，还可使产道出口肌肉柔软，并强健下腹部肌肉。

先仰卧床上，后背紧靠床面上，屈双膝，脚掌和手掌平放在床上。腹部呈弓形向上突起，默数10下左右，再恢复原来体位。然后四肢着地，低头隆背，使背部呈圆形。抬头挺腰，背部后仰。上半身缓慢向前方移动，重心前后维持不变，一呼一吸后复原。反复多做此动作，早晚各做5~10次。

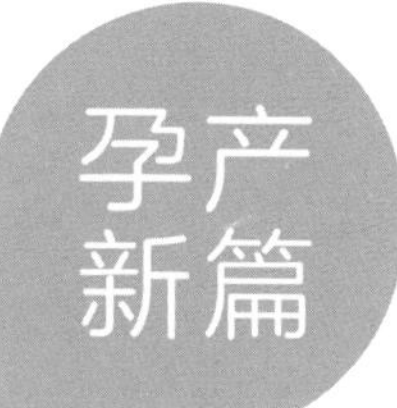

1 乳房护理防衰老

改善饮食习惯，多食用谷类、蔬菜及豆科类纤维。不吃太咸或者含盐量较高的食物，这些容易使乳房胀大。可以使用热敷的方法减轻孕期乳房不适的症状，冷热交替效果更好。

经常按摩乳房并自摸乳房来检测乳房是否健康。检测方法：

站立观察法：双臂放松垂放在两侧，检查乳房弧形是否正常，是否有橘黄色小凹点或者凹陷，挤压时有无液体流出。

用手摸：看乳房上面是否有硬块或者不正常的结节，用中指和食指指腹检测。

卧位检查：平躺在床上，用指腹顺时针做循环皮肤按摩，用力适当，以手指能触到肋骨为最佳。

将右臂放在头下用头枕着，用左手检测胸部是否有肿块，触摸时稍微用力，这样更容易触摸检测。

注意自己的体重，肥胖对孕妇不利。很多妈妈在怀孕期间大补，结果生完宝宝之后，发现乳房下垂，体重也降不下来，不但影响乳房的弹性，也给减肥增加了难度。

切忌胡乱吃药。部分妈妈为了止痛，胡乱吃一些消炎药或抗生素类的药物，这对孩子和妈妈的健康都是有害的。部分都市女性喜欢喝咖啡、酒、汽水，吃巧克力、冰淇淋等，这类食物在孕期最好少吃或者不吃。

乳房不只是哺乳宝宝的一大工具，也是女性美的一种特征，所以乳房的护理不可少。很多年轻的妈妈，因为哺乳而导致很多问题出现，所以提早预防是非常有必要的。现在女性患乳房疾病的概率越来越大，且越来越年轻化，坚持每天花一点时间对乳房进行呵护，对乳房来说就是健康的一大步。

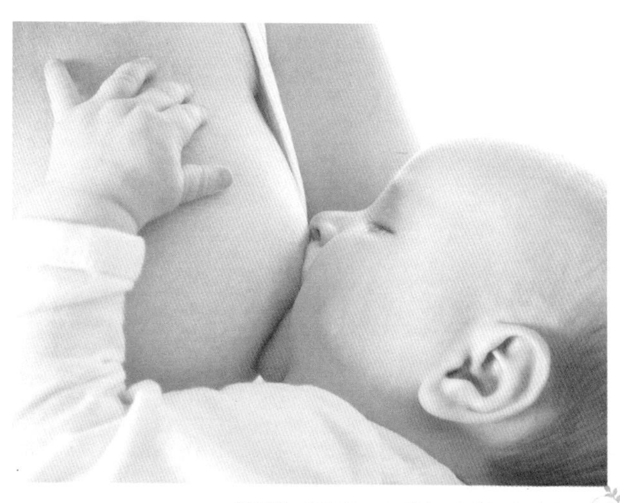

2 大肚子洗头发

对于爱美的女性来说，头发油油地怎么能出门呢？可是孕妈妈大腹便便，怎么洗头也是个问题。不妨来学学这几个姿势：

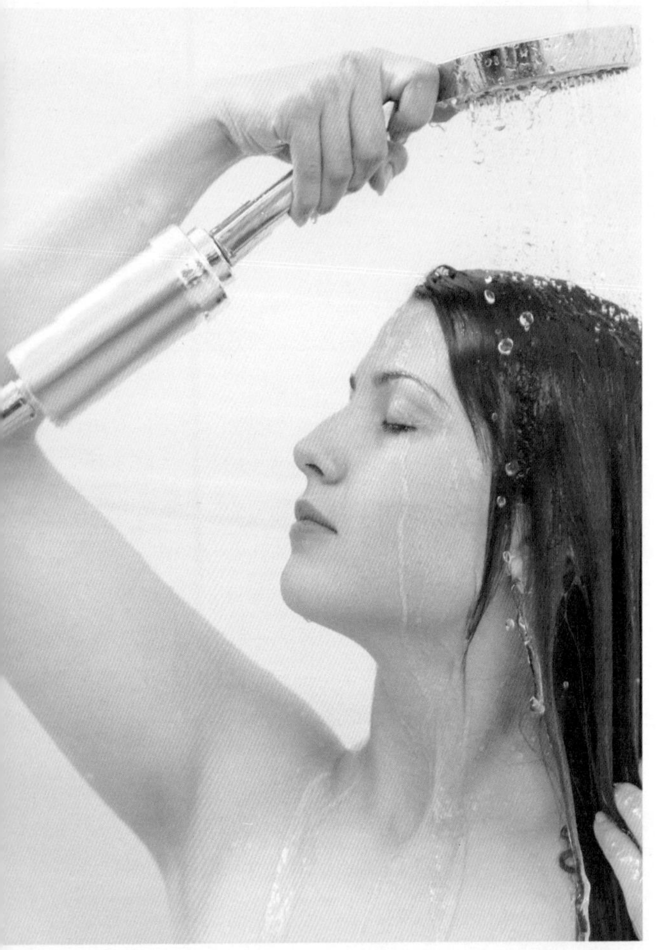

躺姿

孕妈妈有一个最舒服的姿势，就是像在理发店一样躺着洗头。到了孕中晚期，孕妈妈的肚子已经很大了，弯腰对孕妈妈来说是十分困难的，此时不妨请准爸爸来帮帮忙。

虽然洗完头发之后很舒服，但是孕妈妈还是要注意不宜洗头过勤。因为头发上的皮脂除了有润发作用，它的脂酸还能抑菌。经常洗头会失去很多皮脂，刺激头皮，产生皮屑，加快头发的脱落和枯黄，对头发的保养不利。

站姿

浴室水汽重，容易打滑，习惯站立淋浴时洗头的孕妈妈，在淋浴时一定要使用防滑垫和扶手，以防重心不稳而摔倒。另外在洗浴时要注意时间不宜太长，保持浴室通风，以免因缺氧而摔倒。

坐姿

在肚子不是很大的时候，孕妈妈不妨尽量选择坐着洗。洗头时可坐在高度刚好让膝盖弯成90° 的椅子上，两脚自然张开，冲水时头上身前倾约45° ，两手肘可支撑在洗脸台、澡盆边或大腿上，这样就不会压迫到肚子里的宝宝了。

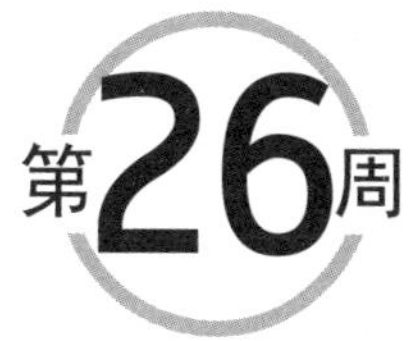

第26周

1 妊娠糖尿病防治

什么是妊娠糖尿病

妊娠糖尿病是指原来并没有糖尿病的女性，在妊娠期间却发生葡萄糖耐受性异常，其发生率为1%～5%。这主要是由于孕妈妈体内分泌的肾上腺皮质等激素能够和胰岛素对抗，胎盘也会分泌一些抗胰岛素的物质，这使得胰岛功能失调，从而导致孕妈妈患妊娠糖尿病。

糖尿病对胎儿有哪些危害

由于受孕妈妈的影响，妊娠糖尿病可能会引起胎宝宝先天性畸形、新生儿血糖过低而猝死、羊水过多、早期破水、早产等，胎儿还有可能会在子宫内因为缺氧而死在腹中。

糖尿病对母体有哪些危害

在妊娠前就患有糖尿病的孕妈妈，妊娠后可能发生很多并发症，如肾脏病变、神经病变以及视网膜病变等。孕妈妈患有妊娠糖尿病则会使新陈代谢异常，高血糖造成血中酮体增高，从而引起酸中毒，还可能使孕妈妈的泌尿系统受到感染。

什么人容易得妊娠糖尿病

孕妈妈具有下列因素之一的可能易患妊娠糖尿病，应重视妊娠期间糖尿病的筛查。

①孕妈妈或准爸爸有糖尿病家族史。

②过去有原因不详的死胎；前胎是巨大儿。

③羊水过多。

妊娠糖尿病患者应如何安排饮食

控制饮食是治疗妊娠糖尿病的主要方法，其饮食原则是营养素的供给量既能满足孕妈妈和胎宝宝的生长发育需要，又不引起餐后血糖过高。因此，妊娠糖尿病患者的饮食应注意如下几点：

①不要食用含糖量高的食物，否则会导致血糖过高，加重孕妈妈的病情或产生巨大儿。

②适当地增加碳水化合物的量，蛋白质的供给也要充足，要与妊娠期相同的正常孕妈妈的每日蛋白质的进食量基本相同或略微高一点。

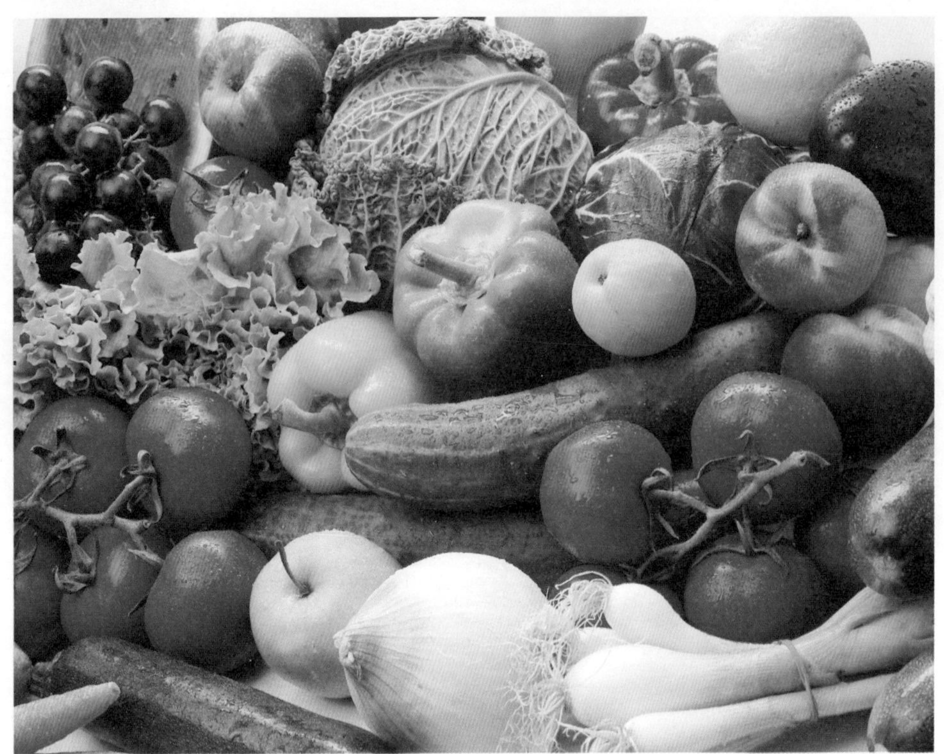

2 妊娠蔬果须适宜

蔬菜、水果是人们生活中必不可少的食物，在膳食中占有较大的比例。其特点是蛋白质和脂肪含量很低，含有一定量的碳水化合物及丰富的无机盐类（钙、钾、钠、镁等）和某些维生素（如维生素C和胡萝卜素等）。蔬菜、水果也具有很好的感官性状，可增进食欲，帮助消化，维持肠道正常功能及膳食的多样化。尤其在孕期，某些孕妈妈由于妊娠反应剧烈，食欲不佳，容易便秘，吃些蔬果是保证矿物质和维生素C供给的重要途径，有助于孕妈妈的健康及胎儿的成长。

在蔬菜、水果的选择上，有一定的学问。通常而言，颜色深的如青椒、胡萝卜、西蓝花等蔬菜富含叶绿素、叶酸、β－胡萝卜素以及维生素C等孕妈妈所需的重要营养素。此外，在选择的时间上也有所不同，一般来说，新鲜采摘的水果和蔬菜比存放时间久的营养丰富，而且口感好。

水果、蔬菜在食用前要用专用清洗剂洗干净，以免残留的农药对人体造成危害。另外，蔬菜加工时要先洗后切，以免造成营养成分丢失。而且切过的菜不宜存放时间过长，以免营养流失或产生有害物质。不要用铜锅炒菜，炒菜时应急火快炒，菜汤不要丢掉。

3 静脉曲张小方法

怀孕期间孕妈妈的自我测量有助于了解宝宝各方面的情况，在怀孕期需要进行的测量包括身高的测量、体重的测量、腹围的测量、子宫底的测量、血压的测量及骨盆外测量等。

静脉曲张的症状

静脉曲张表现为孕妈妈小腿、大腿及外阴处静脉扩张突出，皮肤冒出蓝色或红色、宛如蚯蚓样的扭曲血管伏在皮肤上，或者像树瘤般的硬块结节。当静脉曲张发生在外阴时，孕妈妈一坐便会疼痛，而且站立的时间越长就越感到不舒服。

孕妈妈发生静脉曲张时，轻者造成腿部疼痛酸麻，重者造成静脉栓塞或血栓性静脉炎等危险情况。一般情况下，静脉曲张在产后会慢慢恢复正常，但也有一些孕妈妈虽然出现下肢血栓性静脉炎，却完全没有不适的症状。

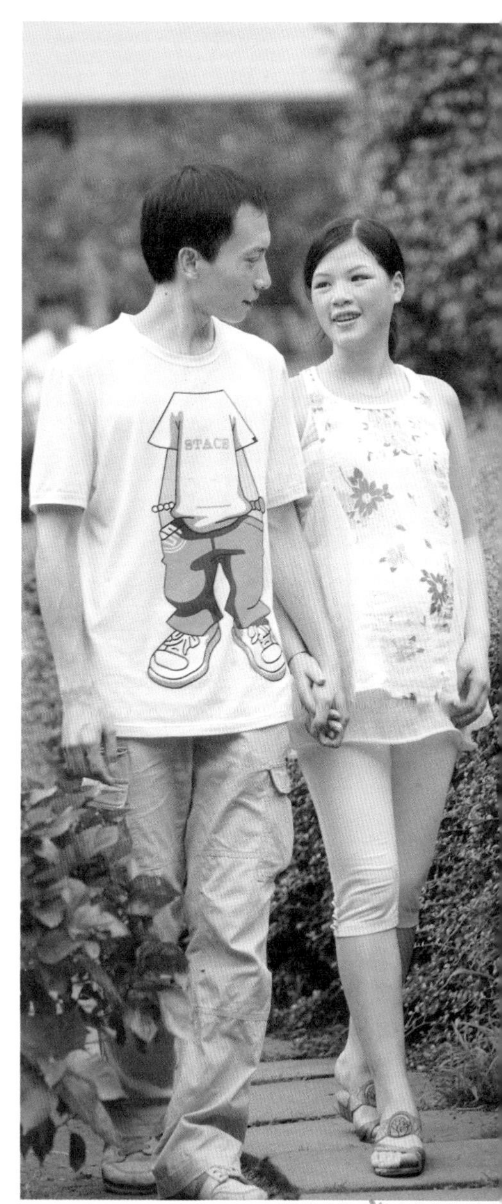

静脉曲张的原因

出现静脉曲张是由于孕妈妈体内内分泌的作用，使静脉发生了变化，静脉瓣膜的功能和血管周围肌肉的保护作用受到破坏。随着子宫的增大，流向子宫的血流量也会随着增多，这时静脉压力就会升高，下腔静脉的压力也会相应升高，从而导致静脉壁扩张而扭曲，这样就形成了静脉曲张。

静脉曲张的预防措施

①孕妈妈要适度运动，养成每天步行半小时的习惯，这样可以帮助血液循环；不要穿高跟鞋或长筒靴，在家时可以穿拖鞋或赤脚，这样可使肌肉得到锻炼。

②不要提过重的物品，以免加重身体对下肢的压力。尽量减少增加腹部压力的因素，如患有咳嗽、便秘等，应该尽快治疗，而且去厕所的时间也不宜过长。

4 爸爸妈妈齐努力

越到妊娠后期，丈夫更加需要关心照顾妻子，要帮助孕妈妈做好孕期监护，有一些事情是准爸爸必须亲力亲为的。

准爸爸记事

孕妈妈快要进入妊娠晚期了，肚子越来越大，负担也越来越重，部分孕妈妈还会出现静脉曲张、脚肿、腿肿等现象。因此，准爸爸应该更加体贴妻子，同时也要做好以下事情：

与妻子一起商量决定分娩的医院。

妻子可能出现妊娠纹，帮助她按摩，揉揉肩部、后背，以减轻她的不适。

可以陪孕妈妈去买孕妇服装。若孕妈妈的脚出现水肿、变大，则应该给她换一双稍大一点的鞋，还要经常帮她按摩腿和脚。

和妻子一起给宝宝取名字。

陪同妻子参加产前课程。

多与其他父母交流，了解有关分娩和育儿的正确知识。

帮妻子解除失眠的方法

若妻子夜间难以入眠，准爸爸不能独自入睡，应该给她做一些按摩，具体方法是准爸爸用双手的食指推抹孕妈妈的前额，或用拇指推擦太阳穴，反复进行30次左右。还可以陪她聊聊天，增进彼此的感情。这样可以让她解除烦恼，从而保证睡眠，促进健康。

帮助妻子进行乳房护理

准爸爸应该同妻子一起对乳房进行护理。为了将来给宝宝提供一个好的哺乳条件，此期间应该加强对乳房和乳头的护理，虽然妻子可以自行护理，但准爸爸护理会更好，因为妻子能够感觉到丈夫浓浓的爱意。

护理时，准爸爸首先应该把手洗干净，然后用温热的毛巾轻轻擦拭妻子乳头的周围，再用冷霜或橄榄油进行按摩。

帮助妻子提高睡眠质量

孕妈妈每天的睡眠时间应该保持在8小时以上，并且还要注意睡眠的质量。为了保证孕妈妈睡得更沉、睡得更香，准爸爸应该做到如下几点：

①保持室内安静、整洁、舒适，而且空气也要新鲜。

②提醒妻子睡觉前2个小时之内不要大吃大喝，也不要饮用刺激性的饮料。

③用温水帮助妻子泡泡脚。

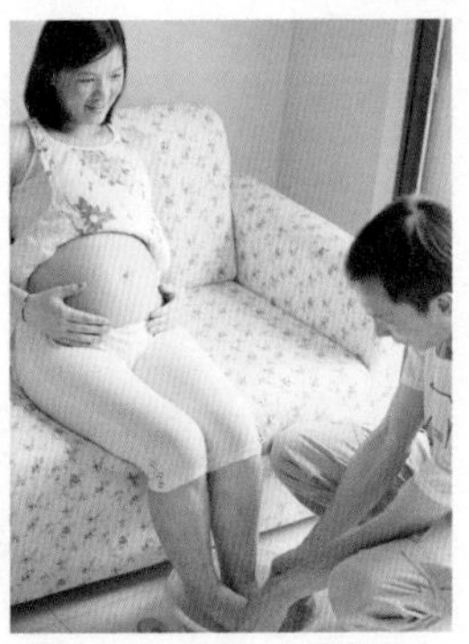

孕产新篇

1 孕妈妈久坐不利

很多上班族孕妈妈都是需要坐着的，但同时孕妈妈们也有一个疑问：长时间坐着对宝宝会不会有影响啊？

一般而言，长时间坐着对宝宝是没有影响的，但对于孕妈妈来说就有很大的影响了。长时间维持同一个姿势不仅容易引起腰酸背痛、水肿，还有可能引起静脉血栓。

孕妈妈怀孕期间因子宫胀大及荷尔蒙的改变本来就容易腰酸背痛，如果再长时间维持同一个姿势，腰酸背痛的症状就会加剧。

所以，上班族孕妈妈切不可久坐不起，平时要多站起来活动活动，也可将脚部垫高，让足部静脉回流顺畅，减缓症状。

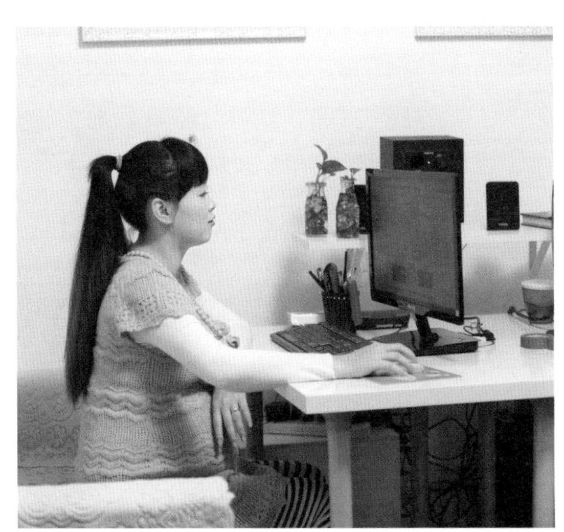

上班族孕妈妈能做的运动

颈部运动：挺直前望，然后弯向左边，并将左耳尽量贴近肩膀；再将头慢慢挺直，右边再做相同动作。

腰部运动：挺腰，再将两肩往上耸以贴近耳，停留10秒，放松肩部，有助于改善肩部肌肉酸痛。

肩部运动：将肩胛骨往背内向下移，然后挺胸停留10秒。

手肘运动：手部合十，将手腕下沉至感觉到前臂有伸展感，停留10秒，接着再将手指转向下，将手腕提升至有伸展的感觉。

脚踝运动：坐在靠背椅子上，保持背部挺直，腿与地面呈垂直状态，脚心着地面；然后脚背绷直、脚趾向下，使膝盖、踝部和脚背成一直线。通过脚尖和踝关节的柔软运动，促进血液循环，增强脚部肌肉以承受日渐沉重的身体。

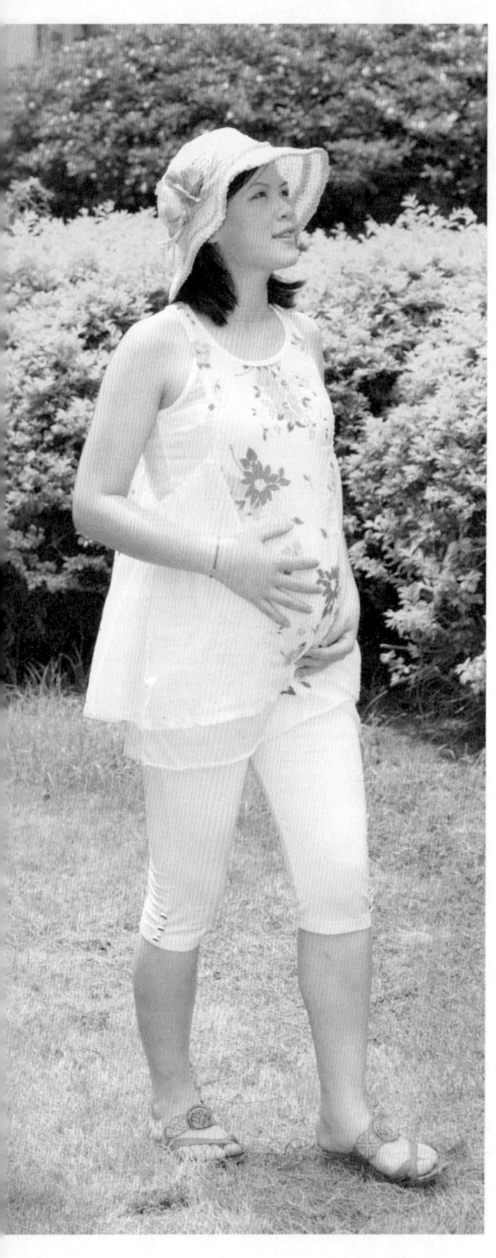

2 产后阴道有变化

阴道分娩难免会引起阴道有不同程度的变化，使得阴道松弛，导致性生活时摩擦力减弱，影响夫妻之间的性生活质量。这是因为孕妈妈的身体要使宝宝能够顺利地娩出，怀孕时体内的孕激素和雌激素增加，以促进乳腺分泌、产道松弛、骨盆增大；分娩时，经过挤压撕裂，阴道中的肌肉受到损伤，所以阴道暂时失去了弹性。

但是，阴道松弛并非不能恢复的。阴道本身有一定的修复功能，一般而言，产后3个月即可恢复。如果女性在分娩时阴道肌肉受到损伤，阴道的恢复时间会更长一些。产后，女性也可以通过锻炼来加强阴道弹性的恢复。

屏住小便：在小便的过程中，有意识地屏住小便几秒钟，中断排尿，稍停后再继续排尿。如此反复，经过一段时间的锻炼后，可以提高阴道周围肌肉的张力。

提肛运动：在有便意的时候，屏住大便，并做提肛运动。经常反复，可以很好地锻炼盆腔肌肉。

收缩运动：仰卧，放松身体，将一个手指轻轻插入阴道，后收缩阴道，夹紧阴道，持续3秒钟后放松，反复重复几次。时间可以逐渐加长。

其他运动：走路时，有意识地要绷紧大脚内侧及会阴部肌肉，然后放松，重复练习。

每个孕妈妈情况不同，体质恢复也不尽相同。休息不当、过于劳累等都会影响妈妈产后的恢复。如果不能通过运动恢复，妈妈们也可以采取手术的方式来修复。

第27周

1 孕期妈妈遇痔疮

发生痔疮的原因

痔疮是孕妈妈常见的一种症状，在孕妈妈中的发生率高达66%。这主要是因为孕妈妈在妊娠期盆腔内的血液供应增加，子宫变大之后，就会压迫到直肠周围的静脉，使肛管和直肠的静脉回流受阻造成血液的循环不好，再加上妊娠期间盆腔组织松弛，久而久之就演变成了痔疮。排便时疼痛、出血以及肛门发痒等，都是痔疮的症状。

预防痔疮关键一：避免便秘。预防痔疮的方法之一是避免便秘。孕妈妈除了注意食物中营养成分齐全、数量充足外，还应适当多吃些纤维素较多的蔬菜，如红薯、芹菜、丝瓜、白菜、菠菜、莴苣、萝卜等，增加肠蠕动，并注意多喝水。孕妈妈还应避免久坐久站，适当参加一些体育活动。最好养成每天早上定时排便的习惯，有排便感时不要忍着。大便干结，难以排出时，吃些蜂蜜、麻油、香蕉或口服液体石蜡等润肠药物，不可用芒硝、大黄、番泻叶等攻下的药物，以防引起流产。

预防痔疮关键二：帮助静脉回流。预防痔疮的第二种方法是促进肛门的血液循环，帮助静脉回流。每日用温热的1：5 000高锰酸钾（PP粉）溶液坐浴。并可做肛提锻炼，方法是做忍大便的动作，将肛门括约肌往上提，吸气，肚脐内收，坚持一会再放松肛门括约肌，呼气，一切复原。如此反复30次，早晚各锻炼1次。早上最好在起床前，仰卧在床上进行，这样效果较好。

预防痔疮关键三：避免刺激。避免对直肠、肛门的不良刺激，及时治疗肠道炎症和肛门其他疾患；不要饮酒，不吃辣椒、胡椒、芥末等刺激性食物；如厕手纸宜柔软洁净；内裤常洗、常换，保持干净。

痔疮的治疗

发生痔疮时，可用33%硫酸镁溶液湿热敷患处，有收敛消肿作用。局部涂上痔疮药膏，然后用洗净的手指将痔核推入肛门。痔疮疼痛出血时，可在便后经肛门放入一枚安钠素栓剂，或涂抹痔疮膏。口服中成药——槐角丸，有止血、消炎和止痛作用。如需手术治疗，一定要到产后2个月方可施行。

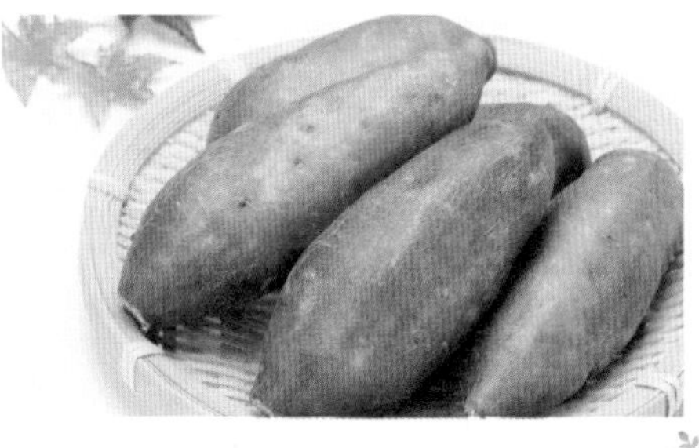

2 产假应怎么规划

到本周，不少孕妈妈已经感到行动困难，上下班不像以前那么顺畅了，因此开始规划休产假。《女职工劳动保护规定》第七条第一款规定："女职工产假为98天，其中产前休假15天；难产的，增加产假15天；多胞胎生育的，每多生育一个婴儿，增加产假15天。"晚育者产假：《中华人民共和国人口与计划生育法》第二十五条："公民晚婚晚育，可以获得延长婚假、生育假的奖励或者其他福利待遇。"各地规定不一，具体参照所在省份的《人口与计划生育管理条例》。

孕妈妈可以根据自身的具体实际情况来规划自己的产假。请产假要把握六大重点：

家庭经济方面：如果是双薪家庭，突然失去部分收入，又增加了宝宝的开销，能负担得起吗？有没有房贷、车贷的压力？

情绪管理方面：你身兼二职，既要照顾家庭，又要在职场上打拼，本已身心俱疲，但宝宝是"天使般的魔鬼"，当他闹情绪时，你是否有足够的EQ和IQ来面对？

家庭支持方面：你的爱人、父母、公婆对你请产假的态度如何。

职场竞争方面：产假越久，对工作越会感到生疏，回到职场出现的落差越明显，你是否有能力弥补这一落差呢？如果不能，你又有什么解决方案？

公司运营方面：公司运营状态如何，对员工的各种福利待遇会有所不同，所以这也是考虑请产假时需谨慎拿捏的一个重点。

亲子关系方面：除了你自己以外，有无合适的人选照顾宝宝？交给保姆放心吗？为了工作肯定要失去许多与宝贝相处的快乐时光，你能舍得吗？

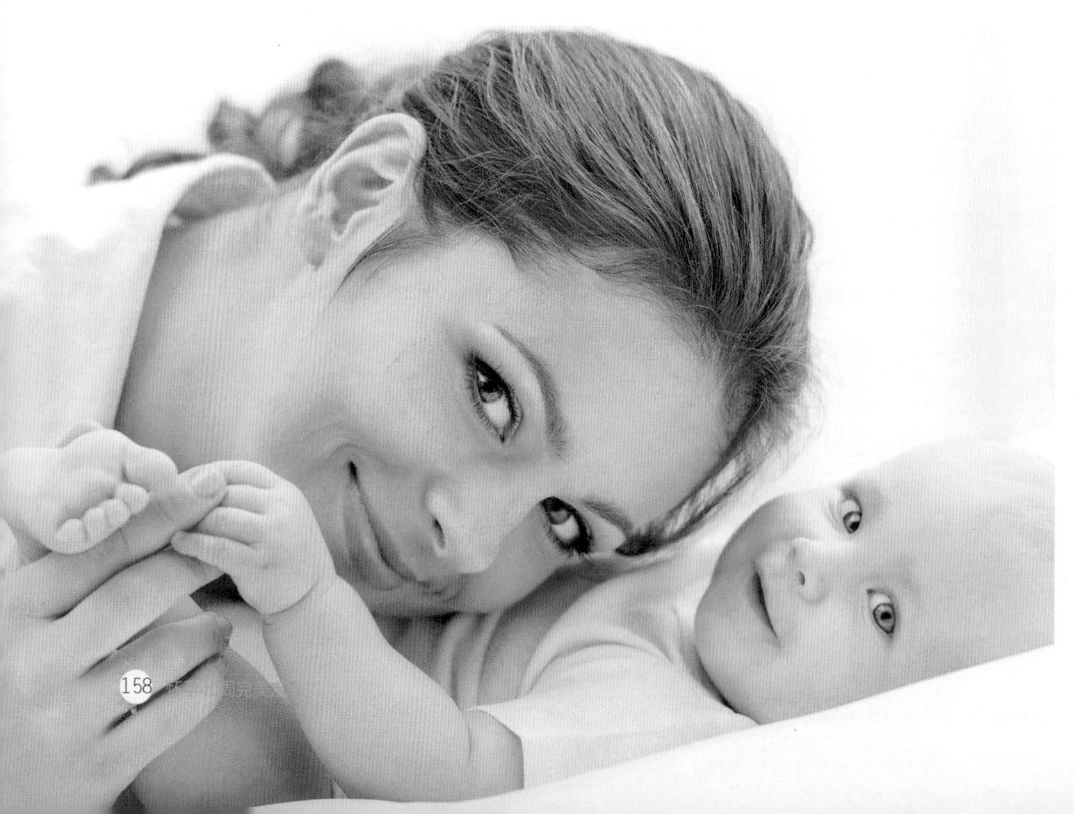

3 孕期运动量力行

不适合运动的孕妈妈

“生命在于运动”，说明了运动对于人的重要性。女子怀孕以后，其运动习惯都有一定的改变，但孕妈妈不论怀孕前有无运动习惯，在初诊时都要向医生请教有关运动的问题。如果想晚些时候开始运动或改变运动计划，行动之前也要先听取医生的意见。如果孕妈妈出现以下情况，则不能参加运动。

①有子宫颈无力症病史，或有早产、反复流产史。子宫颈无力症即子宫颈在子宫日益膨胀与胎儿的压力下，不到成熟期便扩张开来，造成流产、早产。因该症不会自动痊愈，怀孕后流产、早产的现象会一次又一次地发生，所以在确诊之后（妊娠4个月以后），可运用各种手术方法将子宫颈缝合起来，至孕足月拆除缝线使胎儿自然分娩。有该病史的孕妈妈不宜运动，以避免流产、早产。

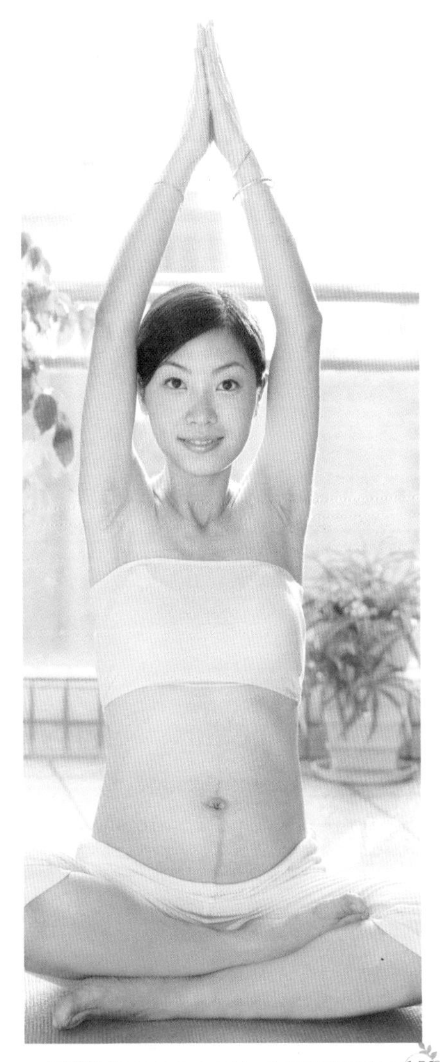

②妊娠初期高血压。如果孕妈妈的血压与基础血压（通常以第一次产前检查为准）相比，收缩压高出4kPa，舒张压高出2kPa，就必须加以重视，注意休息，及时治疗，也要避免运动，因为运动可以使血压升高。初期的妊娠高血压如果不及时控制，很容易发展为严重的妊娠高血压疾病、先兆子痫，危及母子生命。

③多胎妊娠。因为多胎妊娠的孕妈妈负担重，而且罹患高血压、贫血等妊娠并发症的风险比单胎妊娠更大，因而不宜参加运动。

④已经确诊的心脏病。这类孕妈妈更不宜参加运动，运动避免不了增加“带病工作”的心脏负担，容易出现心力衰竭的情况。

⑤先兆子痫。既然出现子痫预兆，再盲目参加运动，势必容易发展成子痫，进而威胁胎儿生命。

⑥阴道出血。流产、早产症状出现时，卧床静养是明智的选择，不适当的运动只能加重出血。

4 胎教课堂一起学

光照胎教

到妊娠7个月时，胎儿的视网膜才具有感光的功能，对光开始有了反应。

这个时候，孕妈妈可以每天定时用手电筒微光紧贴腹壁一闪一灭照射胎头部位，每次持续5分钟。具体做法是每天选择固定时间，用4节1号电池的手电筒通过准妈妈腹壁照射胎儿头部。这种训练有利于胎儿的视觉功能健康地发育成长，同时还有助于胎儿强化昼夜周期的分辨，并可促进其动作行为的发育，这对宝宝日后视觉敏锐、协调、专注、阅读都将会产生良好的影响。

环境胎教

优美的环境不仅能使孕妈妈身心舒畅，而且还能促进胎儿的生长发育。

首先，孕妈妈可以在居室的墙壁上悬挂一些活泼可爱的婴幼儿画片或照片，他们可爱的形象有助于孕妈妈形成良好的心理状态。悬挂一些景象壮观的油画也是有益的，不仅能增加居室的自然色彩，而且能使人的视野开阔。

其次，孕妈妈还要经常到空气清新、风景秀丽的地方游览，多听听悦耳动听的音乐，多看看美丽的图画和花草，以调节情趣。

意念胎教

为了迎接小生命的降临，这个阶段的孕妈妈也该有所行动了。除了一些婴儿用品之外，孕妈妈也可以利用零碎时间，为宝宝缝制一些小鞋子、小袜子、小衣服、小帽子等。一边一针针缝入母亲的爱心，一边温柔地和胎儿说话，这种心情是到婴儿用品店购物所体会不到的。虽然并非所有的母亲都能替宝宝做衣服，可是一边和宝宝说话，一边编织小帽子、小袜子或在衣服上绣图案，均能表现出母亲的爱心。

色彩胎教

色彩能够影响人的精神和情绪，它作为一种外在的刺激，通过人的视觉产生不同感受，给人以某种精神作用。孕妈妈因体内激素的变化，往往性情急躁，情绪波动较大，因此有意识地多接触一些偏冷的色彩，如绿色、蓝色、白色等，有利于情绪稳定，保持淡泊宁静的心境。

要使腹内小宝宝安然平和地健康成长，不宜多接触红、黑等色彩，以免产生烦躁、恐惧等不良心理，影响胎儿生长发育。

孕产新篇

1 宝宝的十万个为什么

对于母亲来说，也许孕期并不是最辛苦的，最痛苦的莫过于生出来之后，面对熊孩子各种各样的疑问，比如：“妈妈，我是怎么来的？”呃……这就尴尬了。

也许很多爸爸妈妈自己在小时候也问过大人这个问题，通常父母都有以下几种回答：

①垃圾堆捡来的。

②胳肢窝掉下来的。

③石头蹦出来的。

④蛋孵出来的。

⑤肚脐眼生出来的。

或者也有父母会这样说：

①爸爸妈妈相爱了，然后就有了你。

②妈妈吃了一颗种子，就长成了你。

但是，这样的结果是孩子在很长一段时间里还是不明白自己是怎么来的，或者孩子认为自己不是爸爸妈妈亲生的，从而导致他幼小的心灵里有了阴影。

为什么爸爸妈妈们不能把孩子出生的故事原原本本地告诉我们的宝宝呢？

在孩子的世界里，所有的东西都是很单纯的，怀孕生出宝宝的回忆值得我们一辈子珍藏，也值得我们一遍一遍地讲给宝宝听。如果这个回忆是关于勇气、智慧、温柔、美好和爱，我想宝宝也会不厌其烦地听妈妈讲完一遍又一遍的。

所以，妈妈们不妨大胆地把宝宝是怎么来的这个问题告诉自己的宝宝。

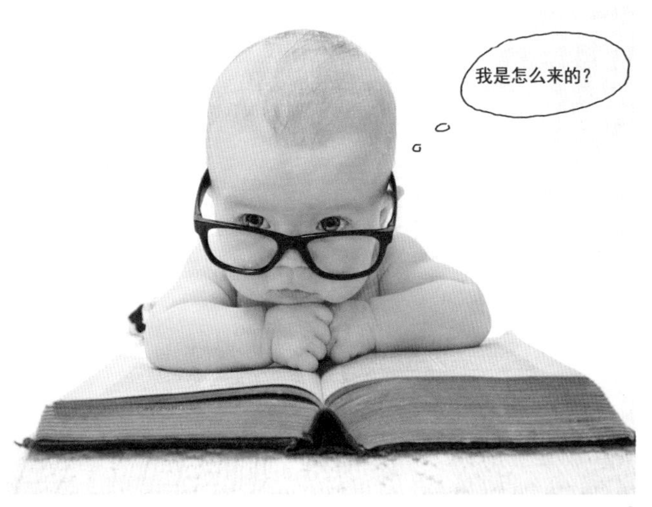

2 慎防胎儿窘迫

什么是胎儿窘迫

胎儿窘迫是指胎儿在宫腔内缺氧而引起的一系列症状，产前或临产时缺氧均可导致胎儿窒息死亡。胎儿窘迫常因为母体血液中含氧量不足、胎盘功能不全或胎儿血循环受阻（脐带受压）所致。从发生的速度可分为急性和慢性两类：慢性胎儿窘迫常发生于产前阶段，多见于孕妈妈在怀孕前已有的全身性疾病，如贫血、肾病等；急性则多发生于临产阶段，常见于怀孕后所并发的疾病，如前置胎盘、羊水过多或过少等。

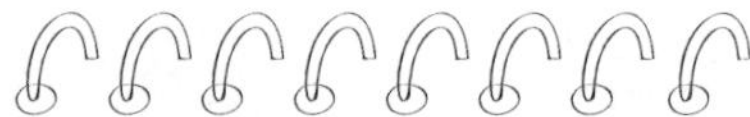

发生慢性胎儿窘迫的原因

①胎盘功能不全，主要表现于妊娠中毒症、妊娠高血压及过期妊娠。

②胎儿病变，主要为ABO血型不合所致的新生儿溶血症、胎儿宫内感染、畸形。

③孕妈妈非产科性疾病，主要是心脏功能不全、心力衰竭；肺功能不全或者哮喘、肺结核病；血液病及贫血、凝血障碍、白血病等；糖尿病及糖尿病前期；其他疾病如内分泌疾病、结缔组织病（红斑狼疮）等。

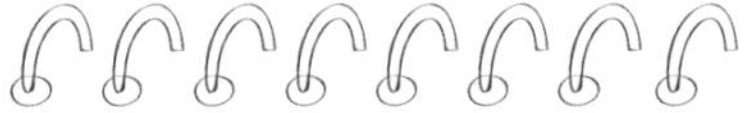

发生急性胎儿窘迫的原因

脐带并发症，如脱垂、打结、过短等；胎盘并发症，如胎盘早剥、前置胎盘、血管前置；难产处理不当；胎儿因素，如胎儿出血、大脑产伤；或止痛及麻醉剂应用不当。

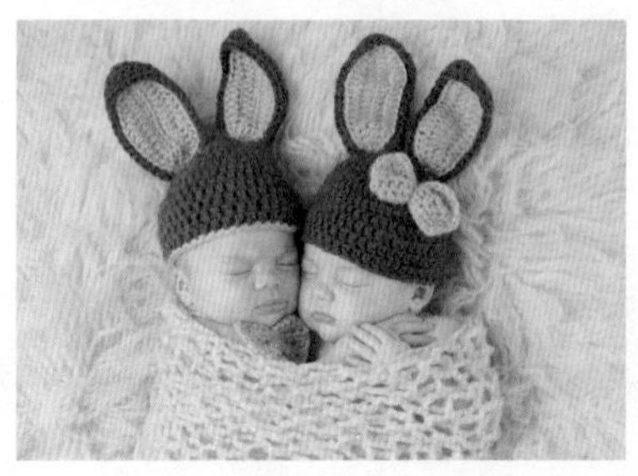

如何预防胎儿窘迫

①应认真做好产前检查，尽早掌握自己有无可能发生慢性胎儿窘迫的各种原因，如有则要积极进行治疗。如怀孕时伴有妊娠中毒症、过期妊娠、妊娠期合并全身性疾病等，需进行胎心监护，对妊娠整个过程进行严密观察。

②临产时去医院住院，医生会给孕妈妈进行胎心监护。绝大多数可通过早期发现、及时处理来降低新生儿窒息发生率及死产、新生儿死亡等。

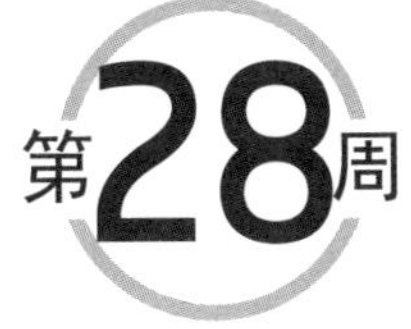

1 羊水过多与过少

羊水的作用

羊水是维持胎宝宝生存的要素之一。从胚胎开始形成之前，羊水就将子宫壁撑开，给宝宝提供生长发育所需的自由空间。它保护着胎儿免受挤压，防止胎体粘连，保持子宫腔内恒温恒压。我们还可以通过分析其成分来了解胎宝宝的成熟度和健康情况，而且阵痛时借着水囊传导压力也可协助扩张宫颈。

羊水过多的原因

羊水过多症产生的原因有时源自胎儿，有时源自母体。

胎儿方面的原因：胎儿头部畸形或脊髓破裂，致使脊髓液混入羊水中；胎儿的消化管发生障碍，对羊水的吸收力减弱。

母体方面的原因：母体患有糖尿病，造成胎儿多尿的情形；母体的心脏或肾脏有问题，致使血液循环不良。

羊水过多的治疗

孕妈妈一旦发现腹部增大明显时应立即去医院检查，以明确是否为羊水过多，胎儿有无畸形，及有无其他并发症如双胎、妊娠高血压等。如症状不重，胎儿无畸形可继续妊娠，但应注意休息，服低盐饮品，或在医生指导下用药，即可顺利分娩；如症状严重，可从腹部做羊膜腔穿刺，放出部分羊水，以缓解症状，并应预防感染；如有胎儿畸形，应终止妊娠，经阴道做高位破膜。

羊水过少的症状

妊娠晚期羊水量少于300毫升者称为羊水过少，孕妈妈一般无自觉症状，妊娠早、中期羊水过少时多以流产而告终。羊水过少时，羊水黏稠浑浊，呈暗绿色。羊水过少的原因现在还不清楚，一般可见于胎儿发育不良、胎盘缺血，或并发妊娠高血压疾病，或合并心血管疾病。

羊水过少主要表现为孕妈妈常在胎动时感到腹痛；检查时常因轻度刺激引起子宫收缩；分娩时产程往往延长，胎儿易发生宫内窘迫、窒息；如破膜则可见少量黏稠羊水。羊水过少有时诊断较难，易忽略，做B超检查可以查出羊水明显减少。

羊水过少的治疗

对足月妊娠确诊为羊水过少者，要密切观察胎儿情况，如有异常应终止妊娠，或立即破膜引产。产程中要严密观察胎儿情况，如有宫内窒息，应立即结束分娩。足月妊娠而无胎儿畸形者，可进行剖宫产。

2 爸爸参与妈妈暖

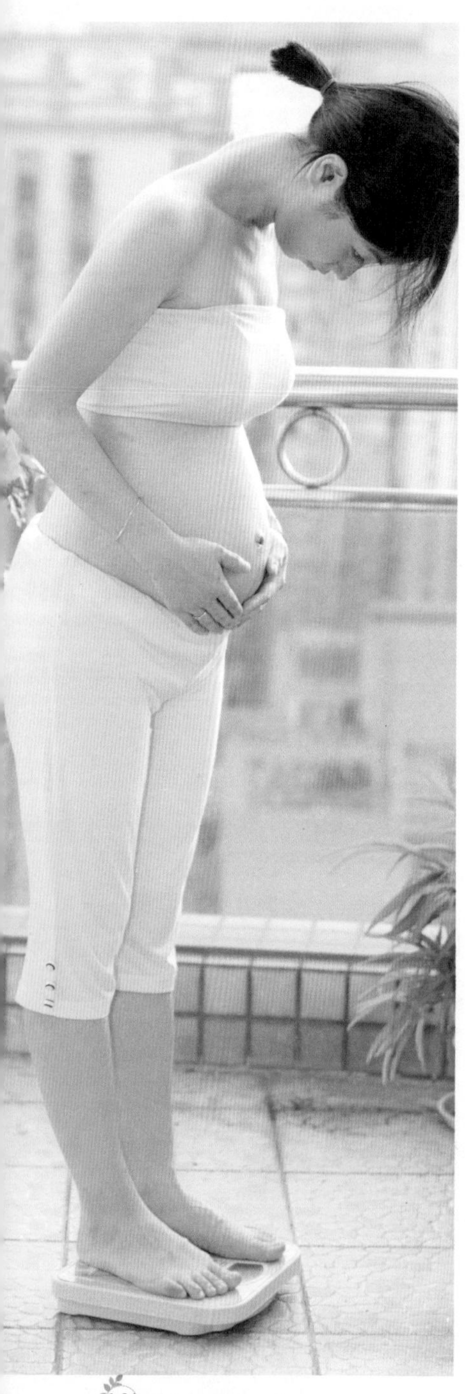

积极参与胎教

在妊娠过程中，当妻子对胎儿进行胎教时，丈夫不能袖手旁观，应积极参与。在婴儿的感觉器官基本形成的时候，应多与婴儿进行对话，每天最好进行3次规律性的对话。在触觉也基本形成的时候应更加频繁地按摩肚子，在进行对话的时候，用手指头敲一下肚子可以感觉到胎儿的脚在动。丈夫还要做好家庭中的妊娠监护，如有异常情况，应及时帮助妻子处理，必要时送医院诊治。

此外，当发现妻子对胎教不是很热心时，要鼓励妻子适时进行胎教，同时激发妻子进行胎教的热情；当妻子有一些不良的习惯和毛病时，要帮助妻子克服和改正。

帮妻子称体重

从妻子怀孕28周后，每周要测量一次体重。一般孕妈妈每周体重要增加0.5千克。孕妈妈的体重过重或不增加，都是不正常的表现，应及时到医院，请医生检查诊治。

为分娩做准备

妊娠后期，丈夫也要为分娩做好准备。在孕晚期，妻子行动已经不方便了，丈夫应主动把家中的衣物、被褥、床单、枕巾、枕头拆洗干净，并在阳光下暴晒消毒，以便备用。还要在妻子产前把房子清扫干净布置好，要保证房间的采光和通风情况良好，让妻子愉快地度过产期，让母子能够生活在清洁、安全、舒适的环境里。

3 孕妈妈饮食禁忌

(1) 孕妈妈不宜滥服鱼肝油

鱼肝油含有丰富的维生素A和维生素D，是治疗维生素缺乏症的药物。许多妊娠女子认为鱼肝油含维生素丰富，对胎儿有益，便大量服用，殊不知过多服用鱼肝油会导致胎儿畸形。

国外遗传和生理学专家在研究和调查中发现，那些用维生素A、维生素D治疗皮肤病的妊娠女子，生下了很多畸形婴儿。因为大量食用鱼肝油后，孕妈妈体内的维生素D会过量，会引起胎儿主动脉硬化，不仅会影响其智力的发育，还会导致肾损伤及骨骼发育异常。为使后代健康成长，妊娠女子在服用鱼肝油时一定要慎重。

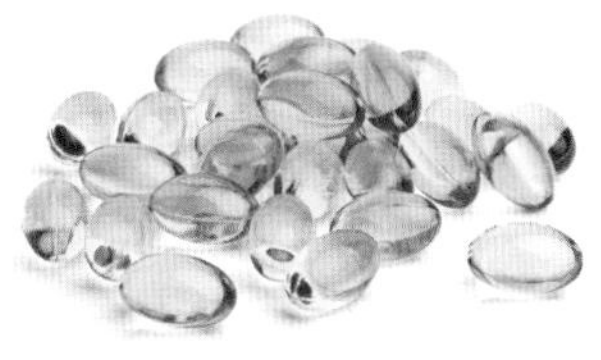

(2) 孕妈妈忌食甲鱼和螃蟹

甲鱼又称鳖，具有滋阴益肾功效，属于高档补品，做成的菜肴味道非常鲜美。但是甲鱼性寒味咸，有着较强的通血络、散瘀作用，因而有一定堕胎之弊，尤其是鳖甲的堕胎之力比鳖肉更强。

螃蟹也因其味道鲜美而深受很多人的青睐，但其性也属寒凉，有活血祛瘀之功效，尤其是蟹爪有明显的堕胎作用。

(3) 孕妈妈忌食用新鲜的黄花菜

新鲜的黄花菜含有秋水仙碱，进入人体后，经氧化作用可使人出现一系列中毒症状，如腹痛、腹泻、呕吐等。食用时如果将新鲜黄花菜摘除花蕊，放入水中充分浸泡，至少20分钟以上，即可使水仙碱最大限度地溶于水，便不会产生上述症状了。

(4) 孕妈妈不宜食用过多的土豆

土豆是世界上公认的营养丰富的食物。然而，土豆中含有一种叫做龙葵素的毒素，孕妈妈如果长期大量食用土豆，体内就会蓄积过多的龙葵素，会导致胎儿畸形。有人推算，有一定遗传倾向并对生物碱敏感的孕妈妈，摄入44.2～252克的土豆，即可能生出畸形儿。

(5) 孕妈妈要少食上火的食物

孕中期孕妈妈易燥热上火，所以要少食致热的食物，可吃些养血清热凉补的食品，如菊花茶、新鲜果汁及富含铁质与高钙的食物。偶尔也可进食一些养胎食物，可根据孕妈妈的不同体质选一些不同的食疗方。

4 孕期生活小常识

孕妈妈远行注意事项

孕妈妈到妊娠晚期不宜远行，主要是因为行程劳累，再加上车船远行，一路颠簸和晕船、晕车等，很容易引发早产。在车船上分娩困难多，也很危险，如果必须远行，比如回家去生孩子，一定要注意以下问题：

1.不要临近预产期时才开始动身，最好提前1～2个月动身，以防途中早产。

2.出发前最好随身带一些临产用的东西，如纱布、酒精、止血药品等，若有医护人员护送最为理想。

3.应考虑目的地的气候条件，带好必要的衣物，以防受凉受寒。

4.选好交通工具，尽量防止晕车、晕船，因为恶心、呕吐易诱发子宫收缩而导致早产。

5.途中出现腹部阵痛、阴道出血等分娩先兆时，应立即报告车船上的工作人员，以采取紧急措施。

孕妈妈应尽量少乘坐电梯

乘坐电梯时，在电梯启动或停止时，很多人都会感觉到头晕，孕妈妈的感觉则更为强烈，有些体质敏感的孕妈妈还会出现出汗、心慌等不适症状。这是因为电梯在启动或停止的瞬间，供应到头部的血液突然减少，神经细胞的活动就会随着受到影响，而且乘坐电梯时，人体内的血液在垂直方向会和电梯产生反方向的加速度，脑压也随之下降，所以乘坐电梯的人的头部就会出现暂时性缺氧、脑贫血，从而产生头晕的现象。

因此，孕妈妈应少乘坐电梯，特别是高速电梯，多走走楼梯，还有利于锻炼身体。

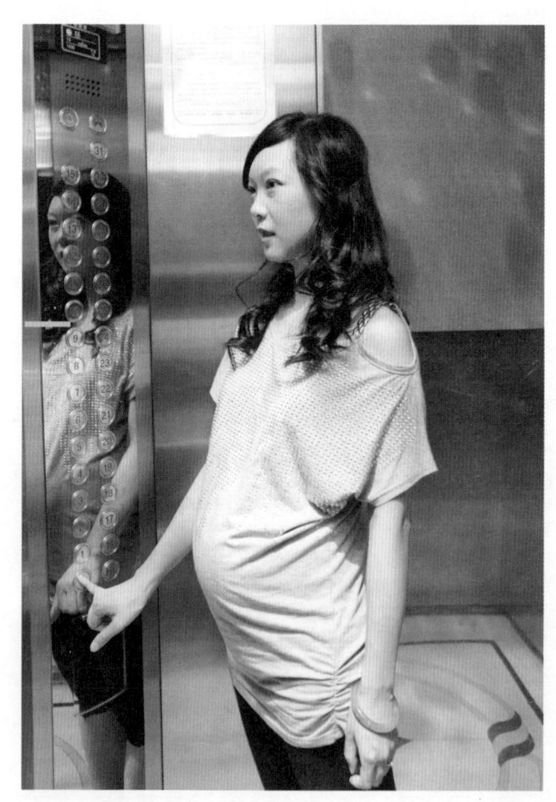

孕产新篇

1 美食也能减轻妊娠纹

西红柿

西红柿中含有丰富的茄红素，茄红素的抗氧化能力是维生素C的20倍，所以说它的抗氧化、防妊娠纹的能力是非常强的，能够帮助孕妈妈有效缓解妊娠纹。但有一点孕妈妈要注意，西红柿性寒，空腹食用容易造成腹痛，所以食用前应先吃点其他的东西。

美食配方：食用时可以将西红柿剥皮，加适量的水放入搅拌机打碎即可。

猪蹄

猪蹄中含有丰富的蛋白质、脂肪、碳水化合物、钙、维生素等成分。不仅如此，猪蹄的蹄皮、蹄筋含有丰富的胶原蛋白，不但能防治皮肤干瘪起皱，还能增强皮肤弹性和韧性，对缓解妊娠纹、延缓衰老具有特殊功效。需要注意的是，猪蹄的脂肪含量较高，孕妈妈不宜多吃。

美食配方：猪蹄、粳米、葱白加清水煮至肉烂，加入味精、盐调味即可。

猕猴桃

猕猴桃中含有丰富的膳食纤维、维生素C、维生素D、钙以及磷、钾等微量元素和矿物质。其中维生素C能有效地抑制皮肤内多巴的氧化，干扰黑色素的形成，预防色素沉淀，保持皮肤白皙，从而减轻妊娠纹。需要注意的是，脾胃虚寒的孕妈妈不可多吃，以免引起腹泻。

美食配方：猕猴桃清洗干净，切成两半，用勺子挖出中间的果肉，放入酸奶里搅拌，倒出即可食用。

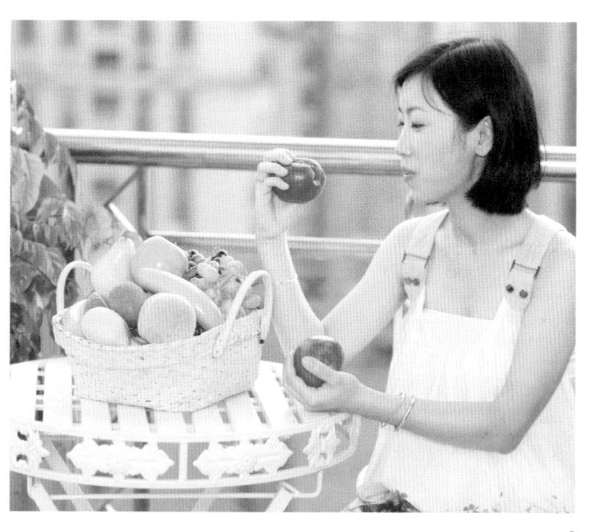

2 羊水的小秘密

在怀孕过程中，羊膜会形成一个充满液体的羊膜囊包围着胚胎（胎儿），此中间的液体便是羊水。羊水不单纯，还有自己的“小秘密”哦。

羊水不等于胎儿的小便

在怀孕之初，羊水主要来自胚胎的血浆成分；之后，随着胚胎的器官成熟发育，其他诸如胎儿的尿液、呼吸系统、胃肠道、脐带、胎盘表面等等，也都成为羊水的来源。羊水的成分比较复杂，所以，胎儿的小便只是羊水的成分之一，而不是羊水。

羊水循环

“羊水”是位于羊膜腔内包围着胎儿的液体，让胚胎能在其中长大。在16周以前，这些液体是由胎儿的皮肤、胎盘表面、脐带表面所分泌的液体占大部分；但是满16周以后，主要的羊水来源就来自于胎儿肾脏排出的尿液，胎儿也会吞下这些液体，经由吸收并且把这些液体吞到消化道，构成所谓的“羊水循环”。

羊水不只验唐氏综合征

由于胎儿长时间泡在羊水内，因此，医师可以从羊水得到从胎儿的皮肤、肠胃道、泌尿道等游离细胞，利用这些游离细胞进一步分析胎儿的染色体是否异常等现象。因此，抽取羊水主要是分析“胎儿的染色体”组成，其中最重要且常见的就是“唐氏综合征”。有些单基因疾病，例如乙型海洋性贫血，血友病等，可以从检验羊水细胞内的基因（DNA组成）得到诊断。此外，有一些胎儿体表上的重大缺陷，如脊柱裂、脑膜膨出、脐膨出、腹壁裂开等，也可以定量羊水内的“甲型胎儿蛋白”，得到相当不错的参考价值。不仅如此，羊水还可以提供一些生化物质，用来了解胎儿肺部的成熟度。

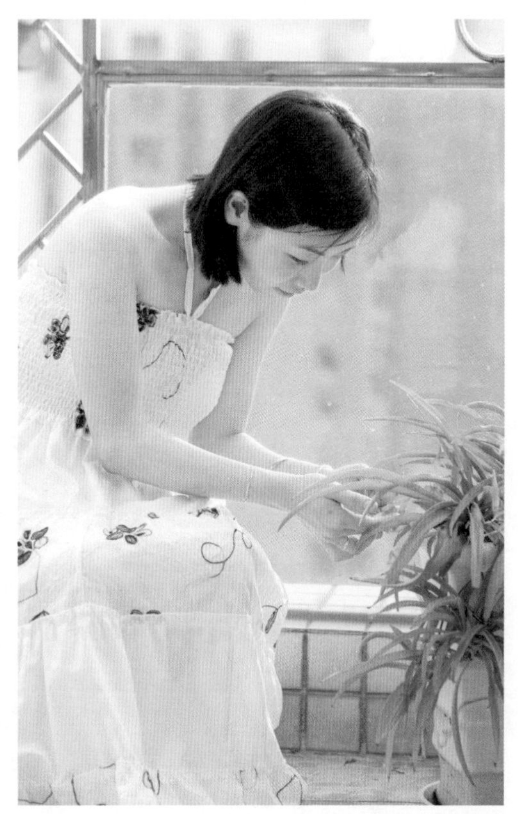

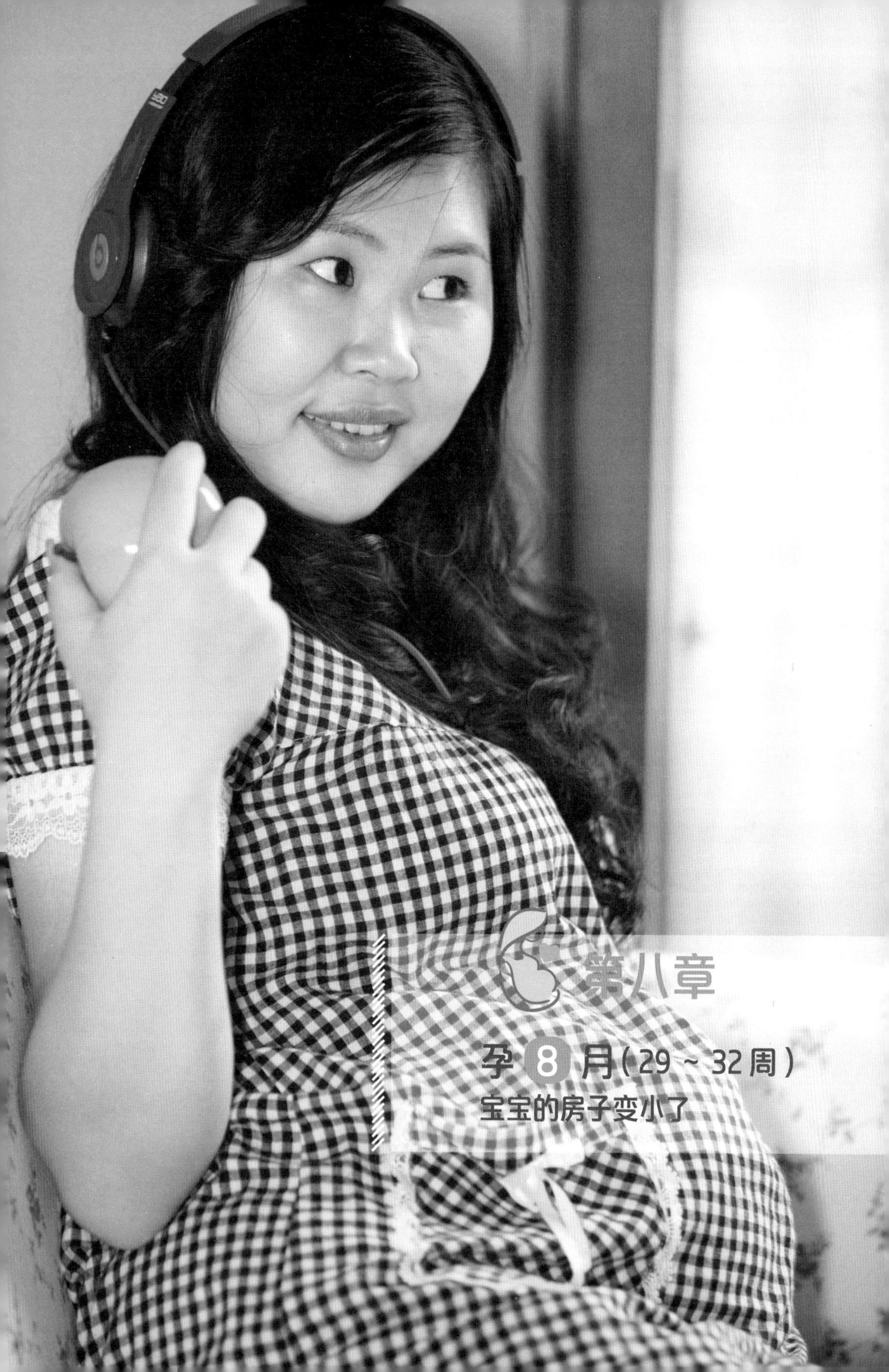

第八章

孕8月(29 ~ 32周)

宝宝的房子变小了

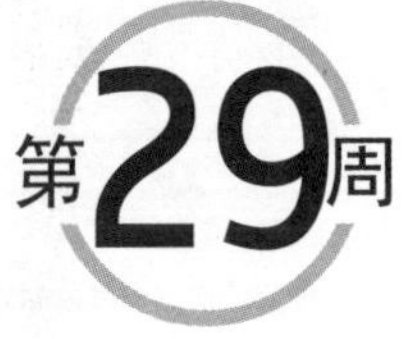

第29周

1 妈妈宝宝有变化

胎宝宝的成长

此时，小宝宝的身长为41～44厘米，体重1600～1800克。胎儿身体发育已算完成，肌肉发达，皮肤红润，皮下脂肪增厚。体形浑圆，脸部仍然布满皱纹。神经系统变得发达，对体外声音有反应。胎儿动作更活泼，力量更大，有时会用脚踢子宫壁。

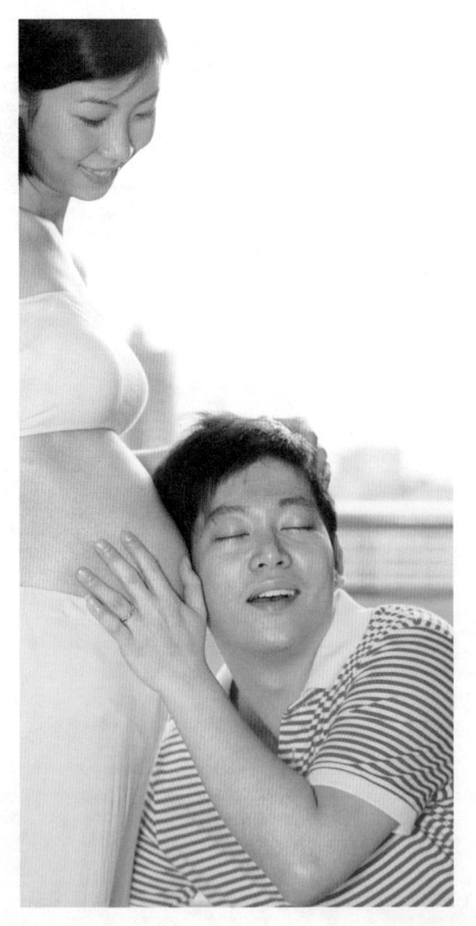

从这时起，羊水量不再像以前那样增加了，迅速成长的胎儿身体紧靠着子宫。一直自由转动的胎儿到这个时期，位置也固定了。由于头重，一般头部自然朝下。

这段时期胎儿已基本具备生活在子宫外的能力，但孕妈妈仍需特别小心。

孕妈妈身体的变化

此时孕妈妈子宫底高27～29厘米，上升到心窝部的下面一点，因此向后压迫心脏和胃，引起心跳加快、气喘或感觉胃胀，没有食欲。孕妈妈还会感到身体沉重，行走不便，经常感到腰背及下肢酸痛。在仰卧时，会因子宫的压迫而感到不舒服。

孕妈妈腹部皮肤紧绷，皮下组织出现断裂现象，从而产生紫红色的妊娠斑。下腹部、乳头四周及外阴部等处的皮肤有黑色素沉淀，妊娠褐斑也会非常明显。部分人的腹部还会长出妊娠纹，呈淡红色或紫色不规则平行的裂纹。

2 孕期减压有方法

进入孕晚期以后，孕妈妈身体负担接近高峰，加上分娩日期的临近，许多孕妈妈会出现或紧张、或压抑、或兴奋的心理问题。这些心理问题，孕妈妈和家人都不能忽视。一方面，孕妈妈要进行自我排解；另一方面，准爸爸和其他家人也要帮助孕妈妈从忧郁中走出来。

①当孕妈妈遇到不愉快的事时，不要自怨自艾、怨天尤人，应以开朗明快的心情面对问题，对家人要心存宽容和谅解，不是很原则的事情就可以大事化小、小事化了，应协调好家庭关系，好心情源于好的家庭氛围。

②进行自我调节，坚定自我。走出去，与其他孕妈妈或生过孩子的妈妈多交流，从别人身上获得快乐，或者多读一些书，让心静静地沉静下来，平缓不安、焦急的情绪。

③当孕妈妈感觉自己有不良情绪时，要向丈夫、家人、医生或朋友倾诉。倾诉也是一种减压的方式，可以让人逐渐开朗。

④准爸爸除了让孕妈妈多看能增进母儿情感的书籍或影视片外，还要多与孕妈妈谈谈宝宝的情况。多陪陪孕妈妈，让孕妈妈感到体贴和温暖，这对增进夫妻生理心理上的联系、增进夫妻的感情都是非常有必要的。

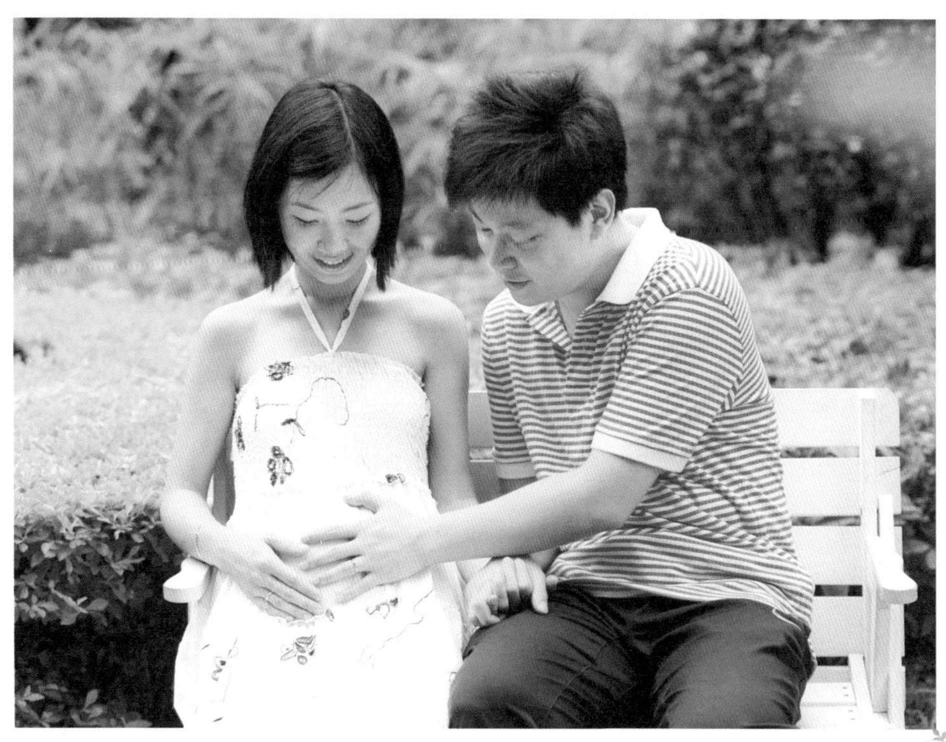

3 胎位不正怎么办

胎位不正的危害

胎儿在子宫中的正常姿势是头部朝下、臀部朝上，分娩时头部先娩出，而胎位不正的分娩顺序却不同。当胎儿的腹部、胸部已经露出母体外，而头部却还滞留在产道时，新生儿就有可能呈现假死状态。因为正在分娩的胎儿已经开始呼吸，堵塞在胎儿口、鼻中的产道分泌物、羊水等会被吸入气管内，造成新生儿呼吸困难。同时，由于最硬的头部最后才出来，而初产妇在助产阶段已耗费许多体力及时间，从而又增加了假死状态的危险性。此外，医生为了及时救出胎儿，在胎儿双手尚未完全下降时，就将身体往下拉，使得胎儿的双手在产道内呈上举的姿势，从而导致双手更难出来了。

胎位不正的类型

单臀位。胎儿身体在臀部好像折成两半似的，双腿高举于头部附近。分娩时，胎宝宝的臀部先出来，这种分娩方式是胎位不正中最安全的一种，一般不必担心胎宝宝的头部会被卡住。

复臀位。胎儿呈下蹲的姿势，分娩时臀部和一只脚会先出来。这种类型的安全程度仅次于单臀位的分娩方式。

不全足位。分娩时胎儿只有一只脚先出来。这种类型与前两种情况不同，容易提早破水，有时脐带会脱落到子宫口外，压迫在胎儿与子宫壁之间，从而危害胎儿的生命。

全足位。分娩时胎儿的两只脚先出来。这是胎位不正中最危险的一种类型，比不全足位更容易造成脐带脱落，使胎儿的血液循环情况恶化。

矫正胎位不正的方法

胎位不正的孕妈妈们不必惊慌，只要定期做好产前检查，尽可能弄清引起胎位不正的原因，按医生的指导去做，了解能否纠正及纠正的方法，也能安全分娩。下面介绍几种纠正胎位的方法。

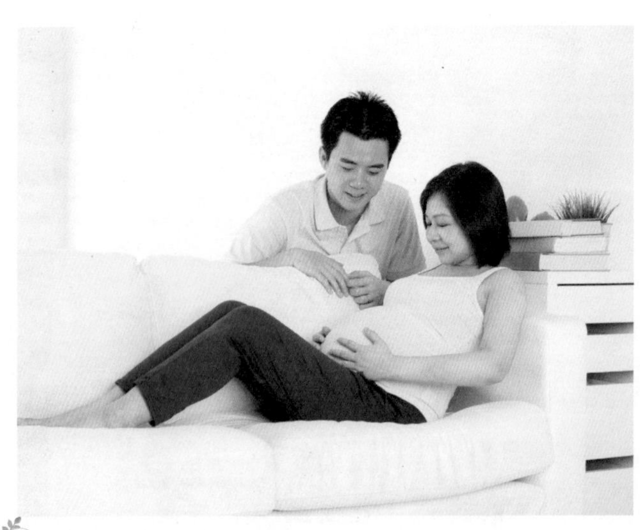

①做膝胸卧位来纠正。最好空腹进行，先排空小便，松开腰带，躺在硬板床上，胸膝着床，臀部抬高，大腿和床垂直，胸部要尽量接近床面。此纠正法在睡前做，做完后睡觉以保证纠正的胎位不再变动，每次做15分钟，连续做1周，每周检查一

次看胎位是否转正。

②艾灸两小脚趾甲跟部外侧的至阴穴，每日1次，每次15～20分钟，连续做1周。注意艾灸离皮肤不要太近，以免烧伤皮肤。

两种方法可合并使用，如无人帮助，可一先一后运用，如有丈夫协助，可同时进行。

如果以上方法都不见效，到妊娠34周后，由医生检查确定是否可从外部进行倒转，让胎儿转180°，并约好倒转的时间。

经上述方法胎位仍然不能得到纠正，则需要在预产期前1～2周住院待产。胎位不正时，医生可根据孕妇的具体情况决定分娩方式，不一定都要施行剖宫产，医生会根据骨盆大小、胎儿大小、胎位不正的类型、产力及产次等具体情况来决定。当然剖宫产也不失为解决胎位不正的一个常用、安全的方法。

宝宝臀位的处理

目前臀位宝宝绝大多数会剖宫产出，但并不一定非剖宫产不可。医生会权衡剖宫产和自然分娩的风险，然后根据具体情况给予最好的建议。

首先应让宝宝在母体内转向。大概半数左右的宝宝一开始，也就是在怀孕早期都是臀部朝下的。到了孕26～28周，才转向变成头朝下。如果宝宝到了妊娠28周还没转向，很可能就会一直保持臀位。因为某些不明因素，有3%～4%的宝宝是不会转向变成头朝下的。

如果宝宝到了妊娠28周还没有自行转向，医生会教孕妈妈采取胸膝卧位纠正或进行外部胎位倒转术，也就是在孕妈妈的腹部推挪，帮宝宝转为头向下的姿势。外部胎位倒转术有60%～70%的成功率。有些宝宝还会再转回来，所以需要再实施一次倒转术。倒转术一般而言是个安全又不会太难受的程序，但是偶尔也会造成母亲疼痛或胎儿窘迫的情形。

宝宝横位的处理

横位是胎儿在母体中位置的一种异常现象。胎儿横位是指以手臂、肩为先露部，胎儿横位占分娩总数的0.2%～0.5%。这种胎位多发生在骨盆狭窄、子宫畸形、前置胎盘、盆腔肿瘤、多产、双胎等孕妈妈身上。和正常位置生产比较起来，横位在初产的时候比较困难。如果在临产前不能纠正，则给母子带来极大威胁，诊断横位后应提前住院决定分娩方式。否则，到临产时，虽然可以处理，但往往增加了母子并发症的危险，如胎儿窒息、损伤，甚至死亡，母体则容易感染，发生产道损伤，甚至严重的子宫破裂，因此必须引起高度重视。孕产妇要做好妊娠保健工作，加强围产期管理，定期做产前检查，发现胎位不正及时纠正，以保证生产安全。

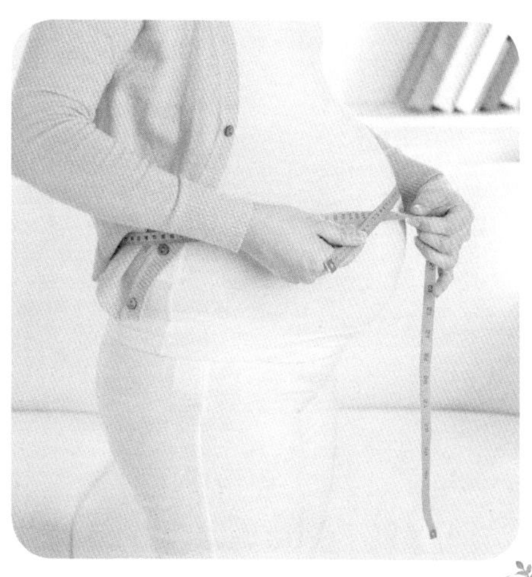

4 胎教时光一起来

准爸爸讲百科

亲爱的宝宝，夏天的树叶是绿色的，等到秋天的时候，绿色的树叶就会变黄。这是为什么呢?

树叶中含有一种能够产生色素的细胞——叶绿体，它产生的色素就叫叶绿素，在阳光的照射下，叶绿体产生许多的叶绿素，所以夏天的树叶就总是绿油油的。

树叶还含有许多其他色素，只是夏天叶绿素把其他色素都遮盖住了，而到了秋天，这些被遮盖住的色素就都显现出来。比如胡萝卜素，当胡萝卜素显现的时候，树叶就是黄色或红色。许多树的树叶都含有胡萝卜素。只要太阳辐射到地球上的能量减少了，树叶中的叶绿素就会减少，树叶也就变得五彩斑斓起来，有的变成黄色，有的变成橙黄色，还有的变成红色。

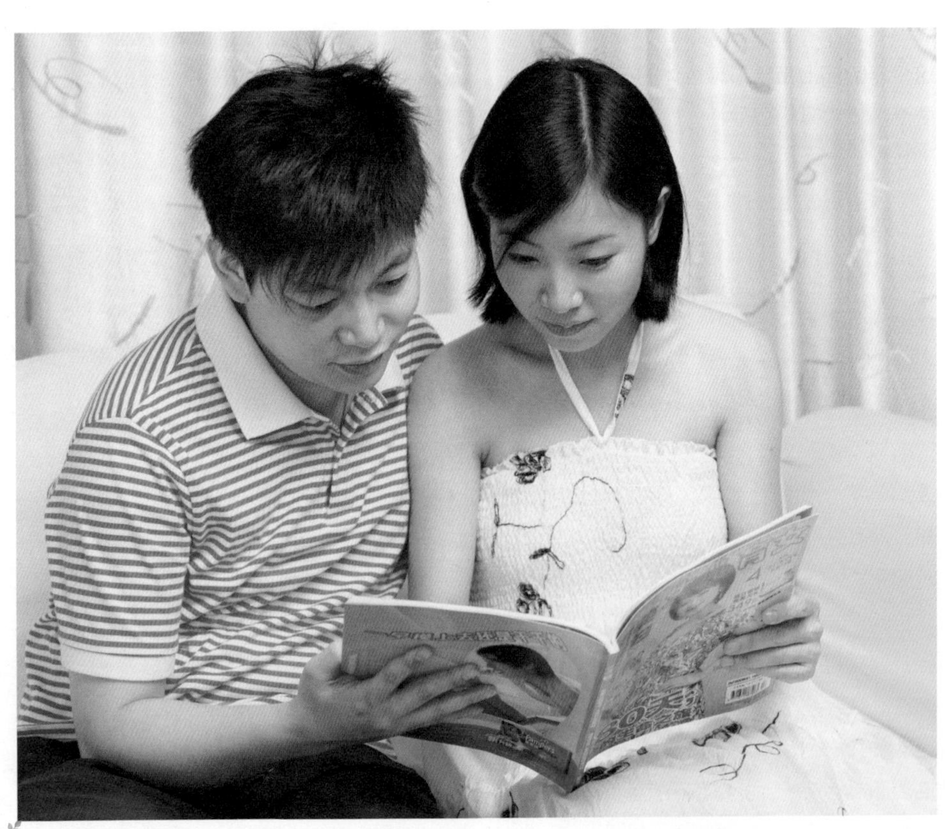

孕产新篇

高龄产妇优与劣

一般来说，女性的最佳生育年龄是25～30岁，最好不要超过30岁。但是随着人们生育观念的改变，越来越多女性选择了在30岁以后生孩子。

30岁以上生孩子，可能要面临很多身体上的问题。虽然你的身体不见得会有什么明显的变化，但是毕竟随着年龄的增长，在这个年龄怀上带畸形染色体的孩子的危险性要高于其检测的危险性，尤其是羊水诊断。过了30岁，健康问题也逐渐增多，在此年龄段怀孕的女性尤其需要密切关注。

而在35岁，怀上带畸形染色体孩子的几率是1/178，流产的几率是1/200。并且随着年龄的增长，怀孕时出现并发症的几率也大大增长，如妊娠性糖尿病和流产，高龄初产妇的妊娠高血压综合征发病率约为年轻初产妇的5倍。到了40岁，并发症的危险性甚至会更高。

但是30岁以后生孩子带来的优势也是很明显的。高龄孕妈妈生孩子一般是经过认真考虑的，处于抚育孩子的最佳时期，事业和经济状况更加稳定，在工作上大多已经积累了很多经验，对于如何协调孩子与工作有清晰的设想；个性稳定，很理性地关注自己和孩子；家庭关系稳定，伴侣也多半处在同一年龄段，成熟稳重，事业有成，能更好地照顾孕妈妈和胎儿；拥有年龄所带来的智慧与经验，能给孩子带来更好的照顾与教育。

总的来说，高龄产妇在生育上既有优势也有劣势，高龄孕妈妈在怀孕时要综合自己的身体状况，按时进行产检，注意饮食与锻炼，生出健康、活泼、聪明的宝宝。

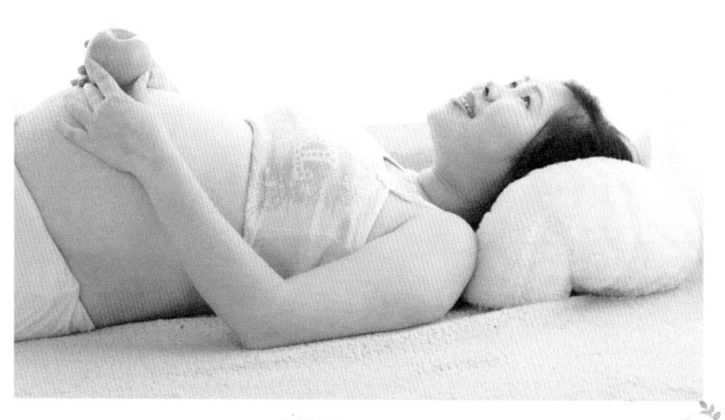

第30周

1 八月饮食与营养

孕8月的营养原则

从这个月开始，胎儿的身体长得很快，细胞体积迅速增加，大脑的增长达到高峰。这段时间孕妈妈极易患上妊娠高血压疾病，因此尽量少吃含盐多的食品。除此之外，这个月的饮食安排还应以含钙质丰富的食物为主，同时多吃含纤维素多的蔬菜、水果，少吃辛辣食物，以减轻便秘和痔疮的症状。

专家建议，这个时期每天饮食的品种和量如下：主食（大米、面粉、小米、玉米和杂粮）370～420克，蛋类（鸡蛋、鸭蛋、鹌鹑蛋）50克，牛奶250毫升，肉类和鱼类150克，动物肝脏50克（每周1～2次），豆类60克，蔬菜500克，水果500克，烹调用油20毫升。

一天的饮食安排

早餐	主食	麦片粥 1 小碗，蟹黄包 2 个（量约 150 克）
	副食	各类清淡蔬菜，炒鸡蛋或瘦肉类，餐后水果可吃猕猴桃2个（约200克）
午餐	主食	米饭 2 小碗，掺面小馒头 2 个（量约 150 克）
	副食	竹笋炒肉（猪瘦肉50克，鲜竹笋或水发竹笋250克），清炖羊肉（羊肉250克），萝卜大骨汤2小碗
晚餐	菜肴	米饭2小碗，或鸡蛋骨汤面2小碗（量均约150克）
	副食	肉片西蓝花（西蓝花150克、瘦肉100克），清蒸海鱼（海鱼250克、姜丝少许），紫菜鸡汤，餐后水果可根据自己的口味选择品种（量约200克）

2 产前运动有疗效

做产前运动的好处

妊娠进入第8个月，孕妈妈的运动应以散步、做些力所能及的家务为宜，要比前几个月适当地减少运动量，如果感到疲劳应马上休息。

妊娠晚期，孕妈妈应该做好分娩辅助动作的训练，学习各种分娩知识，以便在分娩时配合医护人员，使自己顺利分娩。分娩能否顺利进行，很大程度上取决于产妇是否懂得用力、休息、呼吸这三方面的方法，所以孕妈妈应该从这几方面进行训练。

锻炼骨盆底肌肉的方法

仰卧在床上，垫高头部，双手平放在身体的两侧，双膝弯曲，脚底平放于床面，像要控制排尿一样，分5次使盆底肌肉完全收缩，然后再分5次使盆底肌肉逐渐放松。每组重复10次，每天至少3～5组。

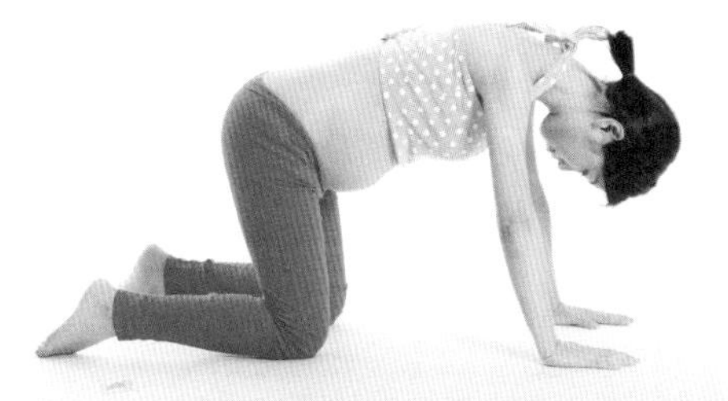

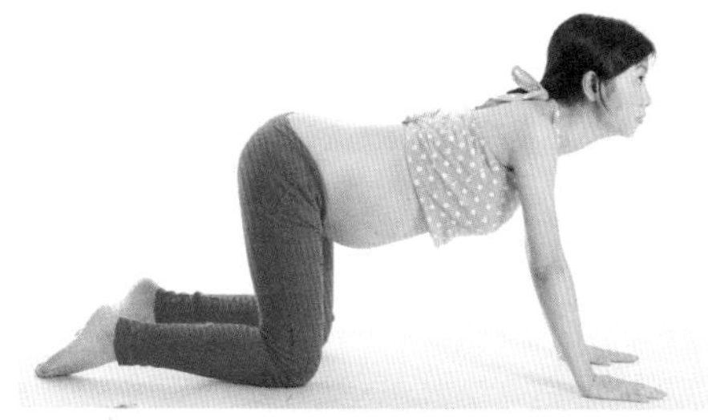

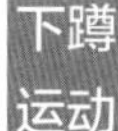

腰椎运动 孕妈妈蹲在地上，双手支撑身体，头垂下，两肩及背部随着头部一起向下，使脊背弓起。然后头部抬起，两肩及背部又随着头部一起挺起，使脊背向下弯。重复做10次，此运动不仅可以帮助孕妈妈减轻腰痛，还能帮助生产过程顺利。

下蹲运动 进行下蹲运动，可以使骨盆关节灵活，增加背部和大腿肌肉的力量和会阴的皮肤弹性，以利于顺利分娩。

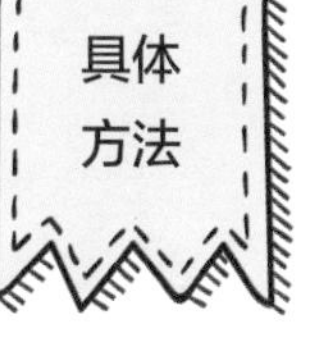

两脚稍分开，面对一把椅子站好，保持背部挺直，两腿向外分开并且蹲下，用手扶着椅子，在觉得舒服的前提下使这种姿势尽量保持得长久一些。如果感到双脚底完全放平有困难，可以在脚跟下面垫一些比较柔软的物品。起来时，动作要缓慢，扶着椅子，不要贪快，否则可能会感到头昏眼花。

3 鼻塞出血有原因

鼻塞和鼻出血的原因

大约有20%的孕妈妈在妊娠期会发生鼻子不畅和鼻出血，尤以最后3个月多见。这常会使孕妈妈误认为患了感冒，因而担心腹中的宝宝是否会受到影响。实际上，妊娠期鼻堵塞不一定是感冒，其中大部分是由于内分泌系统的多种激素刺激鼻黏膜，使鼻黏膜血管充血肿胀所致。此时不用担心，这种现象常在分娩后消失，不会留下后遗症。因此孕妈妈不用紧张，否则会加重鼻塞的症状。

鼻塞的处理

孕妈妈在鼻子不通气、流鼻涕时，可用热毛巾敷鼻，或用热蒸气熏鼻部，这样可以缓解症状。不要擅自使用滴鼻药物，如麻黄素、滴鼻净等。特别是患有高血压的孕妈妈，使用麻黄素类药物会加剧血压升高。即使使用激素类、抗组胺等抗过敏药也应遵医嘱，以免服用后影响胎儿的正常发育。

鼻出血的处理

发生鼻出血时，孕妈妈可用手捏鼻翼，便能很快止住血。如果仍未止住，可在鼻孔中塞一小团清洁棉球，紧压5～10分钟，并捂住鼻柱。若是鼻出血较多或经常反复出现，应及时去医院做检查，因为这种情况大多伴有妊娠高血压疾病、妊娠血管瘤，如能早期诊断和早期治疗，则可预防孕妈妈和胎儿发生严重的不良后果。

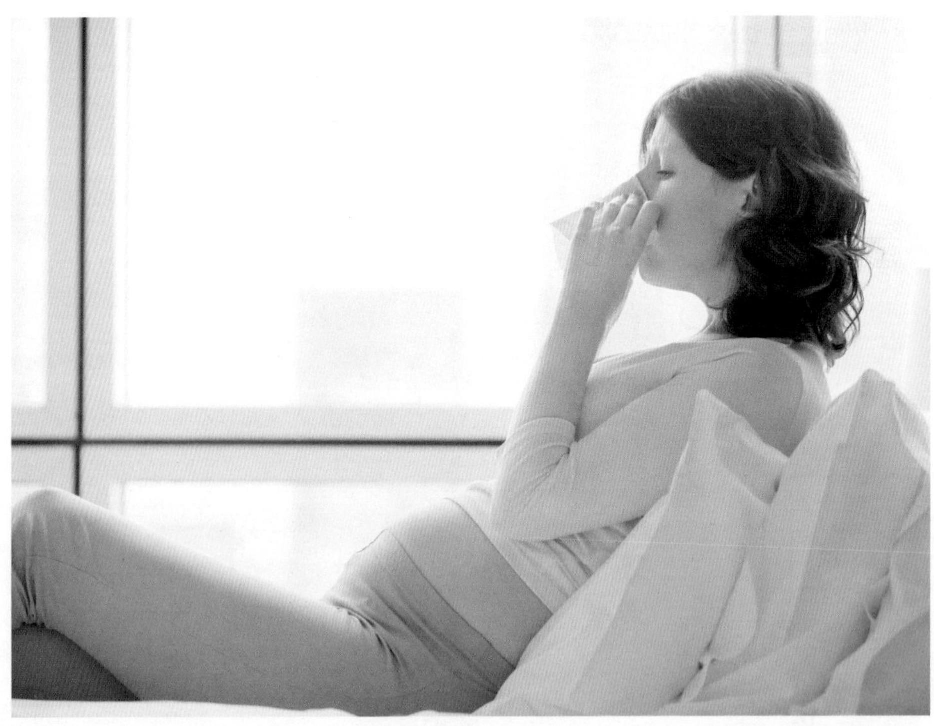

孕产新篇

自我监护我能行

孕妈妈尿频应注意的事项

怀孕初期，随着子宫的增大，会渐渐压迫位于子宫前方的膀胱。在这种情形下，只要膀胱里稍微存一点尿液，就会立刻想上厕所。到了怀孕后期，由于胎儿的头部又压迫膀胱，所以又会有尿频的感觉。此种尿频现象不伴有尿急和尿痛，属于妊娠期的生理现象，不必担心，也不需要治疗。但是睡前最好不要喝太多的水，因为这会增加夜间如厕的次数而影响睡眠。同时孕妈妈感到有尿时，不管排尿多少，只要有尿意就要去厕所排尿，千万不可憋尿，憋尿对孕妈妈和胎儿都不利。

孕期如何缓解疲劳

妊娠后，由于孕妈妈的身体承受着额外的负担，所以很容易疲劳，这种疲倦感在孕早期和孕晚期尤为明显。下面给孕妈妈介绍几种减轻疲劳的方法：

①当孕妈妈觉得疲劳时，可以坐在椅子上，挺直背脊做深呼吸。腹式呼吸法的正确姿势是背部挺直紧贴在椅背上，膝盖立起，全身放松，双手轻放在腹上，想象胎儿目前正居住在一个宽广的空间内，然后用鼻子吸气，直到腹部鼓起为止。吐气时稍微将嘴撅起，慢慢地用力将体内空气全部吐出，吐气时要比吸气更为缓慢且用力。可以经常练习，每天3次以上，早上起床前、中午休息时间、晚上睡觉前各做1次，尽量放松全身。

②孕妈妈可以和家人朋友聊聊天、说说话。聊天不仅可以转移孕妈妈的注意力，释放和减轻心中的种种忧虑，还可以获得一些知识，这是一种排解烦恼、有益身心健康的好方法。

③孕妈妈还可以到室外散散步，甚至一边欣赏一些优美抒情的音乐，一边感受大自然的美妙，这样可以调节孕妈妈的情绪，从而达到缓解疲劳的效果。

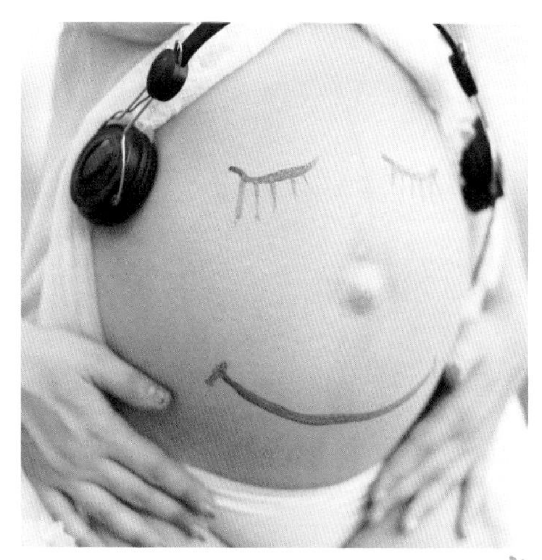

第31周

1 胃灼感不必怕

在孕晚期，孕妈妈每餐吃完之后，都会觉得胃部发麻，有烧灼感，有时甚至加重为烧灼痛。尤其在晚上，胃灼热很难受，甚至影响睡眠。这种胃灼热通常是在妊娠后期出现，分娩后消失。

胃灼热的原因

孕晚期胃灼热的主要原因为内分泌的变化。孕激素不仅使子宫的平滑肌变松弛，使得分隔食管与胃的阀门（贲门）松弛，还使得胃部波浪般的收缩减缓，因而消化的速度变慢，引起胃酸反流，刺激食管下段引起灼热感。此外，增大的胎宝宝对胃产生较大的压力，胃排空速度减慢，胃液在胃内滞留时间较长，也容易使胃酸返流到食管下段。另外，有慢性病（如胃溃疡、慢性胃炎、消化不良等）也会令胃酸过多，摄入过多刺激性食物（辣椒、葱、姜、蒜等）就会让胃酸增多。

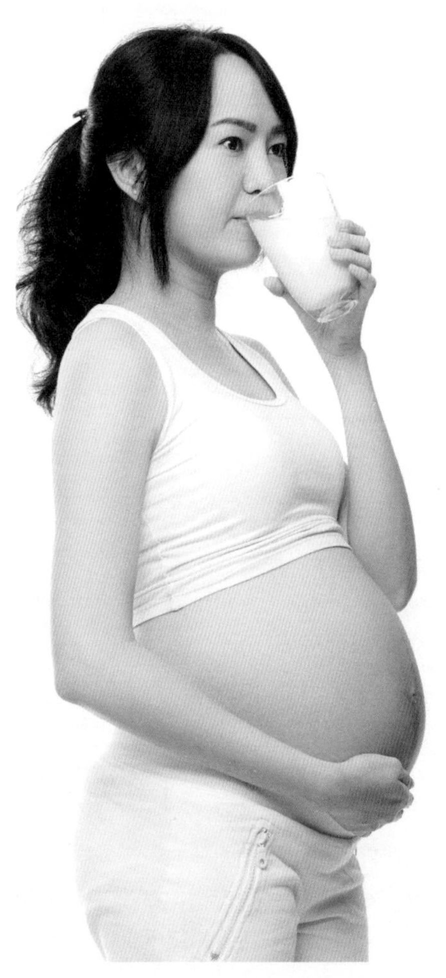

如何缓解

孕妈妈在日常饮食中要少量多餐，避免过饱；细嚼慢咽，少吃高脂肪食物；不吃重口味或煎炸食物，以减轻胃的负担；进餐时尽量不要喝汤、水，减少食物逆流的机会；饭后不要进行剧烈运动或睡觉。临睡前喝一杯热牛奶，睡觉时多用几个枕头，未经医生同意不要服用治疗消化不良的药物。平时要穿宽松舒适的衣服，不要让过紧的衣服勒住腰和腹部。

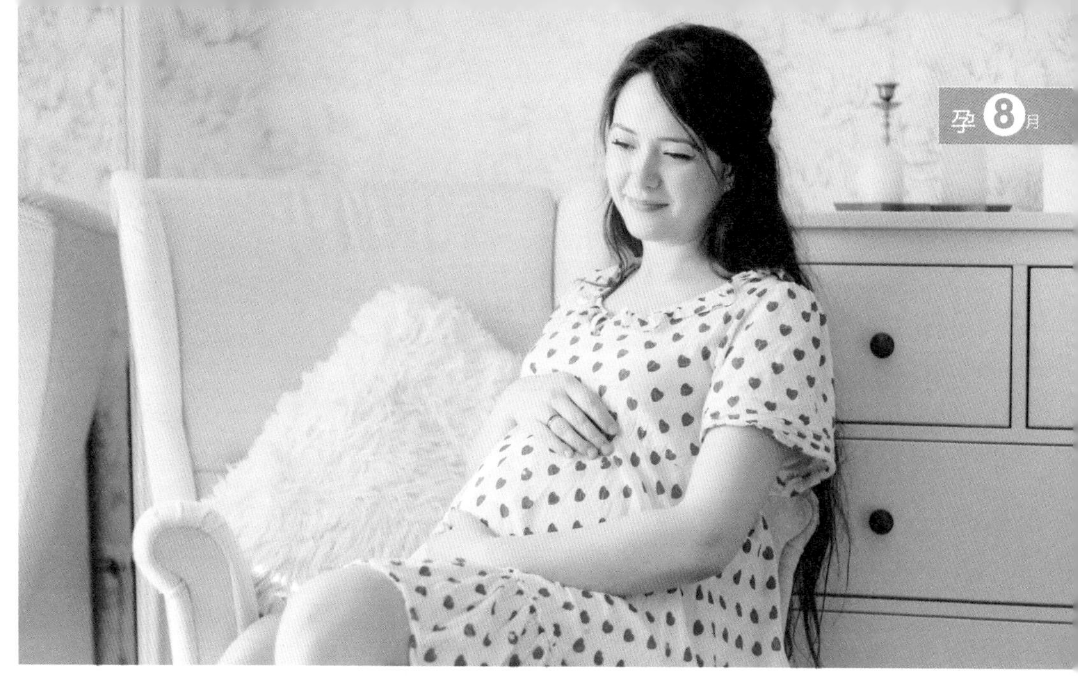

2 巨大儿早预防

孕妈妈在妊娠8～10个月时，胎儿的身体长得特别快，胎儿的体重通常都是在这个时期增加的。大脑、骨骼、神经、肌肉都在此时完全形成，各个脏器官发育成熟，皮肤逐渐坚韧，皮下脂肪增多。一般情况下，胎儿出生后，体重在3千克左右，但是有些孕妈妈分娩时，胎儿的体重达到或超过4千克，则称为巨大儿。

胎儿为什么会长得过大

孕妈妈患有糖尿病会导致胎儿长得过大，因为孕妈妈血液中糖分过多，可通过胎盘使胎儿的血糖持续增高，刺激胰腺分泌过多的胰岛素，这就使脂肪、蛋白质和糖原在胎儿体内积蓄过多，使得胎儿长得大而肥胖，形成巨大儿。还有，若孕妈妈营养摄入不合理，也会使胎儿长得过大。

胎儿长得过大有哪些危害

产妇分娩时，如果胎儿过大，即便宫口全开，分娩时也会有困难。而且在分娩时，胎儿的心跳也会渐渐变慢，出现窒息现象，需要进行抢救，有的甚至会发生危及孕妈妈和胎宝宝生命的严重后果——难产。巨大儿出生后也不能多动，否则有使其颅内出血的危险。

如何避免胎儿长得太大

这段时间孕妈妈体重的增长每周不应超过500克。孕妈妈的饮食安排应注意以下几点：

1.孕妈妈要少吃过咸的食物，每天饮食中的盐应控制在6克以下，不宜大量饮水。

2.孕妈妈应适当限制食糖、甜食、油炸食品及肥肉的摄入，油脂要适量。

3.孕妈妈应选体积小、营养价值高的食物，如动物性食品，避免吃体积大、营养价值低的食物，以减轻胃部受增大的子宫挤压所产生的胀满感。

3 营养过剩有妙招

孕妈妈不宜过分滋补

看到孕妈妈，周围的人总是不忘提醒要多吃补品。不过，母体补得过多会造成营养过剩，如果活动得太少，反而会造成分娩困难。营养专家指出，孕妈妈食物应多种多样，均衡营养。如果孕妈妈吃得太多、太好，而运动又太少，就会造成摄入和消耗不均衡，导致超重。孕妈妈超重带来的后果是不可轻视的，不仅在孕期容易导致孕妈妈并发症，不利于胎儿成长，在分娩时也会有困难，产后也难以恢复体形，而且还会引发妊娠期糖尿病、妊娠高血压疾病等。超重的孕妈妈应及时咨询营养医生，调整饮食结构，合理调配营养。

大多数孕妈妈都是健康的，她们只需在医生的指导下补充所需的食物和营养即可。而对那些身体欠佳的孕妈妈来说，也不要盲目乱补，应在医生指导下缺什么补什么。

黑色食物宜多吃

当前，国内出现了一股黑色食品热，如黑米饭、黑豆、黑色面包、黑橄榄、黑色海藻、黑芝麻等，这些食品是养生的佳肴。孕妈妈可以多吃的黑色食物有以下几种：

黑芝麻

黑芝麻含有丰富的不饱和脂肪酸、蛋白质、钙、磷、铁等营养素，还含有多种维生素等。黑芝麻作为食疗品，有益肝、补肾、养血、润燥、乌发、美容等作用。黑芝麻的神奇功效，还在于它含有的维生素E居植物性食品之首。

黑豆

黑豆入药的保健效果更强于黄豆，其突出的优点是蛋白质含量高，且质量好。黑豆还含有丰富的不饱和脂肪酸、钙、磷、铁及胡萝卜素、B族维生素等。常食黑豆对健康有益，不仅可补充丰富、优质的蛋白质，还有活血、利尿、祛风、解毒等功效。

黑米

黑米的营养价值比一般白米高，每100克黑米含11.3克蛋白质，其中含的必需氨基酸也较多，达8种。另外，黑米还含有多种维生素和锌、铁、钼、硒等人体必需的微量元素，能滋阴补肾，补胃暖肝，明目活血，对头昏、贫血、眼疾等疾病的防治效果甚佳。

黑木耳

黑木耳的功能为益气、润肺、补脑，含蛋白质、脂肪和钙、磷、铁等营养物质以及胡萝卜素、烟酸、维生素B_1、维生素B_2、磷脂等营养素，还含有对人体有益的植物胶质。它不但是天然的滋补剂，而且有排除人体肠道中的毛发、减少血液凝块、防治高血压等作用。

孕产新篇

"坐月子"怎么坐

很多人都会有一个刻板印象，就是"坐月子"只有中国人有，外国的妇女生完孩子就能活蹦乱跳，不必像中国的妇女一样天天各种汤滋补，不用每天长衣长裤袜子天天躺在床上。

其实外国人也有"坐月子"，只不过它的学名叫"产褥期"。产褥期是指产妇分娩后到产妇机体和生殖器基本复原的一段时期，一般需要6～8周，产后期有许多生理上的变化，当这些变化产生的同时，也有助于身体各部位的复旧，产后有许多部位都会再次恢复到孕前的状态。

所以，不管是什么人，只要是生产后，都需要经过6～8周的产后恢复期。

坐月子怎么"坐"

坐月子忌卧床一个月。产妇生完孩子之后的血液是处于一个高凝状态的，非常容易凝结成血栓，然后堵住器官，所以孕妇生完孩子6～12小时后就应开始轻微活动，顺产第二天就可以在室内活动，至于侧切与剖宫产可以推迟至第三天活动。

产后喂乳姿势要正确。很多老一辈的父母认为产后月子没坐好，就会引起腰酸手痛。其实这也与产妇喂乳的姿势有关，一般来说，产后只要不受风、不着凉，注意休息，是不会留下月子病的，那些腰酸手疼与产妇哺乳姿势有一定的关系，建议产妇哺乳时使用哺乳枕。

勤吸刺激大脑垂体分泌催乳素。产后不宜立即喝肉汤，否则容易导致乳腺堵塞。很多人认为产妇产后应立即喝肉汤以催促乳房分泌乳汁，但其实乳汁的分泌是与催乳素有关。催乳素是由脑下垂体前叶分泌的一种激素，能使乳房的腺细胞分泌乳汁。婴儿吸吮刺激乳头的神经末梢，这些神经将此信息传达到脑下垂体前叶，使之产生催乳素，催乳素经血液输送至乳房，使其泌乳。从刺激乳头到乳汁分泌的过程被称为泌乳反射或催乳素反射。婴儿吸吮乳头的次数越多，母亲泌乳越多。研究证明，在分娩后30分钟内及早给新生儿吸吮母亲的乳头，促使催乳素反射的早建立，有助于母乳喂养成功。

月子期间饮食。月子期间的饮食不必要天天老母鸡、红糖稀饭的大补，只要注意口味清淡、营养均衡，少食多餐即可。多吃水果蔬菜，补充膳食纤维，有助于产后恢复。

第32周

1 脐带绕颈不惊慌

脐带绕颈的原因

脐带缠绕是脐带异常的一种，以缠绕胎宝宝颈部最为多见，是脐带异常中最危险的类型之一。另有一种不完全绕颈，称为脐带搭颈。其次为缠绕躯干及肢体，常被统称为脐带缠绕。脐带绕颈的发生率为20%~25%，其中脐带绕颈一周发生率为89%，脐带绕颈两周发生率为11%，脐带绕颈3周及以上者很少见。胎宝宝在母体内经常活动，每个宝宝活动的特点不同，有的宝宝动作比较轻柔，有的宝宝动作幅度较大，在妈妈的子宫内动胳膊、伸腿，又会转个圈，这时就有可能发生脐带绕颈。

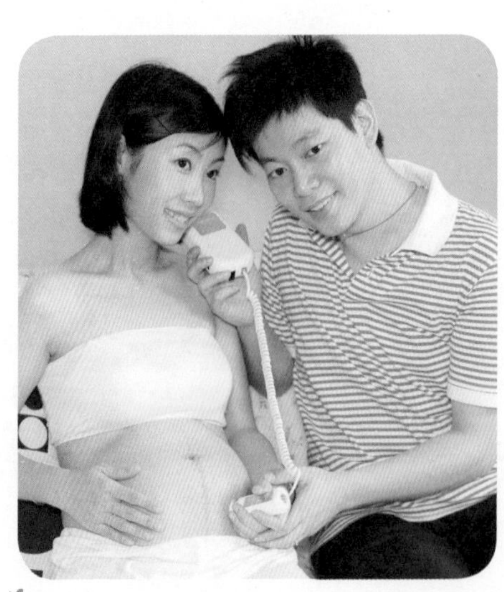

脐带绕颈的危害

脐带绕颈属高危妊娠，随时可引起胎儿宫内窘迫。孕末期若脐带有多处缠绕，对于胎儿是非常危险的，缠绕较紧者可影响脐带血流的通过，从而影响到胎儿氧和二氧化碳的代谢，使胎儿出现心率减慢，严重者可能出现缺氧，甚至死亡。

给孕妇的建议

①会数胎动。胎动过多或过少时，应及时去医院检查。

②羊水过多或过少、胎位不正的要做好产前检查。通过胎心监测和超声检查等间接方法，判断脐带的情况。

③注意减少震动，保持睡眠左侧位。

脐带绕颈分娩时应注意的事项

发现脐带绕颈后，不一定都需要剖宫产。在分娩过程中，如果脐带绕颈不紧，脐带有足够的长度，则不需要剖宫产。只有绕颈圈数多且紧，脐带相对过短，胎头不下降或胎心有明显异常时，才考虑需要手术。绕颈3周以上最好进行剖宫产。

一旦发生胎儿窘迫应立即终止分娩，行阴道助产或剖宫产。

2 母婴产品准备好

应为分娩做准备

妊娠后期，准爸爸也要为分娩做好准备。在孕晚期，准妈妈行动已经不方便了，准爸爸应主动把家中的衣物、被褥、床单、枕巾、枕头拆洗干净，并在阳光下曝晒消毒，以便使用。还要在准妈妈产前把房子清扫干净布置好，要保证房间的采光和通风情况良好，让准妈妈愉快地度过产期，让母子能够生活在清洁、安全、舒适的环境里。

为宝宝准备物品

准备好小床

这个时期可以为宝宝布置一个充满阳光的卧室了，并且为宝宝准备一张舒适的床铺，床的四周应有至少50厘米高的床栏，两侧可以放下，栏杆之间距离不宜过大，也不可过小，以防夹住孩子的头和脚。床的四周要求为圆角，无突出部分。如果是买新床，条件允许的话，不妨尽量选择可以用到2～3岁的大型婴儿床，比较经济实惠。

准备好衣物

新生儿的衣服一定要选用柔软、手感好、通气性和保暖性好、易于吸水的棉织品，颜色宜浅淡，这样容易发现污物，样式可选用最常用的斜襟样式，衣服要宽大些，便于穿脱，至少准备3件以上。另外，还要购买一些婴儿用品，如童车、奶瓶、尿布、婴儿护肤品等。

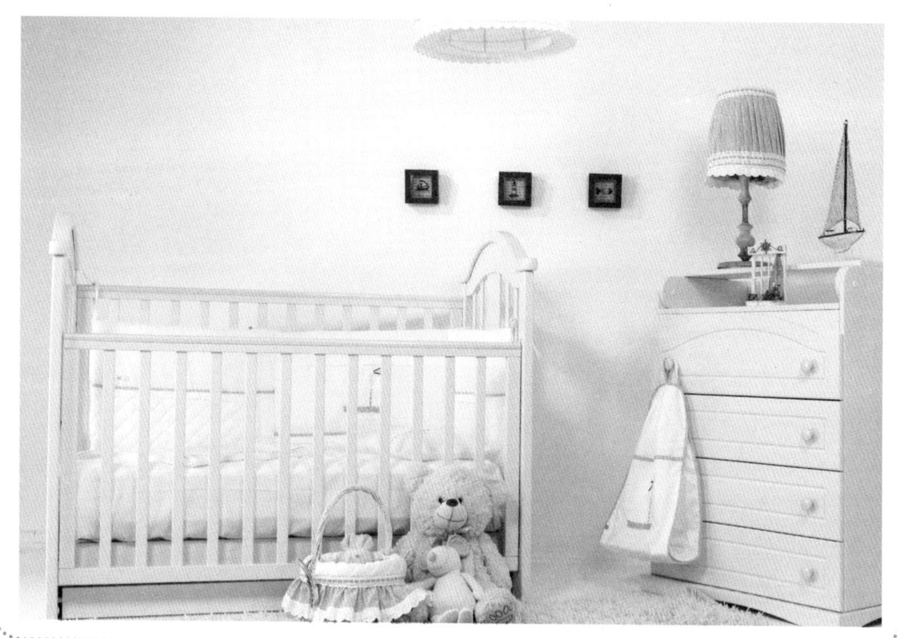

3 预防宝宝早产了

早产的症状及经过

早产是指妊娠在28～37周之内结束。此时娩出的新生儿各器官系统尚未发育成熟，抵抗力差，容易感染疾病。

比较早期的早产主要症状为下腹胀痛、出血，与流产的情况大致相同；比较后期的早产，则接近一般的分娩。分娩时的主要征兆有子宫收缩、破水、流出带血的分泌物，这3种征兆不一定会同时出现，只要出现了其中的一种情况，就必须立即去医院诊治。

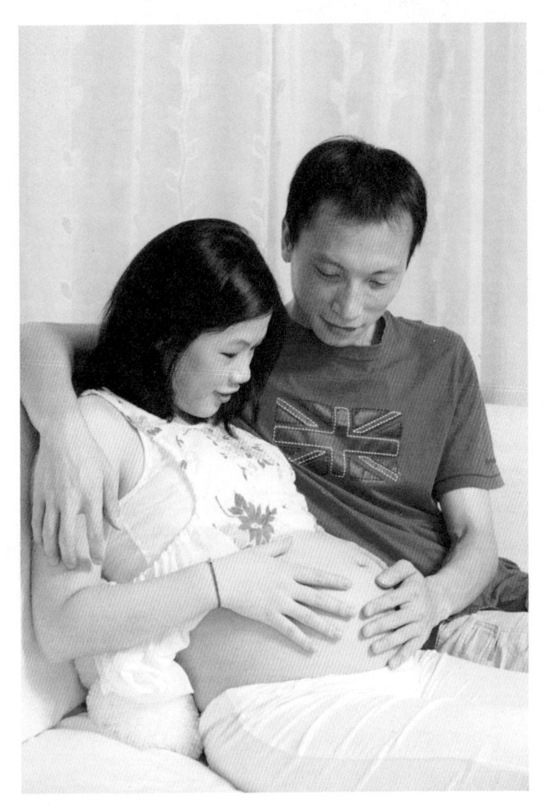

早产时应注意的事项

当有早产的情况发生时，首先孕妈妈要保持安静，尽可能早地接受医生的检查与治疗。如果孕妈妈腹部没有胀痛的现象，也无出血、分泌物而突然破水时，可垫上一层厚厚的脱脂棉，并用丁字带固定，然后立即住院治疗。

早产的预防

孕妈妈应定期进行产前检查，应对早产要从预防着手。

1.有心、肾疾患或高血压的患者在妊娠前就应到医院检查，以决定是否可以妊娠或何时妊娠。一旦怀孕，要按期进行产前检查，做好保健工作，以减少并发症的发生。

2.要积极治疗妊娠期并发症，尤其要做好妊娠高血压疾病的防治工作，减少早产发生。宫颈内口松弛者应于怀孕16周左右做宫颈内口缝合术。

3.孕期要注意起居饮食，适当增加营养，不食用有刺激性的食物。平时要注意劳逸结合，既适当参加劳动，又要避免劳累过度，不使身体过于疲劳，尤其要注意避免撞击腹部。

4.保持充分的休息时间，不要劳累。不要碰撞腹部，不要去人多拥挤的地方。

孕产新篇

1 孕期体重怎么长

很多孕妈妈会有一个误区，就是孕期体重本来就是一直增长的，没必要控制。其实这是不正确的，增长过快的体重会导致胎儿体重过高，从而引起巨大儿，这对于孕妈妈与胎儿都是不利的。

孕妇在整个孕期的增重的理想状态是12.5千克左右，所以，在孕期时，孕妈妈过度滋补的营养不会留给胎儿，反而会增加孕妇产后的恢复难度，而应多吃不引起肥胖的营养食物。

坚果

在坚果中发现的一类有益于心脏健康的不饱和脂肪，对胎儿脑部的发育非常重要。但是因为坚果的热量和脂肪含量比较高，所以，每天应将摄入量控制在不超过30克。还有一点特别需要引起孕妈妈注意：如果平时有过敏现象，最好避免食用那些容易引起过敏的食物，如花生。

鸡蛋

如果孕妈妈一看见肉就觉得恶心，那么可以吃鸡蛋来补充蛋白质。鸡蛋中含有人体所需的各种氨基酸，煎个鸡蛋再配点儿蔬菜会让孕妈妈的早餐既简单又营养。如果孕妈妈受不了煎鸡蛋的味道，可以煮着吃。

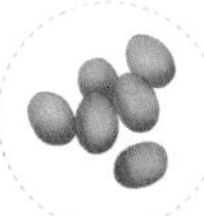

西蓝花

孕妈妈多吃西蓝花有很多好处：西蓝花富含钙和叶酸，而且还含有大量的纤维和抵抗疾病的抗氧化剂，其内含的维生素C还可以帮助孕妈妈吸收其他绿色蔬菜中的铁。

土豆

土豆中含有丰富的淀粉，而淀粉是最适合孕妈妈的糖类，其消化吸收较慢，能使血糖的水平更稳定，且持续时间更长，使饱腹感更持久。

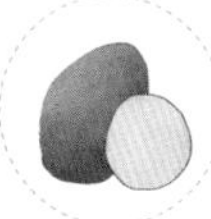

2 高龄产妇能顺产

一般来说，年龄越大，子宫宫缩的协调性和弹性就会变得差一些，子宫弹性差，发生宫缩乏力的可能性就大一些。高龄产妇与双胞胎产妇都属于高危人群，通常建议剖宫产。

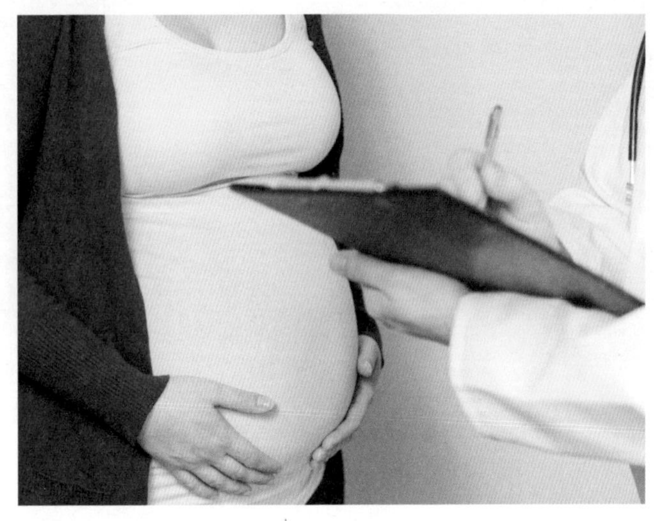

但是，很多高龄产妇也是能顺产的，只要注意怀孕期间控制体重，宝宝不过大，胎位正，各项指标无异常，就可以考虑顺产。对于高龄产妇要选择何种分娩方式，一定要根据自身情况来定，如果产妇状况较差，就应该选择好时机采用剖宫产。

和20余岁的初产妇比较起来，高龄初产妇在妊娠期中发生中毒症的百分率和使用剖宫产、吸引分娩、钳子分娩，以及造成新生儿假死（昏厥）的比率会很高。主要是因为产道伸张力不够，婴儿通过它需要很多时间，以致生产前的阵痛减弱，分娩的时间需要再延长。但这并不表示35岁以上的初产妇生产都很困难，分娩的状态因产妇的体格、骨盆大小、胎儿大小和位置、产道伸张力的情况而有所不同，只要孕妈妈做足充分保养，就可以安产。

必须进行剖腹产的情况

胎儿窘迫：指妊娠晚期因并发症所致的急、慢性胎儿窘迫和分娩期急性胎儿窘迫，短期内不能阴道分娩者。

头盆不称：绝对头盆不称或相对头盆不称经充分试产失败者。

胎位异常：胎儿横位或初产足月单胎臀位（估计胎儿体重大于3500克者）、足先露。

双胎（多胎）妊娠：第一个胎儿为非头位；复杂性双胎妊娠；连体双胎、三胎及以上的多胎妊娠应行剖宫产。

胎盘早剥：胎儿有存活可能，应监测胎心并尽快行急诊剖宫产术娩出胎儿。重度胎盘早剥，胎儿已死亡，也应行急诊剖宫产术。

孕妇存在严重的心脏病、呼吸系统疾病、重度子痫前期或子痫、急性脂肪肝、血小板减少、重型ICP等情况不能承受阴道分娩者。

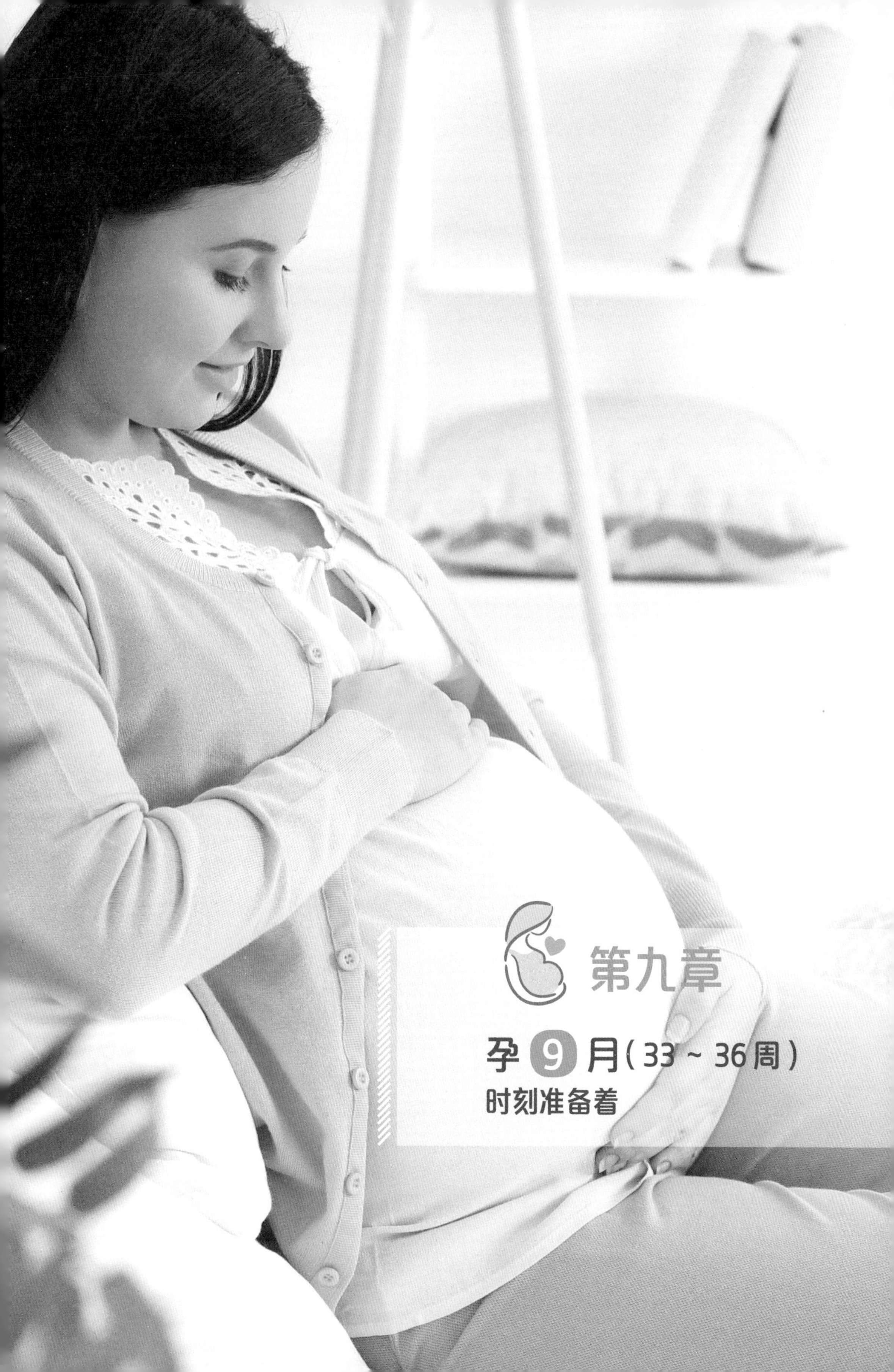

第九章

孕9月（33～36周）

时刻准备着

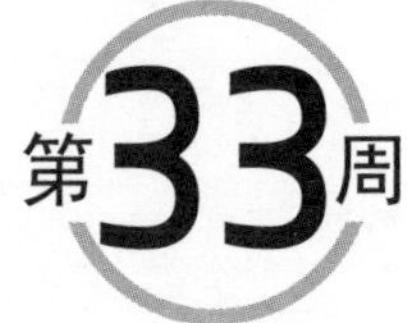

1 宝宝又有变化了

到了本周，胎宝宝的皮肤变得富有光泽起来。孕妈妈也要开始为生产做准备，为了能顺利进行自然分娩，从本周开始，不妨练练自然分娩的瑜伽。

现在胎宝宝的体重大约2000克，身长为40厘米左右，皮下脂肪较以前大为增加，皱纹减少，身体开始变得圆润。他的呼吸系统、消化系统发育已近成熟。有的已长出一头胎发。指甲已长到指尖，但一般不会超过指尖。如果是个男孩，他的睾丸很可能从腹部降到阴囊；如果是个女孩，她的大阴唇已明显隆起，这说明胎宝宝的生殖器发育也接近成熟。头部已降入骨盆。

孕妈妈此时会感到骨盆和耻骨联合处酸疼，尿意频繁，胎儿在逐渐下降到骨盆。也可能会感到手指和脚趾的关节胀痛，腰痛加重，关节和韧带逐渐松弛，沉重的腹部使孕妈妈更加容易疲惫，不规则的宫缩次数增多，腹部经常阵发性地变硬变紧。外阴变得柔软而肿胀。胃和心脏受到的压迫感更为明显，会感到心慌、气喘或者胃胀，没有食欲。

2 月嫂提前预定好

一名月嫂选择得好不好，直接关系到宝宝和产妇的身心健康，月嫂应当具备的条件十分重要。总的来说，月嫂必须要身体健康，要有爱心、耐心，有产后护理技能和带宝宝的经验，同时还要有一定的知识水平和接受新知识的能力。挑选月嫂，应考虑以下几点：

来自正规的家政公司，接受过专业知识、技能培训的月嫂。要记得验看家政公司的营业资格，以及月嫂的身份证、健康证、从业经验、照片等证件。并索要月嫂的身份证复印件。

签订合同要写清楚服务的具体内容、收费标准、违约或者事故责任等；付费时索要正式发票。

选择适合自己的月嫂。不同年龄段的月嫂拥有不同的经验，选择月嫂时要结合自身实际情况。

在雇用月嫂之前，应先把自己的要求尽量讲清楚，并对月嫂的秉性性格进行初步的了解，避免请到不合格的月嫂。

3 孕九月饮食原则

由于胎儿在腹内的占位，孕妈妈胃部的压迫感更加强烈，再加上胎儿的重量，孕妈妈会备感疲惫，胃口大减，因此在饮食上应以少食多餐、清淡营养为原则。而且此时也是胎儿在母体内最后发育的阶段，这一时期内，孕妈妈的营养应以丰富的钙、磷、铁、碘、蛋白质、多种维生素（如维生素E、B族维生素）为主，同时应进食含植物纤维素较多的蔬菜和水果，以缓解便秘和痔疮。

一日的饮食安排

早餐	菜肴	各种清淡拌菜1盘，鸡蛋1个，酱牛肉100克
	主食	各种米粥2小碗，紫菜包饭适量（约100克）
	水果	以开胃为首选，如桃、橙子等
午餐	菜肴	葱烧海参，糖醋黄花鱼，骨汤类的汤羹
	主食	米饭1小碗，或馒头适量
	水果	香蕉2个
晚餐	菜肴	清炖牛肉，腰果虾仁，香椿拌豆腐
	主食	白米饭2小碗，或挂面1碗（约150克）
	水果	可根据自己的口味选择

4 职场工作何时停

为了在家庭和事业中取得平衡，怀着宝宝上班的孕妈妈不在少数，但是在投入工作的同时，千万不要忘了量力而行。孕妈妈应在适当的时候停止工作，否则可能会引起胎儿的宫内发育迟缓。

早孕反应未见好转的孕妈妈

一般情况下，早孕反应在妊娠3个月之后就会自动消失，如果过了3个月，孕妈妈的早孕反应仍然未见好转，则应该停下手头的工作，尽快到医院进行检查，以免耽误治疗的最佳时间，从而导致病情加重。

工作轻松的孕妈妈

如果孕妈妈工作的危险性比较小，周围的环境很安静、清洁，同时孕妈妈的身体状况也不错，如长期坐在办公室里工作的孕妈妈，则可以在预产期的前一两周停止工作，回到家中待产。

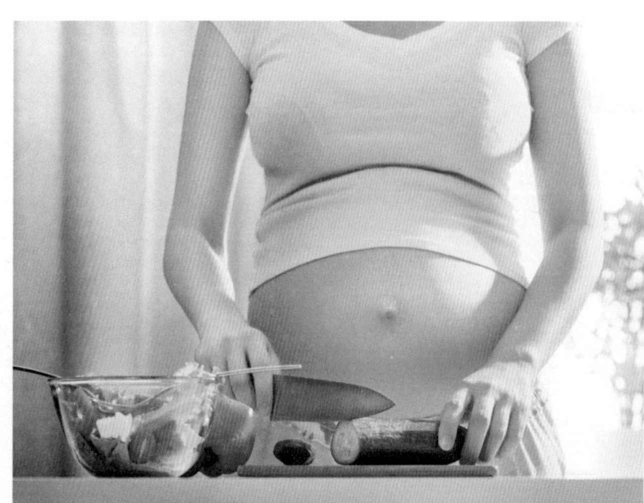

从事销售的孕妈妈

如果孕妈妈是销售人员，则建议孕妈妈在预产期的前两周半就停止工作，回到家中等待宝宝的降生。因为从事销售工作的人员每天至少需要4小时的行走时间，容易导致孕妈妈疲劳。同样，从事饭店服务工作的孕妈妈也应该如此。

工作量相当大的孕妈妈

如果孕妈妈的工作运动量相当大，则需要在预产期的前一个月就离开工作岗位，回到家中待产，以免孕妈妈在工作中发生意外。

工作环境恶劣的孕妈妈

如果孕妈妈是在工厂的操作间工作，或是工作场所是在暗室等潮湿阴暗的环境中，或者是在工作时需要长期使用电脑，那么孕妈妈在孕期应该停止工作，待在家中休息，或是调到其他工作岗位。

孕妈妈的产假

按照有关规定，通常情况下，女性怀孕后可以享受至少3个月的产假，怀孕满38周的孕妈妈则应该暂离自己的工作岗位，好好在家中休息，为临产做准备。

孕产新篇

1 宝宝起名需注意

名字伴随着人的一生，所以取一个好的名字很重要。

宝宝起名要朗朗上口

宝宝起名使用开口音容易叫得响亮，尤其是最后的一个字。按照现代汉语拼音的标准，第一声、第二声为平，第三声和第四声为仄。姓若是平声，名字可以考虑仄声，这样比较有起伏，有抑扬顿挫感，反之亦然；另外要避免不良谐音，如果名字有不好的谐音，孩子漫长的读书生涯里难免会增添一些小烦恼，诸如被人起外号之类，要用普通话和周围人最常用的几种方言多念几遍名字，看看是否有不良谐音，这样会比较保险；还要注意少用生僻的字，因为生僻字的读音一般比较有难度，往往会给孩子将来的生活、学习、工作制造出无谓的小麻烦。

宝宝起名要书写容易

总体上来说，宝宝起名尽量要选择笔画简单的字。如果取的名字笔画较多，可以考虑那些结构比较平稳、布局相对均衡的字，这样书写会比较方便，外形好看。注意要慎用难检字，如果给宝宝取名字用了比较少见的字，可先用几种输入法输入，看看是否存在此种问题。另外还要注意是否书写流畅，如果宝宝的名字写起来如行云流水，那说明是不错的了。

含义美、意境佳

子女是父母生命的延续。子女的名字往往会带有父母对孩子的殷殷期望，也许是家族的传统、血脉的延续，也许是高尚的人生观、价值观。名字的含也是父母要考虑的一方面。

宝宝的名字要有某种意境的话，可以采用两种搭配——动名搭配和虚实结合，比如林风眠、徐悲鸿、梁实秋等，这些名字不仅让人印象深刻，过目不忘，还能励志。

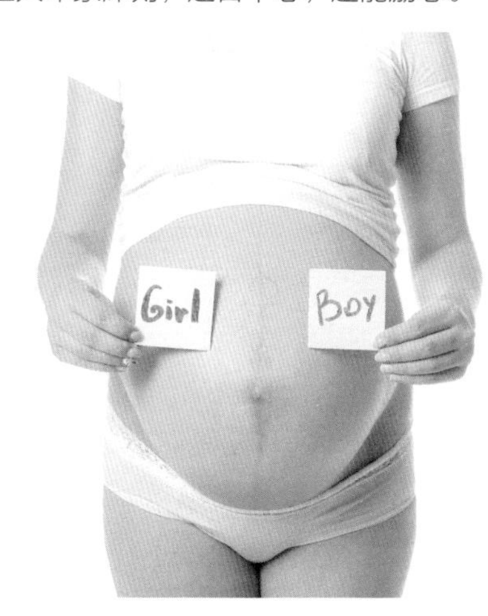

2 孕期自测顺产率

很多人认为根据孕妈妈的体形在一定程度上可以判断出生产的难易程度，但是，孕妈妈的体形确实能反映生产的一些特征吗？下面来测一测你的顺产率吧！

孕妈妈初始分值为 60 分，从题 1 ~ 8，一次选择你属于的选项并相应增加或减少初始分值，得到最后分值。

1. 你现在的年龄是？

A. 20~25 岁（+3）
B. 26~29 岁（+5）
C. 30~35 岁（–3）
D. 35 岁以上（–5）

2. 你现在的体重比孕前增加多少？

A. 10~12 千克（+5）
B. 13~15 千克（2）
C. 16~20 千克（–5）
D. 20 千克以上（–8）

3. 有无流产经历？

A. 从未（+5）
B. 一次（–5）
C. 一次以上（–10）

4. 孕期是否出现过妊娠综合征，如妊娠高血压、妊娠高血糖等症状？

A. 从未（+5）
B. 有，但很轻微（–5）
C. 有，症状较明显（–10）

5. 是否按时做产检？

A. 是，一次也没错过（+5）
B. 偶尔偷过懒（–2）
C. 只是偶尔去（–5）

6. 孕期是否出现胎位不正？

A. 从未（+5）
B. 有，在怀孕 30 周前，已经自动纠正了（–2）
C. 有，30 周后没有自动纠正（–5）

7. 孕检时，测试骨盆的大小、形态是否正常？

A. 骨盆形态轻微异常，骨盆数值正常（+5）
B. 骨盆形态正常，但小于正常形态数值（–5）
C. 骨盆形态和骨盆大小数值均出现异常（–10）

8. 孕期是否有坚持锻炼身体，做孕期体操？

A. 是，每天坚持锻炼（+5）
B. 还可以（+0）
C. 锻炼，但次数不多（–2）
D. 从未做过体操（–5）

结果统计

90~100 分 除非有其他因素影响，不然你一定能顺产的，请放宽心，调整好自己的状态，保持正常的生活和睡眠，相信自己能在医生和助产士的帮助下顺利分娩。

75~89 分 你基本符合顺产的要求，适时调整饮食和生活习惯，适度运动，放松心情。

60~74 分 得分在此阶段的孕妈妈选择自然生产会有一定的风险，建议生产前要全面检查自己的身体，与医生商量是否能选择自然分娩。

50~59 分 你的身体状况不太适合自然生产，建议选择剖宫产，相对来说比较安全。

50 分以下 此得分的孕妈妈完全不适合自然分娩，应听取医生建议，提前做好剖宫产的准备。

第34周

1 胡思乱想没必要

孕妇临近分娩时的心理反应

分娩对孕妇来讲是一件重大的应激事件，特别是初产妇，恐惧、焦虑、忧郁是她们最常见的心理反应，然而准妈妈在分娩时，心情越紧张，肌肉就会绷得越紧，产道不容易撑开，婴儿不能顺利出来，不但疼痛会更厉害，而且还可能造成难产、滞产。相反，心情舒畅，让肌肉和骨盆放松，婴儿才能顺利通过。同时，如果准妈妈过度焦虑，则容易导致子宫收缩乏力，可能增加助产率和产后出血。

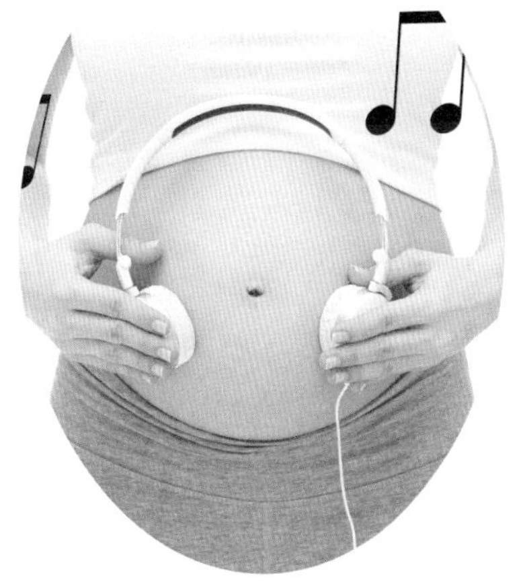

缓解临产前紧张情绪的方法

①定期做好孕期保健、定期检查，确保宝宝的安全，消除担心。

②注意营养、休息，经常散散步、听听轻音乐，尽可能地放松自己，或看一些喜剧片，读一些高雅的书籍，不看恐怖影视、小说，以免增加额外的紧张。

③安排好分娩前的准备工作，协商好分娩过程中可能出现的问题和解决办法。

④与社会多接触，尤其是周围亲人，跟妈妈们交谈，咨询产科专家，获取分娩和育儿的感受和经验，以消除心中的疑问，了解分娩和育儿的知识。

⑤学习和练习分娩镇痛的呼吸和按摩方法。

⑥安排好工作，处理好家庭、社会关系，消除各种矛盾，不让不良的情绪带到临产中。

减轻分娩疼痛的心理疗法

孕妇应增加分娩的信心，保持良好的情绪，从思想上消除对分娩恐惧不安的心理障碍。保持平静的心情，想象生产顺利的情景，同时自我暗示“很快就能见到宝宝了”。参加孕妇学校的课程，了解生产的过程和引起疼痛的原因，有助于克服对分娩的恐惧心理。

总之，要有冷静的态度，运用事先对分娩过程的详细了解，做好配合助产人员的准备。这种心理状态能很好地帮助产妇克服产前的种种不适，也有利于产后的尽快恢复。

2 孕晚期运动好处多

到此时孕妈妈身体已经非常笨重，几乎进行不了什么活动，唯有散步是孕妈妈最适宜的运动。要注意这时的孕妈妈在散步时，应该抬头、挺直后背、伸直脖子、收紧臀部，保持全身平衡，稳步行走。孕妈妈还可以进行一些利于分娩的呼吸运动、盆底肌肉锻炼等。

呼吸运动

学会不同的呼吸法是很重要的，在分娩中孕妈妈能够在不同的时间里运用不同的技术，以此来帮助自己放松，保持体力，控制身体，抑制疼痛，以使自己感到镇静，免受恐惧，通过集中精力呼吸来对自己身体产生高度的控制作用。其中呼吸运动是分娩中减轻产痛最常用的方法，但呼吸也有技巧，分深呼吸、浅呼吸和短促呼吸。

1 深呼吸

深呼吸适合于子宫收缩开始和结束的时候。你舒适地坐着，家人把手放在你的背下部，你能够通过吸气使其移开。接下来缓慢而深沉地将气呼出。这种深呼吸会产生一种镇静的效果。

2 浅呼吸

浅呼吸适合于子宫收缩达到高点的时候。如果家人将手放到你的肩胛上便会感觉到。呼吸应丰满而短促，嘴唇微微开启，通过喉部把气吸入。每次浅呼吸约10次之后，就需做一次深呼吸。

3 短促呼吸

短促呼吸用在子宫颈口未开大前抵御向下用力和镇痛，技巧是呼吸上提放松，以不感到用力为度。孕妈妈仰卧，后膝弯曲，双手交叉握在胸前，先吸气后用鼻快速短促地重复呼吸5次。口微张开，慢慢呼气。

盆底肌肉锻炼

盆腔肌肉的收缩也是构成产力的一部分，在分娩过程中协助宝宝运动，它的功能减弱也可能导致难产，所以盆腔肌肉的锻炼显得十分重要。

练习方法分为快速运动和慢速运动。快速运动就是在几秒钟内迅速收缩和放松；慢速运动是缓慢收缩和尽可能保持，或默数到十，然后放松休息几分钟后再重复。

这样每天锻炼数次，越接近分娩越要增加锻炼次数，收缩保持的时间也逐渐延长。这种运动要坚持到产褥期，还有助于产后盆底组织的恢复。

检测判断这种锻炼是否有效果可以用以下方法：

①排尿时，看排尿过程中能否让它停阻或控制其缓慢排泄。

②在大腿间夹一面镜子，观察在收缩运动时阴道和肛门是否上提。

③放一手指于阴道内，感觉在运动锻炼时是否有缩紧感。

3 子宫感染要警惕

发生子宫内感染的原因

子宫虽然有羊水的保护，但有些情况如胎膜早破、超过24小时仍未临产、产程延长以及产妇贫血体弱等，都可能会引起子宫内感染。也有少数产妇的羊水抗菌能力较差，阴道内的致病菌可乘虚突破防线进入子宫内，造成子宫内发生感染。

子宫内感染的影响

早期感染时如果采取及时的治疗，对产妇及胎儿一般没有太大的影响，但由于感染发生在宫腔内，早期感染时产妇可能没有任何症状，往往容易造成误诊。

感染严重时，如不及时应用药物，则病菌可经过胎盘进入母体血循环，导致产妇出现败血症、中毒性休克等。同时羊水中的细菌进入胎儿体内后，胎儿可能会发生子宫内肺炎、败血症、脑膜炎等。有的新生儿看上去虽然没有任何异常，但到婴儿期时，就可能出现上述感染现象，而且有50%以上发病的胎儿和新生儿发生死亡，即使存活，也可能会留下神经系统后遗症。

如何预防子宫内感染

为了预防子宫内感染，在妊娠末期时，孕妈妈应严禁性生活，要注意适当休息、保持良好情绪和摄取足量的营养。当发现阴道有液体流出时，切不可粗心大意，应尽快到医院检查，以便采取及时的防治措施。

分娩前，孕妈妈还要注意尽量避免过多的肛门与阴道检查，因为一些不卫生的检查工具可能会造成子宫内感染，同时也可减少检查对于宫体造成的刺激。

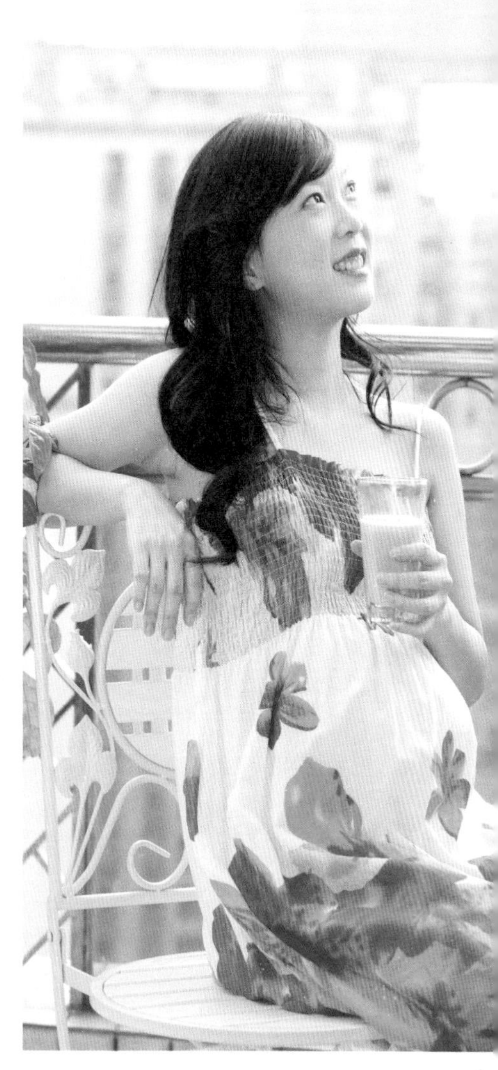

孕产新篇

1 脐带血，存不存

脐带血是指新生儿脐带被结扎后由胎盘脐带流出的血。脐带血中富含造血干细胞，这些干细胞可以用来替代骨髓和外周血干细胞进行移植。目前，脐带血主要用于血液病的治疗，包括白血病、淋巴癌、贫血等。由于脐带血中含干细胞的免疫功能尚未发育完全，所以在配型上相对容易许多，尤其在家人中间概率更高。

如果想保存宝宝的脐带血，需要考虑什么呢?

办理手续：最好在孕28周左右与脐带血库进行联络，并签署一份《脐带血干细胞储存合同书》。具体事宜可向脐带血库的医生进行详细咨询。如果由于种种原因未能提前签署合同，在分娩前与脐带血库工作人员联系也能进行采集。

怎样采集：脐带血采集过程非常简单，只需要几分钟，不用麻醉，并且无痛、无副作用，在大多数妇产医院或产科皆可完成。

保存期限：资料表明，脐带血造血干细胞可长期保存，至少不会低于一个正常人的寿命。

费用：采集脐带血大约需要6800元人民币，今后每年的储存费用为980元左右，同时还可免费获得一份由中国人寿保险公司承保的《脐带血干细胞储存医疗保险》，保额为30万元。

适宜人群：所有身体健康、产前常规检查正常、无传染性疾病、无家族遗传病史的孕妇都可以进行脐带血干细胞的储存。

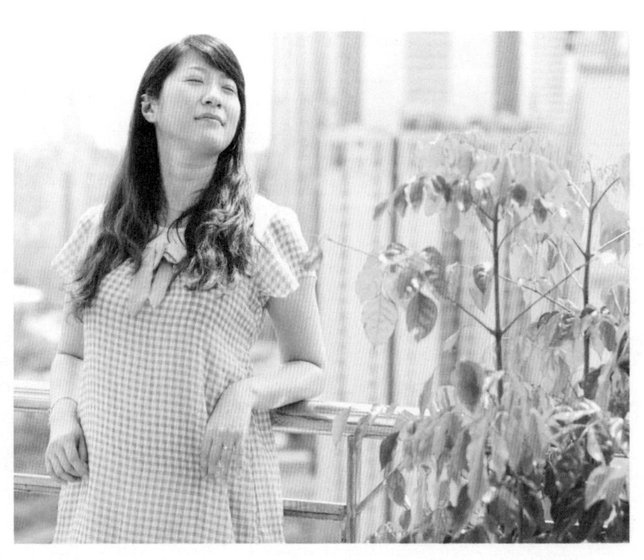

2 慎重选择孕妇裤

一条好的孕妇裤不仅要能够承托孕妈妈的腹部，减轻孕妈妈腰椎负担，而且还需要不勒紧腹部，不会对腹部造成压迫。

夏天，孕妈妈一般会选择穿裙子，这样不仅美观，而且凉爽。但冬天，孕妈妈就要好好选择一条既保暖又不压迫的孕妇裤了。

孕妇裤的选择不是腰围够大就行了。随着孕晚期胎儿的增大，与那妈妈的腰部需要承受很大的压力，而腹部的增大也会压迫下半身的血液循环，造成腿部浮肿。不仅如此，孕妇的皮肤经过10个月的拉伸，容易形成妊娠纹，若选择具有托腹功能的孕妇裤，能很好地改善以上的情况。

孕妇裤还需要注意选择纯棉面料的。由于孕妈妈孕期体质特殊，容易出汗，因此，在选择裤子的时候要考虑纯棉的布料。特别是内裤，孕期孕妈妈的分泌物增多，内裤尽量选择浅色的，以便于随时观察分泌物的情况。至于外裤的颜色可以随意，但要注意不买会褪色的裤子，以免引起皮肤病。

紧身裤能显示腿部的线条，但是孕妈妈却不能只顾着美丽，不顾健康。紧身裤虽然能显身材，但是孕妈妈腿部本来就容易浮肿，如果再选择紧身裤，就会使得腿部肌肉得不到放松，对孕妈妈来说是不方便的。

孕妈妈们要学会选择适合自己尺寸的裤子，这样穿起来比较舒适，走路做事也比较方便。

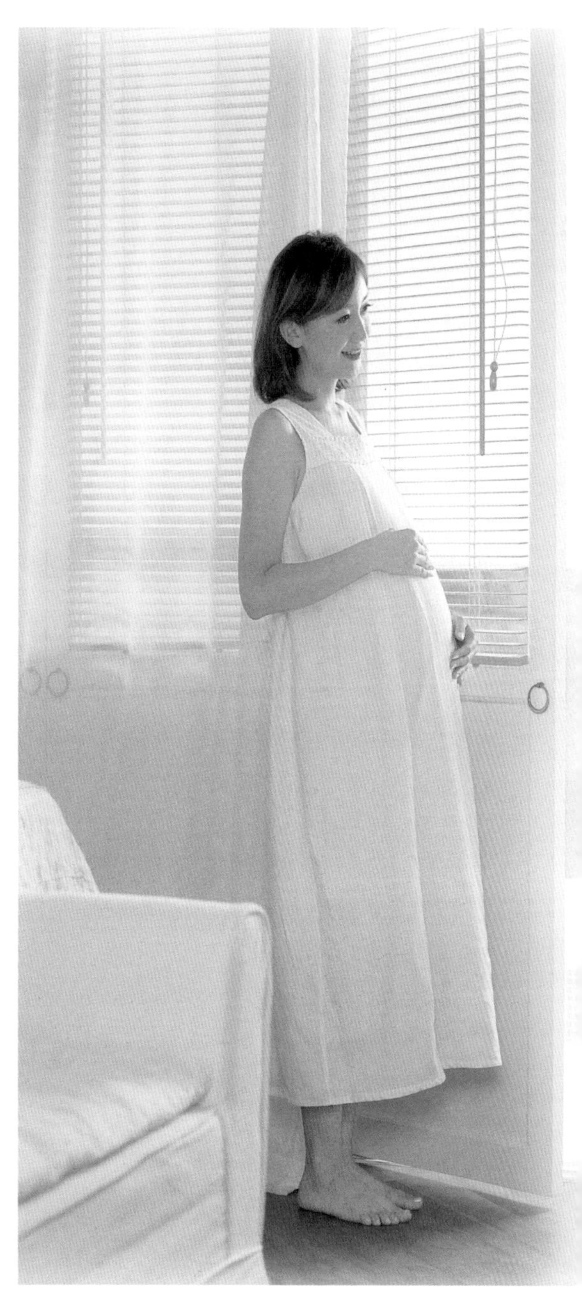

第35周

1 胎儿发育已良好

到本周，胎儿完全发育成形，身体比例就是一个新生儿。尽管如此，他还在继续发育成熟，体重继续增加。

现在的胎儿越长越胖，变得圆滚滚的。皮下脂肪将在他出生后起到调节体温的作用。35周时，胎宝宝的听力已充分发育。如果在此时出生，存活的几率为99%。

从肚脐量起，子宫底部高度约15厘米，从耻骨联合处量起约35厘米。到本周，孕妈妈的体重增加了11～13千克。现在，孕妈妈的子宫壁和腹壁已经变得很薄，当宝宝在腹中活动的时候，甚至能看到宝宝的手脚和肘部。因胎儿增大并逐渐下降，很多孕妈妈会觉得腹坠腰酸，骨盆后部肌肉和韧带变得麻木，有一种牵拉式的疼痛，使行动变得更为艰难。平时做起来很简单的事情，现在就会感觉很累。大约在分娩前一个月，宫缩就开始了。有些人刚开始时还没感觉，只有用手去摸肚子时才会感到宫缩。

到了孕晚期，这种无效宫缩会经常出现，且频率越来越高。

孕妈妈健康生活

此时孕妈妈体力大减，是越发容易疲劳的时期。每天晚上至少要有8～9小时的睡眠时间，有条件的话，中午还可以小睡1～2小时。睡眠时一般采取左侧卧位的姿势，这样有利于胎儿的生长发育。

起床时应该先让身体成侧卧姿势，然后弯曲双腿的同时，转动肩部和臀部，再慢慢移向床边，用双手撑在床上、双腿滑下床，坐在床沿上，稍坐片刻以后再慢慢起身。

不能因身体笨重就不运动，可继续做孕妇体操，继续做辅助分娩动作，还应该练习助产呼吸技巧。

学习各种分娩知识，以便在分娩时配合医护人员，从而能顺利分娩。

此时虽然胎儿动得少了，但应坚持计数胎动。胎动每12小时在30次左右为正常，如果胎动过少（少于20次）预示胎儿可能缺氧，少于10次胎儿有生命危险，应及时上医院就诊。

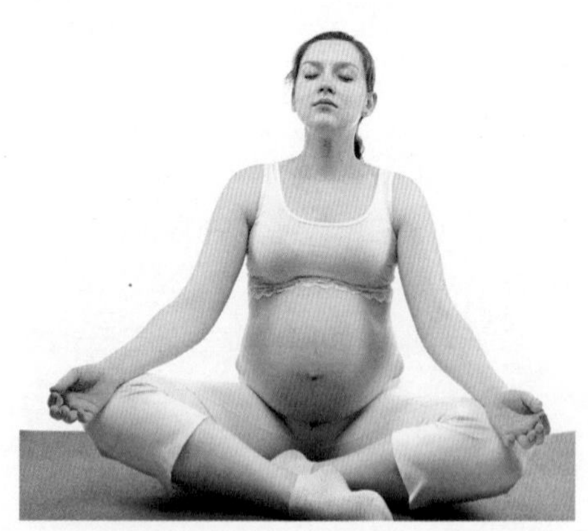

2 孕期妈妈喝奶粉

孕妇补充孕期营养除依靠饮食外，还可有很多选择：多种维生素、钙片和孕妇奶粉。其中孕妇奶粉的配方是根据孕妇身体特点所研究的，所以营养更全面合理，补充起来也会更方便。

孕妇奶粉中包含了促进胎儿生长发育的营养成分，是孕期重要的营养来源之一。即使孕妇的膳食结构比较合理、平衡，但有些营养素只从饮食中摄取是不能满足身体需要的，如钙、铁、锌、维生素D、叶酸等。而孕妇奶粉中几乎含有孕妇需要的所有营养素，如果孕期喝适量的孕妇奶粉，基本能够满足孕妇对各种营养素的需求。

此外，孕期反应厉害，经常恶心、呕吐，容易造成营养不良，喝孕妇奶粉可以补充很多丢失的营养元素。和鲜牛奶比起来，孕妇奶粉更容易吸收，对消化道负担很小。不过需要提醒的是，孕吐很严重的孕妇，最好选择一款口味清淡的孕妇奶粉。

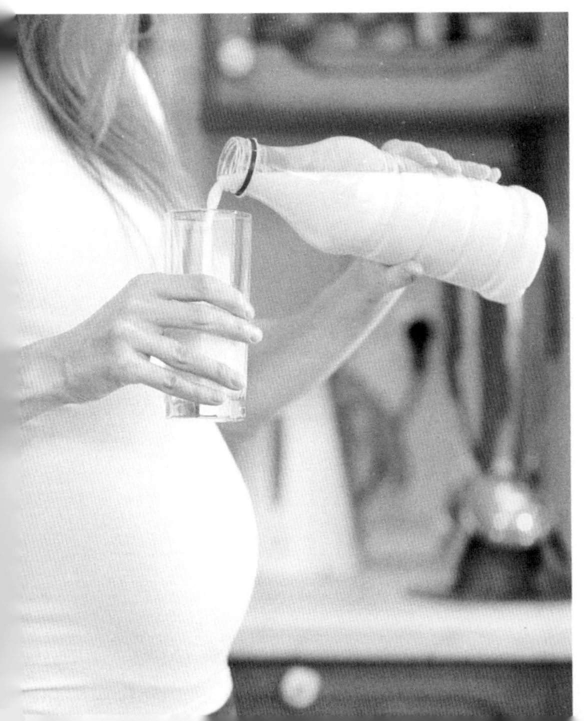

喝孕妇奶粉的注意事项

①一般来说，孕妇奶粉的产品说明上都会建议孕妇每天喝1～2杯，不要拿孕妇奶粉当水喝，也不要擅自增加饮用量，否则容易造成某些营养元素摄入量超标，反而对健康有害。

②孕妇奶粉的配方只是针对大多数孕妇的，并不能满足所有的营养需求。如果孕妇存在严重贫血、缺钙等状况，还应该针对身体状况，按照医生的诊断，补充铁和钙等。

③孕妇奶粉不仅仅是针对孕妇的，很多品牌也适合哺乳期的妈妈饮用，而且产后喝孕妇奶粉比喝汤更容易吸收。

④如果严格按照孕妇奶粉的说明饮用，基本上可以满足孕妇对各种营养元素的要求。如果同时服用多种维生素，就会造成一些营养成分摄入过量，而某些营养元素如果长期摄入过量，对胎儿和孕妇的健康都是没有好处的。

⑤现在的孕妇奶粉添加了很多营养成分，而且不同的孕妇奶粉添加的成分也不尽相同。可以根据自己的需求来选择孕妇奶粉，如想用孕妇奶粉代替平时吃的维生素片，可挑选一个配方里面含维生素含量相对多一些的奶粉。

⑥不是所有的孕妇都适合喝孕妇奶粉的。患有妊娠期糖尿病的孕妇最好在选择孕妇奶粉之前征求一下医生的意见；体重超标、体重增长过快的孕妇在选择孕妇奶粉之前也应该慎重考虑，因为孕妇奶粉与维生素片相比，脂肪含量及热量都相对较高。

3 补充维生素K

新生儿极易缺乏维生素K，而母乳中维生素K的含量极少，所以补充维生素K要在孕期开始补起。其实维生素K无论对胎儿还是孕妈妈，都是非常重要的。

1 维生素K的作用

维生素K是一种脂溶性维生素，能合成血液凝固所必需的凝血酶原，加快血液的凝固速度，减少出血；降低新生儿出血性疾病的发病率；预防痔疮及内出血；治疗月经量过多。

2 补充维生素K

人体对维生素K的需要量较少，孕妈妈和乳母的每日推荐摄入量为120微克。富含维生素K的食物有绿色蔬菜，如菠菜、菜花、莴苣、萝卜等；烹调油，主要是豆油和菜籽油。另外，奶油、奶酪、干酪、蛋黄、动物肝脏中的含量也较为丰富。

3 缺乏维生素K的危害

孕妈妈在孕期如果缺乏维生素K，流产率将增加。即使胎儿存活，由于其体内凝血酶低下，易发生消化道、颅内出血等，并会出现小儿慢性肠炎、新生儿黑粪症等症；一些与骨质形成有关的蛋白质会受维生素K的调节，如果缺乏维生素K，可能会导致孕期骨质疏松症或骨软化症的发生；维生素K缺乏还可引起胎儿先天性失明、智力发育迟缓及死胎。

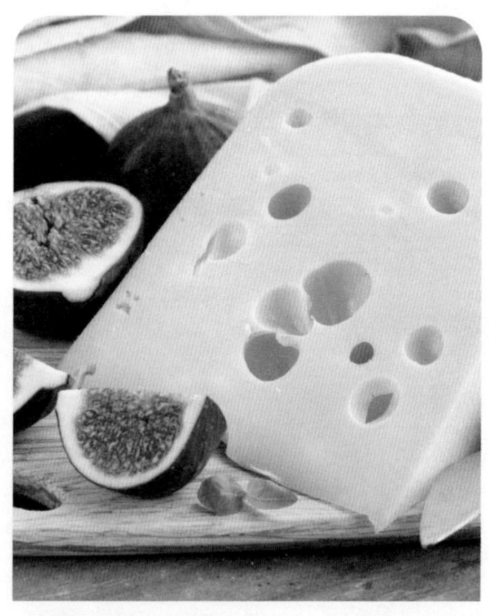

孕产新篇

一孕是否“傻”三年

很多孕妈妈在孕期或者产后经常会感到自己丢三落四、记忆力下降，周围的人不禁感叹“一孕傻三年”。难道怀孕之后真的就是“一孕傻三年”了吗？

从大量的临床实验结果来看，“孕傻”确实是存在的，只不过“孕傻”并不是说孕妈妈怀孕之后就智商下降（变傻）了，而是指妈妈在认知能力方面的下降，比如记忆力下降、内隐记忆减退、注意力较难集中等。

怀孕对人类的大脑影响是未知的。从相关科学报道来看，女性在怀孕之后大脑中涉及社交认知的灰质与怀孕之前的相比减少了，而母亲大脑灰质的改变越多，和孩子之间的依恋关系也越强，如此说来，母亲大脑中灰质的减少是有一层母性的光辉所存在的。并且，这种变化会一直持续到产后2年。

还有一种说法是，母亲在怀孕之后，她的注意力已经被自己的孩子所吸引，因此对周围事物的感知力下降。生产之后，多数母亲的生活重心会放在孩子身上，她们得花费大量的精力来照顾孩子。有研究表示，夜晚4点到5点正是人深度睡眠恢复精力的最佳时期，但是刚出生的婴儿往往会在此时间段醒来喝奶，而爸爸是不会醒过来的，妈妈长期缺少睡眠，进而引起大脑迟钝。“一孕傻三年”的说法也就是这样出来的了。

无论是哪种原因，母亲为了宝宝所付出的远远不止我们表面上所看到。对于母亲、妻子，我们不妨给予更多的宽容和耐心。

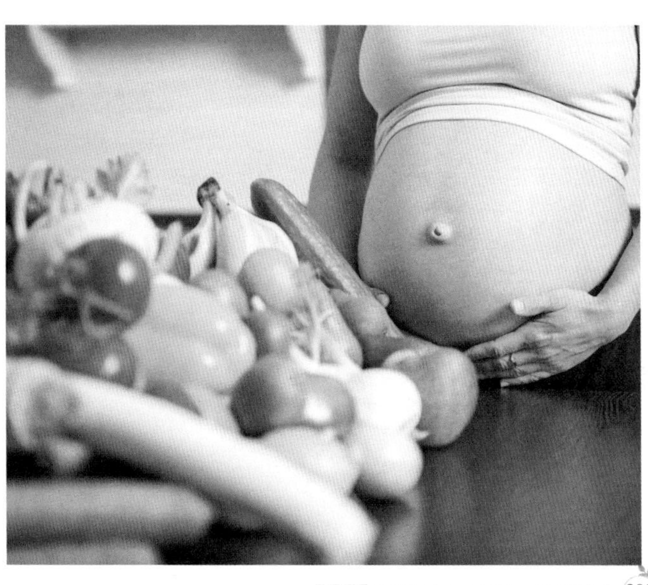

第36周

1 胎盘功能要检查

检查胎盘功能的好处

从妊娠36周开始，孕妈妈要定期到医院做有关胎盘功能的检查。做这项检查是为了关注胎盘功能的健康状况，如果发现异常情况，医生就会根据孕妈妈的综合情况采取相应的措施，从而避免意外发生。

胎盘功能的检查方法

胎动计数。孕妈妈可以根据计算胎动的次数来判断是否存在胎盘功能不全。因为胎盘供血状态与胎动有着紧密的联系，如果胎盘功能减退，胎宝宝就会因缺氧而导致胎动减少。如果胎宝宝的活动次数突然下降超过50%，或逐日下降超过50%而不能恢复，或12小时之内少于10次，则可能是胎盘功能不全，孕妈妈应该引起高度重视。

胎心率监测。根据胎宝宝心率变化的情况也可以判断是否存在胎盘功能不全。如果胎宝宝活动时胎心率呈加速变化，即说明胎盘功能属于正常情况，一周之内不会发生因胎盘功能减退所导致的胎儿死亡现象。

化验检查。借助对胎盘分泌的孕激素、胎盘生乳激素、绒毛膜促性腺激素等激素的检查，可以判断胎盘功能是否属于正常。

B超检查。B超不仅能对早期妊娠、异位和异常妊娠做出诊断，而且对胎儿的生长情况及生长速度、胎儿存活、胎儿大小、胎盘位置、胎盘成熟度、羊水多少等均可进行探查。

胎盘功能不全的预防

①妊娠期间孕妈妈要合理安排膳食，要保证每日摄取足够的蛋白质、维生素、植物纤维、钙、铁等营养物质，保持良好的胃口，多吃一些新鲜的水果和蔬菜。

②孕妈妈要注意劳逸结合，不要过度疲劳，也不要过于懒散。每天要坚持到室外散散步，这样可以促进全身血液的循环。

③在家中要按时计算胎动次数和监测胎心率，并做好记录，密切关注腹中宝宝的健康状态。

④严格按照医生的要求，定时做产前检查，尤其是患有心脏病、妊娠高血压或肾病的孕妈妈。

只有坚持按照上述要求来做，才能及时发现胎盘功能异常的情况，从而让医生做进一步的干预措施。

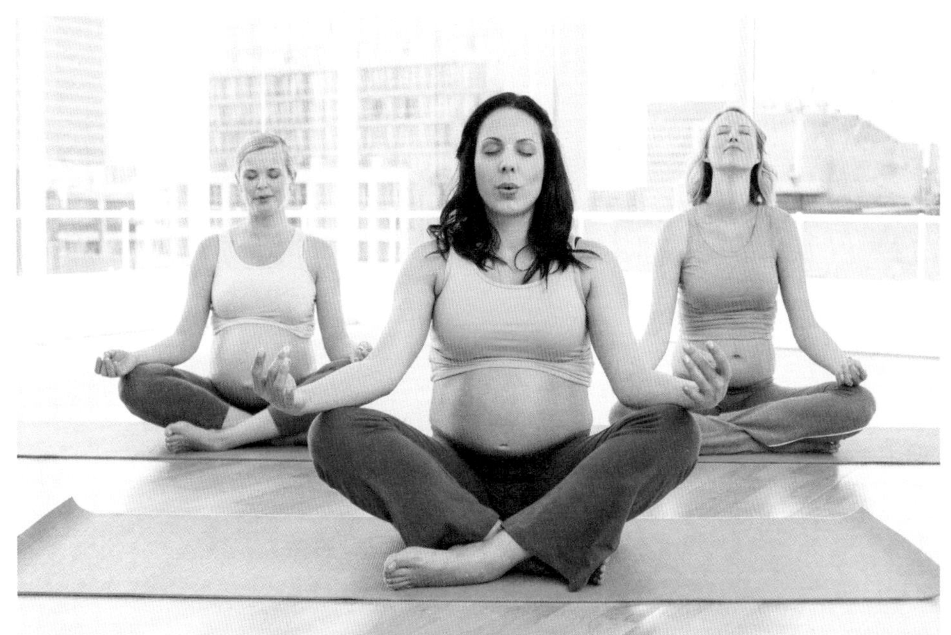

2 顺产运动做一做

孕妈妈在顺产之前多积累一些顺产分娩的知识，并配合简单的运动，就能轻松度过分娩过程了。

盘腿对脚坐

保持后背挺直，两脚掌交叉，将足跟向内侧拉，同时缓慢降低两膝。这个动作可以使大腿与骨盆的肌肉拉伸，同时改善分娩时的体位，保持骨盆柔韧性，增强下身的血液循环。

如果孕妈妈比较难完成这个姿势，可以靠着墙来支撑后背，或者是在大腿底下放上垫子，但记住一定要保持后背笔直。

上下摇摆骨盆

用双手和双膝支撑身体，头和躯干在同一水平线。收腹，保持该姿势数秒钟，同时轻轻摇摆背部。然后放松腹部和背部，降低背部，尽量保持背部水平，重复上述动作。这可以加强腰部肌肉，帮助减轻分娩时的背痛。

你也可以靠着墙进行类似的动作：直立靠近墙，努力让腰下臀上的部位靠近墙面。

墙面滑行

背靠墙站立，两脚分开，距离与肩同宽，慢慢靠墙下滑至处于坐姿。保持该坐姿数秒，然后再上滑至站立。反复进行该动作10次。这一动作有助打开骨盆口，以给胎儿更大的空间进入产道。

为了减轻膝盖的压力，可以在后背放个小球，以减少滑行过程中的阻力。也可以不靠墙来完成该动作，同样需要保持后背笔直，两脚分开同肩宽。

3 胎教知识大讲堂

妊娠9个月时，已接近整个妊娠的尾声，面临最后的“冲刺”，孕妈妈不可放松，仍要继续做好胎儿的教育工作。

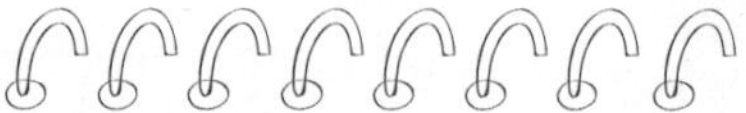

情绪胎教

这个时期，一些孕妈妈往往担心胎儿是否健康，能否顺利分娩。如果情绪高度紧张，容易导致心理上的不平衡，甚至使整个养胎与胎教的过程功亏一篑。因此要求孕妈妈要保持乐观的精神状态，愉悦地期盼与小宝宝见面。如果孕妈妈有焦虑、紧张等不良情绪时，试着去做些自己感兴趣的事情，转移自己的注意力。

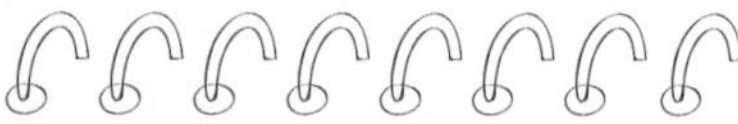

语言胎教

9个月的胎儿虽说已具有了听力，但不是通过耳朵而是通过大脑来接受语言的，此时，父母与胎儿的对话内容应以理解性和系统性语言为主。如眼、嘴、热的、冷的、彩色、好香等一个字一个字地说，爸爸妈妈要有兴趣，耐心地教。另外，也可以选些浅显的古诗、纯真的儿歌、动人的名人经历讲述给胎儿听。

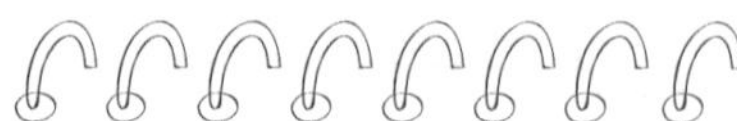

音乐胎教

此时期的音乐胎教应和以前一样，在安静的环境中，孕妈妈集中精力，应用丰富的联想，和胎儿一起听音乐。此时孕妈妈因为临近分娩，可能会产生烦躁不安、情绪紧张的心理状态，因此应尽量选择柔和、节奏舒缓、优美动听的音乐，可以是古典音乐，也可以是流行歌曲。

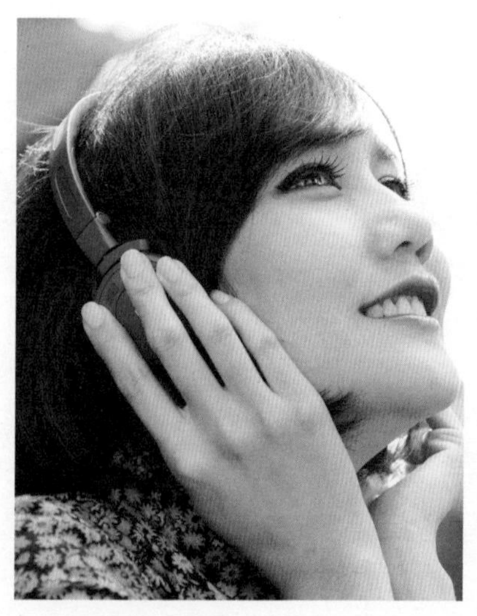

最好使用专用传声器，也可用耳机或外接扬声器，把传声器放置在腹部正上方，声音在60分贝左右，相当于收音机中等声音。如使用录音机放音乐，录音机可放在离孕妈妈1米左右的位置。如是扬声器，可对着腹部，腹部最好无衣服遮盖，声音稍强但不可太大，在65~75分贝。

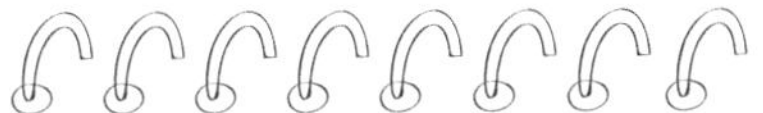

视觉胎教

这个月也要坚持对胎儿继续进行视觉胎教，当胎儿醒着（胎动）时，用手电筒的微光一闪一灭地照射孕妈妈腹部。视觉胎教可以训练胎儿昼夜节律，即夜间睡眠、白天觉醒，促进胎儿视觉功能及脑的健康发育。训练可选择在每天早晨起床前与每晚七八点进行，以便日后养成孩子早起床、晚学习的好习惯。

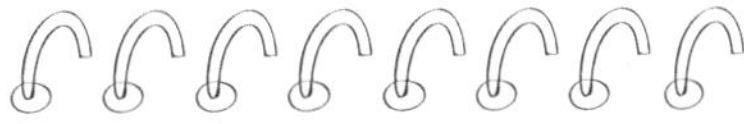

意念胎教

孕妈妈在这个月时，仍要不遗余力地想象将要出生的婴儿形象，还可以想象着和孩子一起做游戏的情景，如嘴里念念有词，喊着胎儿的名字和他一起搭积木，设计瑰丽多姿的建筑造型，建造理想中的儿童乐园。也可以将布娃娃当成自己的孩子，想象着与孩子一起唱歌、跳舞、捉迷藏等。

营养胎教

营养胎教就是给胎儿提供充足的营养，保证胎儿发育良好，这也是胎教的根本。营养胎教既要照顾孕妈妈的口味，又要注意食物营养，以保证孕妈妈和胎儿的物质需要，为母体内的胎儿提供充足的物质营养。因此，了解孕期的生理特点，平衡和科学饮食对胎教来说，也是很重要的事。

为了孩子，孕妈妈的饮食要有规律，一日三餐不可缺，应做到营养均衡多样化，尽可能吃天然食物，而不是保健品。多吃一些新鲜水果和蔬菜，蔬果中含有丰富的叶酸和B族维生素，对胎儿神经系统的发育有着重要作用。还要多吃粗粮，虽然粗粮口感不如细粮，但是粗粮中所含的各种微量元素是准妈妈此时最需要的。

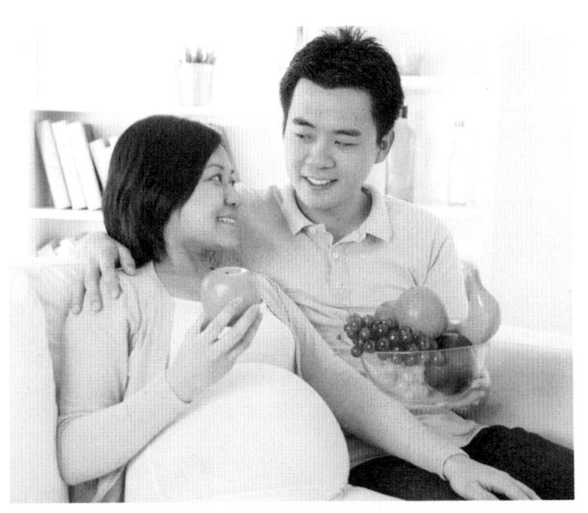

此外，孕妈妈要适量摄入脂肪。脂肪是爱美女性的天敌，可对于准妈妈来说，宝宝的健康成长和大脑发育都离不开它的参与，建议尽可能食用有利于健康的脂类食品，如豆油、花生油、橄榄油等。

孕产新篇

准爸爸会犯错误

胎宝宝是准爸爸和孕妈妈爱情的结晶，对于妻子的怀孕，准爸爸难免会有激动和兴奋。然而，并不是所有准爸爸在得知自己当爸爸那一刻就能够立刻转换身份的，所以准爸爸在孕妈妈怀孕期间难免还是会犯下错误。

保护过度

有些准爸爸在妻子怀孕之后，不知道怎么照顾孕妈妈，就会对孕妈妈保护过度，认为孕妈妈活动得越少越好，吃得越多越好。但是生命在于运动，孕妈妈运动的时候，胎儿同样在运动，孩子今后的协调性、身体的平衡能力，甚至是体质的好坏，很大程度都取决于他在胎儿期时孕妈妈的运动表现。

保护不当

保护过度和保护不当是两个极端做法，粗心大意也绝对不可以。不管原来准爸爸孕妈妈是多么强壮坚强，在孕妈妈怀孕之后，都要收敛起来，因为很多时候，意外都是由一些不起眼的小事引起的。准爸爸不妨多研究一下专业书籍和育儿杂志，掌握理论知识才能更好地照顾孕妈妈和宝宝。

不良生活习惯

有些准爸爸在孕前有抽烟的习惯，怀孕之后就不会在孕妈妈跟前抽，而是到别的地方抽完回来，以减少孕妈妈吸“二手烟”。但是香烟、滞留在家具、衣服、墙上甚至头发和皮肤上的有害微粒和气体，仍然能被人体吸收，进而影响胎儿的发育。

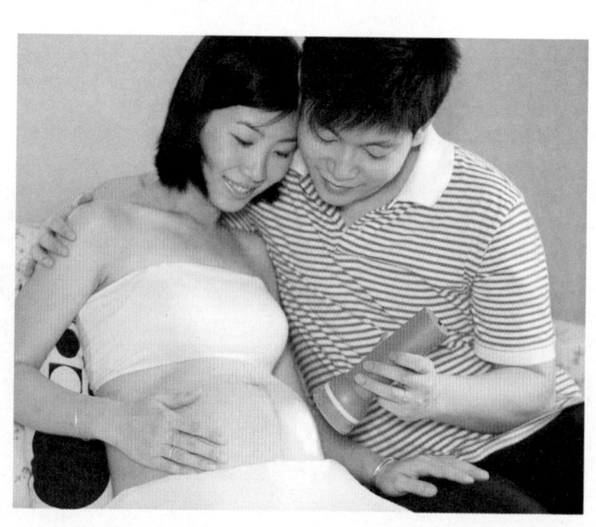

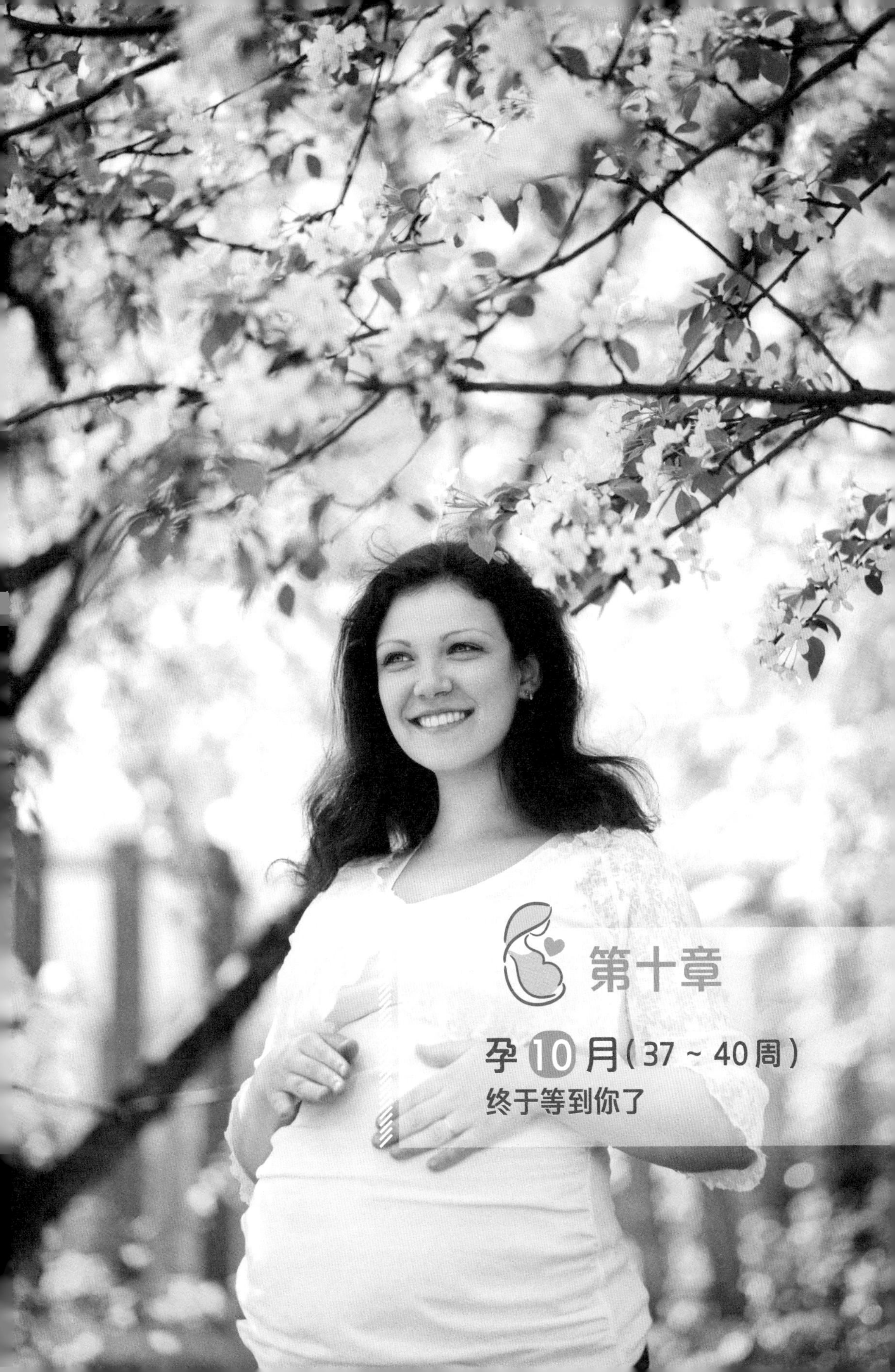

第十章

孕10月(37 ~ 40周)

终于等到你了

孕10月（37～40周） 终于等到你了

第37周

1 每周产检不可少

小宝宝的成长

这阶段胎儿身长50～51厘米，体重2900～3400克。皮下脂肪继续增厚，体形圆润。皮肤没有皱纹，呈淡红色。骨骼结实，头盖骨变硬，指甲也长到超出手指尖，头发长出2～3厘米，细毛几乎看不见了，内脏、肌肉、神经等都非常发达，已完全具备生活在母体之外的条件。胎儿的身长约为头的4倍，正常情况下头部嵌于母体骨盆之内，活动力比较受限。

胎儿的头部已进入了母体的骨盆之中，身体的位置稍有下降，胎动比以前更加频繁。

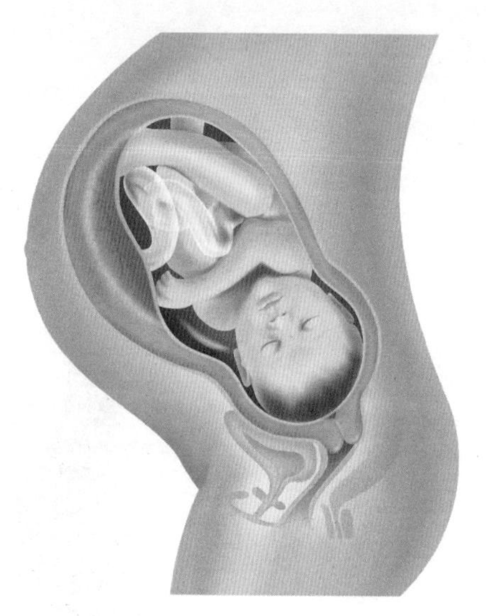

孕妈妈身体的变化

孕妈妈子宫底高30～35厘米。由于胎儿下降，腹部凸出部分有稍减的感觉，胃和心脏的压迫感减轻，呼吸也顺畅了一些，但因为下降的子宫压迫膀胱，尿频、便秘更为明显，而且阴道分泌物更加增多了，产道也变得柔软有弹性。由于肚皮胀得鼓鼓的，肚脐眼也消失了，成了平平的一片。

胎儿压迫胃的程度渐小，胃舒服了，食欲也增加了。而且常感到肚子发胀，子宫出现收缩的情况，这种情况如果每日反复出现数次，就是临产的前兆。子宫收缩时，把手放在肚子上，会感到肚子发硬。

每周产检不可少

到了本周，孕妈妈随时都有生产的可能，所以这时候，孕妈妈每周都必须到医院进行产前检查，以便医生及时了解孕妇的身体状况。

2 待产能量准备好

为了保证孕妈妈营养的需要，此时每天的膳食最好做到以下几点。

①摄取主食400～500克，植物油50毫升。

②蛋类可以提供孕妈妈需要的优质蛋白质、叶酸、B族维生素和铁等，因此孕妈妈应每天食用1～3个鸡蛋。

③摄取各种鱼、瘦肉等80～150克。每周最好食用300～500克动物肝脏。

④孕妈妈适量吃些豆类食品，对胎儿健脑十分有益。每天可食用200克大豆制品。

⑤每日必须食用400～500克新鲜蔬菜，如芹菜、油菜、萝卜、西红柿等，新鲜水果如苹果、香蕉、橘子、红枣等，根据个人情况选择食用。

⑥为了保证碘的摄入，孕妈妈每天应食用海鱼、海虾、紫菜等。

⑦孕妈妈每天要保证充足的水分，富含各种矿物质的汤水也是必不可少的。

准备巧克力

产妇在临产前要多补充些热量，以保证有足够的力量屏气用力，顺利分娩。很多营养学家和医生都推崇巧克力，认为它可以充当“助产大力士”。一是由于巧克力营养丰富，含有大量的优质碳水化合物，而且能在很短时间内被人体消化吸收和利用，产生出大量的热能，供人体消耗；二是由于巧克力体积小、发热多，而且香甜可口，吃起来也很方便。产妇只要在临产前吃一两块巧克力，就能在分娩过程中产生热量。

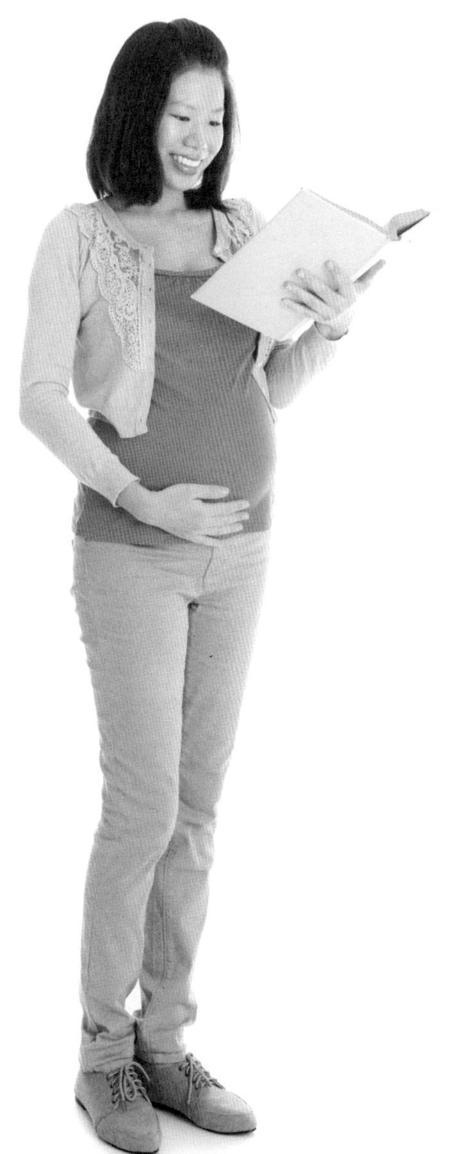

孕产新篇

1 一胎剖宫产，二胎怎么选

我国二胎开放后，不少二胎的准妈妈又有了新的烦恼，第一胎剖宫产造成的疤痕子宫在二胎应如何分娩呢？

一般来说，大多数孕妈妈在怀一胎时都是顺产的，少数孕妈妈在怀一胎时由于种种原因而进行的剖宫产，比如胎儿窘迫、骨盆较小而胎儿较大、妊娠期有妊娠疾病等。那么一胎剖宫产后，二胎还能顺产吗？

其实，能不能进行自然分娩，还是得取决于以下几种情况：

①第一胎剖宫产的决定因素是否还在。比如第一次因为头盆不称，这次还是需要特别小心，因为骨盆的变化不会太大，如果孩子不比第一次小，那二胎还是需要剖宫产。

②本次怀孕胎盘位置是否正确。胎盘是否正确、是否植入、是否有异常，如果有这些因素，还是得剖宫产。

③取决于和医生的沟通。人都有避险的心理，医生也不例外，如果你的医生对你的顺产没有信心，那么也不要多怪罪医生，他们也是凡人。

④剖宫产是救命方法。剖宫产的出现给难产的产妇带来的是生命的曙光，所以孕妈妈们对剖宫产不要存在太多的偏见，该剖时就剖，不该剖就不剖。孕妈妈切记不要“以命搏命”，最好听听医生的建议。

另外，一胎剖宫产、二胎剖宫产的孕妈妈要注意了，剖宫产的切口毕竟没有人体本身的肌肉弹性好，随着胎儿增大，子宫下段会不断扩张、增长、拉薄，随时都有可能撕裂，剖宫产次数越多，子宫上的疤痕也越大，风险越高，所以剖宫产最好不要超过三次以上。

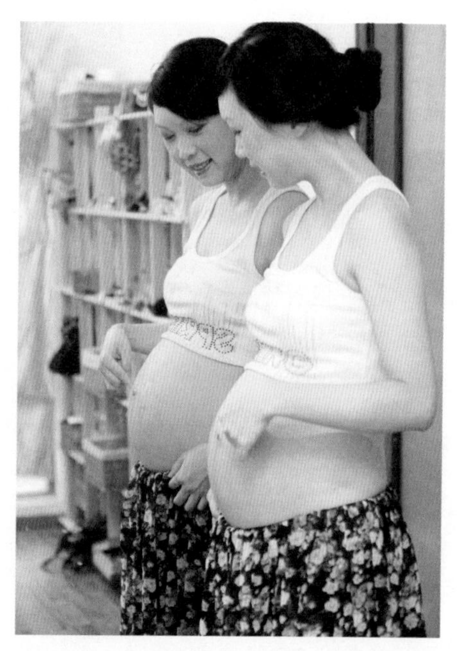

2 合适奶嘴怎么选

对于不进行母乳喂养的妈妈来说，挑选奶瓶用的奶嘴可是很重要的。别看奶嘴小小个，里面的学问可是很大的。

现在市面上的奶嘴根据“奶洞的大小”可分为：

【S号】适合0～3个月内的宝宝。

【M号】适合3～6个月内的宝宝。

【L号】适合6个月以上的宝宝。

根据形状来分可分为仿真奶嘴和非仿真奶嘴。仿真奶嘴比较柔软，奶嘴整体形状饱满，奶嘴外头呈波浪凸起型，喝奶时可以去舌苔，里面是平滑的，容易清洗，因为和母乳非常接近，故称为仿真奶嘴。

根据材料来分可分为橡胶奶嘴、硅胶奶嘴。橡胶奶嘴也叫乳胶奶嘴，一般呈黄色，柔软有弹性，易老化，用了一段时间后（大概4～6星期），奶嘴颜色就会变成暗褐色，并带有黏性时，表明橡胶已经老化，应及时更换。硅胶奶嘴的优点很多，无色无味、耐高温、耐低温、不易老化，但吸起来质地较硬。

根据奶洞的设计又可分为十字型、圆孔型、Y型。十字型的嘴洞可以借由宝宝吸吮的力道来控制流出多少奶量，假使宝宝没有做出吮吸的动作，奶水也不会自动流出。圆孔型的奶嘴即便宝宝只含住奶嘴而没有吮吸，奶嘴还是会慢慢滴出奶水，通常会建议吸吮动作较差的宝宝选择这种奶嘴。Y字型设计的奶嘴，奶水流出的方式跟十字型很相似，都是必须靠宝宝吸吮才会流出奶水，适合2～3个月以上的宝宝使用；Y字型和十字型的不同处在于切口的角度，Y字型的切口面积比十字型大，因此使用一段时间后，Y字型奶嘴的切口会比较容易变形。

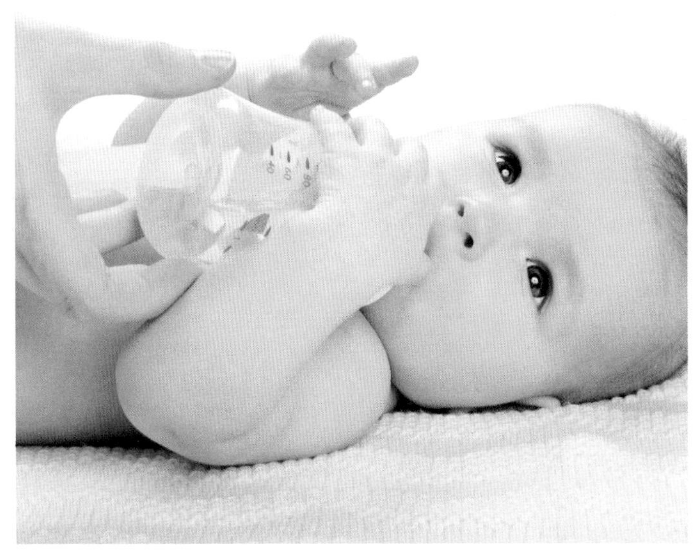

市面上的奶嘴一般都已经开好口的，不需要家长再进行开孔。爸爸妈妈在挑选时只要根据宝宝的需要进行购买即可。

1 掌握分娩的技巧

分娩的主要动力是子宫收缩。随着产程进展，宫缩的力量加强，宫缩使子宫壁组织暂时缺血并发生化学变化，刺激神经，加之胎头随宫颈口开大而下降，压迫腰骶部、盆底组织和直肠，使产妇感到腰腹酸胀、坠痛。产程开始初期，产妇无明显不适，可在室内活动。随着产程的进展，宫缩加强，产妇会因子宫收缩感到疼痛。可以运用下述助产动作以减轻腹痛，加速分娩。

腹式呼吸

第一产程中，可于宫缩开始前做好腹式呼吸准备，吸气时将腹部鼓起至需要呼气时，坚持重复此动作，宫缩稍过后恢复一般呼吸，切忌喊叫。

体位的调节

分娩的疼痛在一定程度上是可调整的，如感觉背部剧烈疼痛，这个信号表示该改变姿势，直到疼痛有所缓解为止。宫缩时应随机变换体位姿势，找到比较不痛的体位。

按摩下腹部和压迫腰骶部肌肉

双手按摩腰骶部两侧或轻轻揉摸腹部，可以做水平式按摩，或在腹壁上以画圈方式抚摸减轻疼痛；也可以让陪产者按摩能使产妇放松、舒适的部位。

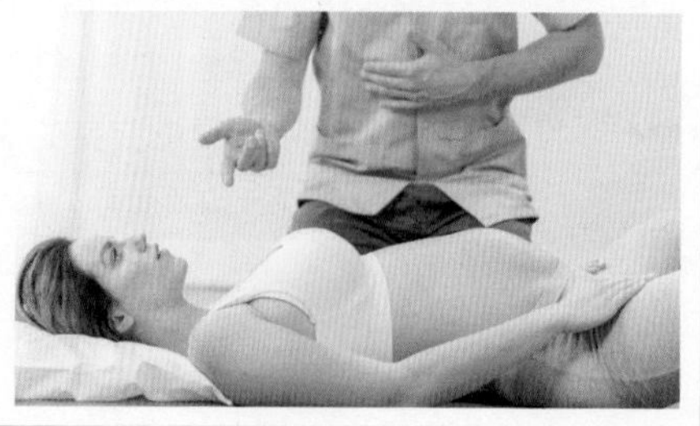

(4)

胸式呼吸（屏气）

当宫颈口开全进入第二产程时，产妇自觉有排便感。此时产妇双手握紧产床扶手，两腿屈曲分开，臀部紧贴产床，于宫缩时以胸式呼吸深吸一口气屏住，如解大便样往下用力，持续时间尽量长，然后重复以上动作，直至该次宫缩结束。

宫缩过后，休息片刻，下次宫缩时重复以上动作。在胎儿即将娩出时，要听从接生人员吩咐，短促呼吸，臀部保持不动，以免会阴重度撕裂。

2 突发情况怎么办

临产时胎位发生变化怎么办

有些产妇在门诊产前检查一直被告知胎位是正的，而生产过程中却被告知胎位不正。这是因为在门诊检查时，只要胎头向下，就认为胎位是正的，但是因胎头（枕部）的朝向和俯屈不同仍有胎位不正的存在，这种胎位不正只有在临产后才能被检查出来。遇到这种情况时，产妇不要慌张，要有自信心，相信经过自己和医生的共同努力能顺利分娩。这一点很重要，它是决定顺产的一个因素。

脐带绕颈怎么办

脐带绕颈是产科常见的并发症。脐带绕颈与脐带长度有关，脐带长者发生绕颈的机会多，脐带越长绕颈的周数也越多，脐带短于30厘米者不会发生绕颈。绝大部分脐带绕颈在妊娠期不会对胎儿产生大的危害，所以没必要过于担心，只要监测胎动和按时进行产检就可以了。如果胎动突然特别频繁或胎动明显减少（12小时胎动少于15次，或较以往减少50%），甚至不动，要及时到医院就诊。

胎膜破后怎么办

临产后胎膜破裂属正常，多数自然破膜发生在第一产程末宫颈口近开全时。如果临产前就发生了胎膜破裂，应立即去医院。

临产初破膜，如胎头先露尚未衔接或为臀位，这时需要产妇卧床，以免脐带脱垂受压，危及胎儿生命。在胎头先露者，破膜时流出的羊水性状可反映胎儿在宫内有无缺氧情况，所以如你感到有液体自阴道流出，应告诉医生，医生会通过观察来确定是否破膜，并检查流出的羊水性状。有时在产程中为了了解胎儿宫内情况或刺激子宫收缩，加速产程进展，医生会经阴道进行人工破膜。

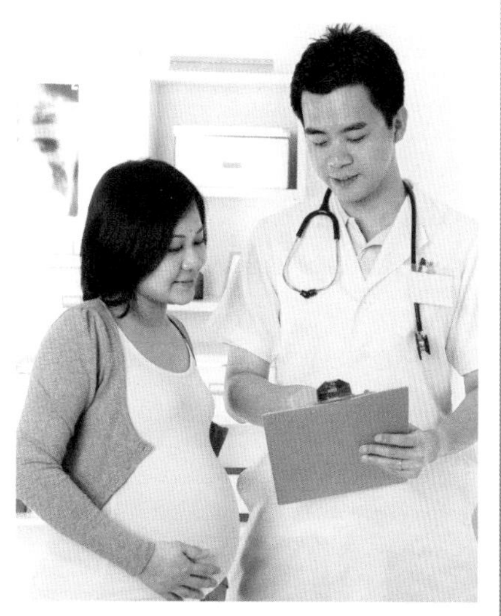

如何避免难产

难产，医学术语称为异常分娩，是指分娩时间长、出血过多，母体和胎儿有生命危险的情况。顺产和难产在一定条件下也可以互相转化，如果顺产处理不当，可以变为难产；反之，难产处理及时，也可能变为顺产。避免难产应做到如下几点。

1.定期接受产前检查，对于妊娠贫血、高血压、胎儿体重异常、胎位不正等妊娠异常情况，可治疗纠正者应及时处理，避免成为影响分娩正常进行的潜在异常因素。

2.分娩是一项耗时耗体力的劳动，既需要良好的机体状况，也少不了有对分娩过程足够的了解、充分的心理准备作为基础。孕妈妈应了解和掌握一些有助产程进展、缓解分娩阵痛的技巧。产妇对分娩的了解越多，准备越充分，信心越足，分娩成功的可能性就越大。

3.凭着充分的信心和准备，做好应该、能够做的事，左右不了的事交给医生解决。不要无谓地焦虑，只要尽孕妈妈所能主动参予分娩，发挥主观因素，对分娩施予积极影响，即放松、保证良好的休息与进食，并运用自己学习到的助产和镇痛技巧，你就为分娩成功增添了一份保障。

如何预防滞产

在分娩过程中，如果因为某种原因使产程延长，超过24小时，则称为滞产。滞产由于临产时间过长，子宫收缩乏力，产妇疲劳，体力消耗，会发生肠胀气、排尿困难、脱水，甚至酸中毒，也容易造成产后出血及感染。胎儿长时间承受子宫收缩的压力，可造成胎儿缺氧、新生儿窒息等，由此增加了手术分娩几率（剖宫产、产钳、胎头吸引术），从而使胎儿产伤、宫内感染的几率也随之增加。所以，要尽可能避免滞产的情况发生。

预防滞产，首先孕妈妈要做好产前的各种准备工作，了解怀孕、生孩子是妇女的生理过程，了解产程的实际过程及自我感觉，以及如何对待的具体措施，打消顾虑，坚定能顺产的信心。在临产过程中，还需要医护人员严密观察产程，关心产妇的情绪及吃、喝、拉、撒、睡等。产程中注意宫缩、胎位与骨盆关系的动态变化，及时发现并加以处理，必要时改变分娩方式，滞产是可以避免的。

3 一朝分娩三过程

第一产程

第一产程又称为宫口扩张期。开始时，子宫每隔10多分钟收缩一次，收缩的时间也比较短。后来，子宫收缩得越来越频繁，每隔1～2分钟就要收缩一次，每次持续1分钟左右。当宫缩越紧、间歇越短时，宫口就开得越快，产妇的疼痛就越明显。

胎膜破裂多发生在第一产程末，当位于胎先露前方的羊膜承受不了子宫收缩的压力时即发生破裂，羊水由阴道流出，流出的羊水经过产道，有助于胎儿通过。

有些产妇对分娩异常恐惧，精神十分紧张，即使是临产后子宫收缩引起的正常疼痛，也会使她们不休息、不吃东西、大喊大叫，结果使体力大大损耗，没有足够的力量来增加腹压，娩出胎儿。

在第一产程中，记住阵痛时选择舒适的体位，除非医生要求应保持某种体位；阵痛间隙时休息，保存体力，养精蓄锐；及时补充高能量的营养食物，储备能量，顺利度过分娩第一期。

第二产程

第二产程又称为胎儿娩出期。此阶段胎儿在产道内继续下降的同时，还将完成一连串适应性的旋转动作，产妇随一阵阵宫缩会自发地屏气用力，在非自主性子宫收缩力和可受产妇主动调控的腹肌、肛提肌收缩力的协同作用下，胎儿被推出母体，降临人世间。

这一时期产妇要躺在产床上等候，助产人员会帮助分娩。产妇用力的大小和正确与否，直接关系到胎儿娩出的快慢、胎儿是否缺氧，以及产妇会阴部损伤的轻重程度。所以，这时产妇要按照助产师的指导，该用力时用力，不该用力时就抓紧时间休息。

这一时期当出现宫缩时，产妇的双脚要蹬在产床上，两手分别握住产床旁的把手，用力前深吸一口气，然后屏住，弯起背来（不要拱起来），收紧腹部肌肉，像解大便一样向下用力，并向肛门屏气。每次宫缩时，尽可能地持续用力，一次宫缩期间用力3～4次，每次持续用力10秒左右，这样不会过度疲劳，且可较省力，并可防止因一次用力时间过久导致血氧浓度下降，有利于促进子宫收缩。

在宫缩停止的间歇期里，产妇要全身肌肉放松，喝点水，抓紧时间休息，切忌大喊大叫或哭闹折腾。当宫缩再次出现时，再重复前面的动作。

当胎头即将娩出时，助产人员会提醒产妇不要再用力了。此时，当阵痛来临时，产妇要慢慢吐气，让宝宝的头慢慢地娩出，防止胎头过快冲出，撕裂阴道内组织或会阴。当胎儿娩出的时候，产妇的臀部不要扭动，保持正确的体位。

第三产程

第三产程即胎盘娩出期。从胎儿娩出后到胎盘娩出，一般不超过30分钟。胎儿娩出后，产妇顿觉腹内空空，如释重负，子宫收缩。如果超过30分钟胎盘不下，应听从医生的安排，由医生帮助娩出胎盘。胎盘娩出意味着整个产程全部结束。

孕产新篇

1 分娩有时很尴尬

大喊大叫

有的产妇在产程开始就忍不住大喊大叫，这是非常有害的。因为产妇在分娩时大声喊叫既消耗体力，又会使肠管胀气，以致不能正常进食，随之脱水、呕吐、排尿困难等状况会接踵而来，产妇最后便会筋疲力尽，子宫收缩也逐渐变得不协调。有时因宫缩乏力，宫口迟迟不能开大，产程停滞，甚至还会使宫颈因压迫时间过长而发生水肿。有时即使宫口已经开全，进入第二产程，产妇亦因全身力气均已消耗殆尽，已没有足够的力量来增加腹压以娩出胎儿了。由于宫缩乏力，胎头往往不能按正常分娩机制顺利下降及内旋转，结果本来可以顺利分娩，最终变成了难产，胎儿也易因此而受到损害。胎儿娩出后，第三产程还有可能发生产后出血，因此产妇在分娩时不要大喊大叫。应做好分娩中的自我调节，主动与医生配合，注意休息，按时进食和排尿，以利于产程的顺利进行。

想去卫生间怎么办

孕妇在产前只要没有破水或大量出血，是可以去卫生间的。此外，当准妈妈有阵痛，但医生说宫颈口开得并不大，胎儿头的位置较高时，是可以去卫生间的。但出现以下情况时不能去卫生间：感到宫缩频繁，会阴部略膨出，可能是胎头已经进入阴道，要生产的表现；有阵痛，医生说宫颈口位置较低，开得较大了；感到强烈的便意，是因为胎儿在肠道内刺激直肠，这时准妈妈已经不适合去卫生间了，想上厕所的话，可以在床上用便盆方便。

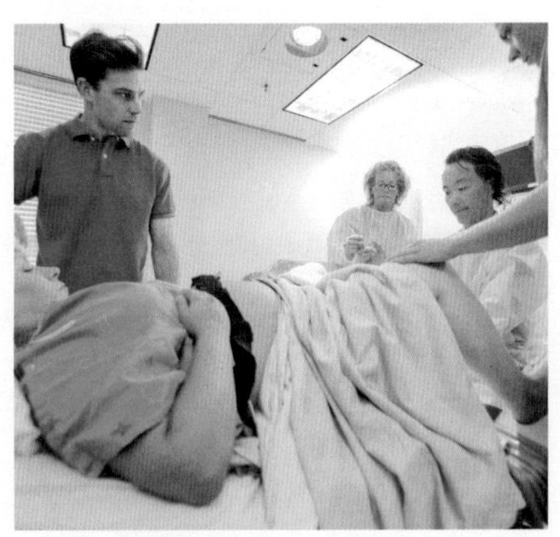

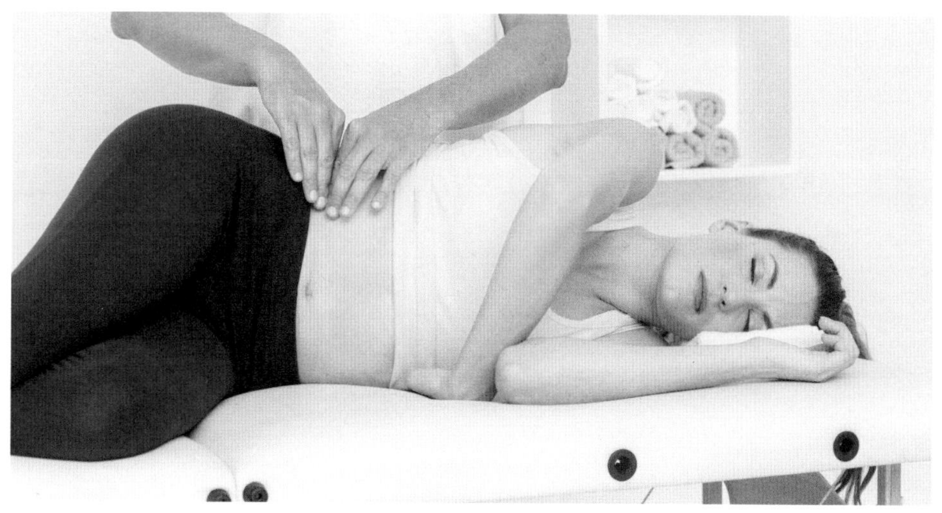

2 剖宫产后要排气

剖宫产后为什么要排气

肛门排气就是肠蠕动的标志。剖宫产后，医生护士都会嘱咐新妈妈尽快排气，防止肠粘连。由于新妈妈做的是腹部手术，剖宫产后会出现腹胀，在手术中，肠管受到激惹，肠蠕动减弱，通常需要经过24～48小时后，肠道功能才会逐渐恢复。只有在肠蠕动恢复后才可以进食半流食及正常食物，否则肠胃不能承受。一般剖宫产24小时后会出现排气，表明新妈妈的肠道功能基本恢复；若在48小时之后还未排气，则为异常情况，必须找医生检查处理。

如何促进排气

尽快下床活动。新妈妈尽早下床活动，这对产后排气有所帮助。新妈妈在产后24小时后可以在家人的帮助下，适当地站立或者走几步，一天做2～3次，这样就能尽早促进肠道蠕动；若是新妈妈身体不适，无法站立或行走，那么可以在床上适当做翻身运动，避免内脏器官粘连和促进排气。

轻轻按摩腹部。妈妈的家人为新妈妈自上向下轻轻按摩腹部，每2～3小时按摩一次，每次10～20分钟。这样不但促进肠蠕动，还有利于子宫、阴道排出残余积血。

使用相关药物。如果新妈妈在48小时后还是无法排气，可以在医生的指导下口服促进肠道蠕动的药物改善腹胀情况，必要时也可使用灌肠或者相关的栓剂。

剖宫产后注意事项

1.剖宫产后6小时严格禁食，剖宫产后6～8小时才可进流食。

2.产后不宜频繁讲话，以免因咽入大量气体而加重腹胀。

3.排气后要注意吃容易消化并富含蛋白质、维生素的食物。肠道排气后，先食用蒸蛋羹、稀饭、面条等半流质食物1～2天，便可正常饮食。

第39周

1 入院待产列清单

妈妈用品					*表示必备用品
*衣裤 鞋袜	□棉内裤 3~4 条或一次性内裤若干 □棉袜（建议进入产房穿着保暖）		□拖鞋 □前开襟内衣	□出院穿着衣物	
*洗漱用品	□牙膏牙刷	□梳子 □镜子	□漱口杯 □润肤霜	□香皂毛巾 3 条（洗脸，清洁乳房或热敷，洗脚） □水盆 3 个（洗脸，清洁乳房或热敷，洗脚）	
*卫生用品	□餐巾纸	□卫生纸	□特殊或加长加大的卫生巾		
*餐 具	□饭盒	□筷子	□勺子	□水杯	□勺子水杯
*食 物	□巧克力	□红糖			
*哺乳专用	□哺乳胸罩或大号乳罩		□吸奶器	□防溢乳垫	
*通讯留念	□手机	□数码相机	□录音机 / 录音笔摄像机		□各自的配套充电器
新宝宝用品					
*喂养用品	□奶瓶（产后尽量让宝宝多吸母乳）		□奶瓶刷	□配方奶	
*婴儿护肤	□婴儿爽身粉	□婴儿护臀霜	□婴儿湿巾	□纸尿裤或棉质尿布	
*服装用品	□和尚领内衣	□婴儿帽	□出院穿着的衣物和包被（根据季节准备）		

证件资料（以下为建议内容，证件资料请根据不同医院的提示要求准备）		
*户口本或身份证（夫妻二人）	*准生证	*住院或手术押金
*医疗保险或生育保险卡	*孕妇保健手册（如果妈妈是乙肝患者，乙型肝炎登录表也需带上）	

注意 入院之前就要准备好待产包，很多医院会提供部分母婴用品，所以最好事先向准备分娩的医院了解一下，以免重复。

2 分娩前兆知多少

预产期逐渐接近，随时都可能出现生产的变化，孕妈妈应了解什么是即将生产的前兆，以随机应变。

轻便感：大约在预产期前二三周，因为胎头下降到骨盆腔，整个肚子似乎消了一些，顿时感觉胸部和上腹部的压迫减轻，初产妇的变化比较明显。

规则阵痛：强烈又规则的子宫收缩不见得就会很痛，刚开始或许只是感觉肚子间歇性紧绷及腰酸，倘若宫缩逐渐增强，间隔时间短至五分钟之内，应立即前往产科检查。

见红：阵发性宫缩之余，阴道会排出较多的黏液样分泌物，有时夹杂少量出血，临床上初产妇通常是见红之后子宫颈口才呈现扩张变化。

破水：不由自主地有水样液体从阴道里面留下来，如果是在阵痛初期或之前就已经先破水，应立即住院待产。

假宫缩：假宫缩是另一种分娩先兆，其特点为子宫收缩持续时间不规律，宫缩强度不增加，常在夜间出现而于凌晨消失。宫缩只引起轻微腹胀或自觉腹部发硬，子宫颈管不缩短及子宫颈口扩张不明显。孕妈妈服用镇痛剂后可抑制这种“假宫缩”。

以上情况均属临产先兆，提示不久即将临产，孕妈妈此时需做好住院准备，待到正式临产后再及时入院。

急产如何处理

急产大都发生于高胎次的经产妈妈与早产或体重过轻的胎宝宝。碰到急产时必须冷静处理。在母体方面，为免胎头太快冲出来，导致产道和会阴严重裂伤，家人可尝试一手拿小毛巾压住会阴，另一手挡住胎头并稍微向上引导，让他能够慢慢地挤出阴道口。接着胎盘自动娩出，伴随强烈宫缩，产妇可自行按摩缩小到肚脐下的子宫，通常就不会再有太多出血量。

接下来要重点保护婴儿，避免婴儿头部碰撞或滑落到地上，进行断脐，最简单的方法就是将脐带对折用橡皮筋或绳子绑紧，阻断血流以免婴儿血液回流到母体。把婴儿脸上的血渍擦拭干净后，放置成头低脚高的姿势，轻拍脚底或按摩脊背，有助于排出口鼻内的羊水，并且刺激他哭出声音。还要进行保温，将宝宝擦干后用大毛巾覆盖全身，并且抱在怀中。

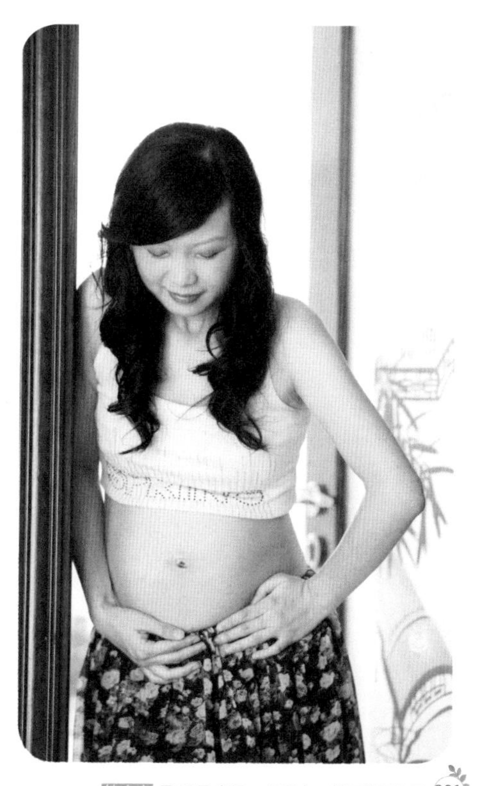

3 过期分娩会处理

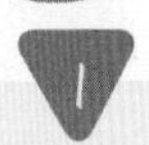

什么叫“过期分娩”

“怀孕40周，一朝分娩”，一般情况下，宝宝40周时就应该出生了，但是这种情况在自然临产的妇女当中仅占5%，而85%左右的产妇在预产期的前后两周生产，还有约10%的产妇≥42周分娩的，医学上称为“过期分娩”。过期分娩不属于正常分娩，它的危害在于给婴儿带来不良影响，属于病理妊娠的一种。

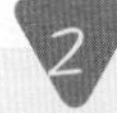

“过期妊娠”怎么办

顺产：如宫颈条件成熟，胎盘功能良好、胎儿正常大小，可在严密监测下经阴道分娩。一般用三个办法来催生：运动催生、饮食催生、药物催生。

剖宫产：如有胎盘功能减退、胎儿窘迫、头盆不称、巨大儿及存在妊娠并发症的，应该尽快剖宫产，终止妊娠。

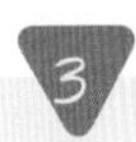

过期分娩的发生原因

头盆不称：胎儿较大，胎头迟迟未入盆，宫颈未受到应有的刺激，使产程的开始推迟。这是较多见的原因。

雌激素水平低：血中雌激素水平的高低与临产有密切关系，血雌激素水平过低会引起过期妊娠。

胎盘硫酸脂酶缺乏：无法将这种活性较弱的脱氢表雄酮转变成雌二醇及雌三醇，以致发生过期妊娠。

遗传：有少数妇女的妊娠期较长，数胎均出现过期妊娠，有时见于一个家族，说明这种倾向可能与遗传有关。

如何避免“过期妊娠”

①记清楚末次月经来潮日期及月经周期，准确计算预产期。

②定期到医院进行产前检查。

③合理安排好工作、休息时间，适当参加体育活动（有相应并发症者除外，如妊娠期高血压疾病等）。

④从自觉胎动开始就要自我监测胎动，一旦发现问题，要立即去医院。

⑤定期进行B超检查，监测羊水变化，如出现羊水过少，要及时就诊。

⑥注意胎儿情况，如超过41周仍无分娩征兆，要及时到医院请医生帮助结束分娩，切不可待在家中一味等待。

4 月子生活早知道

很多剖宫产妈妈腹部都会留下一道疤痕。一般来说，想要祛除是很难的，但是可以用一些方法把它慢慢地淡化。

生姜片：生姜具有抑制肉芽组织生长的功效，可用来弱化和抑制疤痕的生长。

◆方法：挑选新鲜的生姜切片，用姜片轻轻擦拭疤痕处，然后把姜片敷在疤痕部位，每隔3～5分钟换一次姜片，反复换3次。坚持敷两周，就能有效淡化疤痕，还能使疤痕部位皮肤变白嫩。

按摩：按摩可以促进皮肤血液循环，增强皮肤的修复能力。因此，刚刚脱掉血痂的疤痕可以用按摩法祛除。

◆方法：在脸上涂抹一些具有修复功能的护肤品，然后用手掌的根部轻揉疤痕处，每天揉3次，每次揉大约10分钟。坚持两周左右，疤痕就可变淡甚至消失。

维生素E和维生素C：使用维生素E和维生素C祛疤可以与按摩法结合一起。维生素E能增强皮肤的弹性，并能透过表层皮肤，深入皮下组织，修复受损部位，因此维生素E可以用于祛疤；维生素C具有很好的美白效果，能有效地减少疤痕部位的色素沉着，使疤痕逐渐恢复到健康皮肤的颜色。

◆方法：将维生素C和维生素E涂抹在疤痕处，按摩10分钟，注意不能太用力，以免使疤痕二次受伤。长期坚持，能有效淡化疤痕。

精油：薰衣草精油具有舒缓镇静、淡化疤痕的功效。

◆方法：将薰衣草精油涂抹在疤痕部位，轻轻按摩，就能有效淡化疤痕。需要注意的是，单方的薰衣草精油要经过调配才能涂抹在疤痕处。

除了使用外部的方法祛疤，还要注意饮食上一定要清淡，多吃蔬菜、水果。

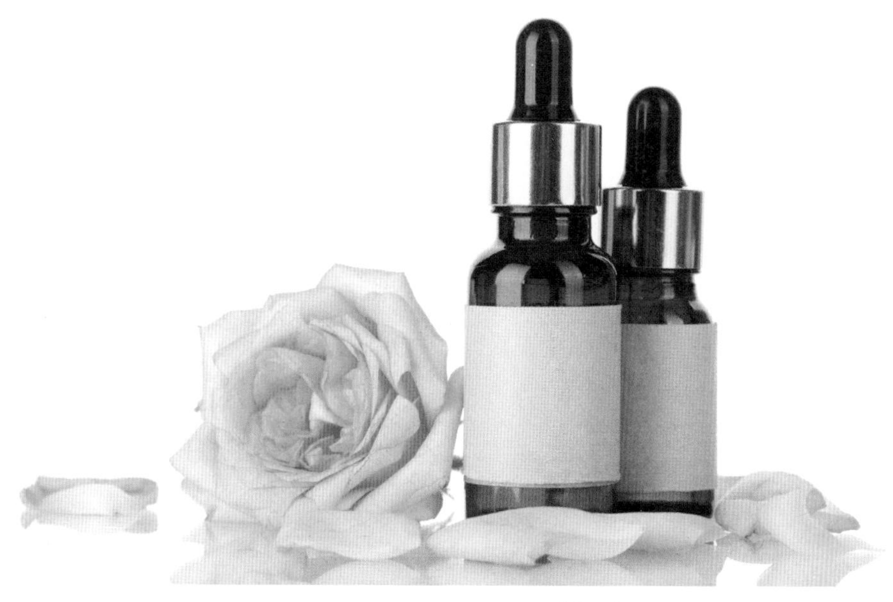

孕产新篇

1 产后妈妈返职场

有句电影台词说得很好："听说神无处不在，所以创造了妈妈。"但在现实生活中，女性往往处在弱势的地位中。假如你打算在产后重返职场，你需要考虑很多的东西。

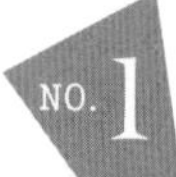

NO.1 变得更加强大

怀孕生子并不是一个短期的过程，在这段时间里，公司也需要继续营业，你不强大，总有人会代替的职位，也许别人比你做得更好。新妈妈如果产后还想重回职场，就必须在还没休产假之前就在公司树立你独一无二的地位，这样即使你生产了，还是能回到之前的地位。

NO.2 变得更优秀

待产的时间也能够让你变得更加优秀，任何人都必须要有与时俱进的思想，才能在职场的生涯中走得更远。因为孕妈妈在待产的时间里很容易会跟社会脱节，所以在这段时间里，孕妈妈必须要坚持学习自己行业所需要的知识，才能在生产之后更好地帮助你重回职场。

NO.3 变得更淡定

当新妈妈重新回到职场后，你要做的不是在办公室大谈特谈你的宝宝和孕期生活，而是更加虚心地学习，补充你在孕产期所不知道、不了解的资讯，你所面对的不只是你的老板，还有你的竞争对手。你要确立自己在公司所处的位置是什么，再慢慢地一步步回到或者超越你孕前所处的位置。

NO.4 处理好家庭与工作

新妈妈重回职场要利用身边的资源，家里有长辈的可以让他们帮忙带孩子，父母、公婆不在身边可以请钟点工，调整好自己的情绪，不要把家里的事带到工作上，也不要把工作上的不如意带回家里。

都说"女子本弱，为母则强"，希望所有的职场妈妈都能够在自己的岗位上闯出一片天空。

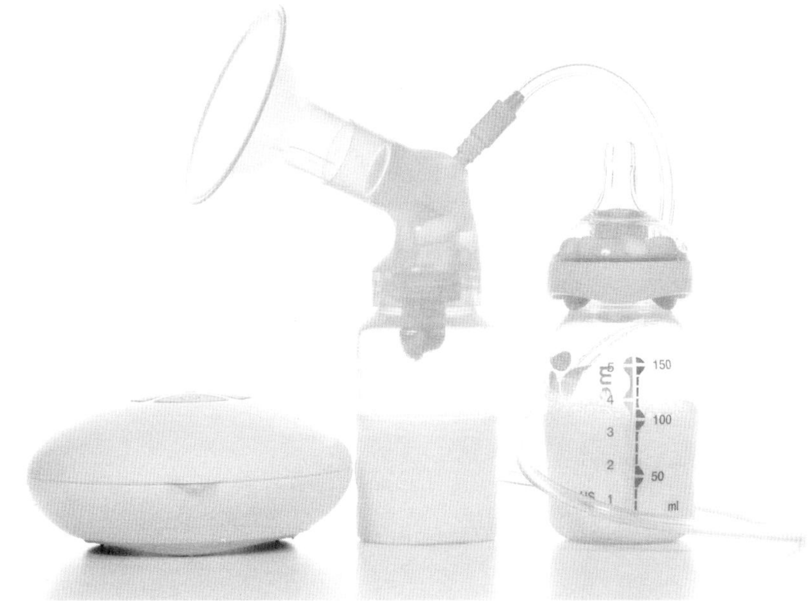

2 职场妈妈背奶族

职场妈妈回到职场后，尤其是母乳喂养的新妈妈，不得不还要考虑一个问题：上班期间怎么进行母乳喂养？

离家近的上班族妈妈可以选择在上班之前把宝宝喂饱，中午午休时再喂一次，下午下班时喂一次，加上晚上几次，就能保证宝宝一天的营养。

如果是离家远的妈妈，就可以选择做“背奶”一族了；首先，在上班之前要跟上司谈一谈回来工作的细节；其次，在上班之前的几天你就要提前熟悉使用吸奶器这种方式，并且在上班的前一天就要先准备好足够宝宝吃上一整天的奶。这样你就能做好“背奶”妈妈了。

如何吸奶

①准备消毒密封好的吸奶器、储奶用具（与吸奶器配套的奶瓶若干个）或者母乳保鲜袋。最好使用适宜冷冻的、密封良好的塑料制品，其次是玻璃制品，最好不要用金属制品，因为母乳中的活性因子会附着在玻璃或金属上，降低母乳的养分。

②到洗手间彻底清洁双手，用干净的纱布或毛巾把乳房擦拭干净。

③如果单位没有专门的哺乳室，就找一间空闲的办公室、会议室吸奶，房间的使用最好提前跟人事部门打好招呼，不影响正常的工作。

④吸奶之后要在奶瓶或者奶袋上记下你吸奶的时间，以便家人按顺序给宝宝喂食。另外储存母乳的温度要控制在4℃以下，冷藏的母乳应该在24小时内食用。如果单位里没有冰箱，那最好准备一个保冷的背奶袋，通过冰袋对母乳进行保存。

第40周

1 分娩当天怎么做

分娩需要医生或助产人员帮忙，同时也需要产妇积极的配合才能使产程更顺利。产妇的分娩大多数是采用半坐位，即产妇躺在产床上，头部稍高，脚蹬在产床上。这种体位有利于分娩时助产人员为产妇保护会阴。

第一产程中如何配合医生

在第一产程中，宫口未开全，产妇用力是徒劳的，过早用力反而会使宫口肿胀、发紧，不易张开。此时产妇应做到如下几点：

保持思想放松、精神愉快。许多产妇由于缺乏对分娩的一般常识，当子宫收缩引起的疼痛加剧时，心里会很紧张，然而这种紧张的情绪会使食欲减退，引起疲劳、乏力，直接影响子宫收缩，影响产程进展。所以，产妇要保持思想放松、精神愉快。

保存体力，注意休息，适当活动。在阵痛间隙要保持安静，利用宫缩间隙好好休息，节省体力，切忌烦躁不安，消耗精力。如果胎膜未破，可以下床活动，适当活动能促进宫缩，有利于胎头下降。分娩是漫长的强体力劳动，需要足够的体力完成。

采取最佳的体位。除非是医生认为有必要，不要采取特定的体位。只要是对妈妈好的必定也对宝宝有利。任何体位，能使产妇感觉减轻阵痛就是最佳的。

勤排小便。膨胀的膀胱一方面有碍胎头先露下降和子宫收缩，另一方面膀胱也会因受压而充血、水肿，使膀胱的张力下降，发生排尿困难，增加尿路感染的机会。在产程中，应在保证充足水分摄入的前提下，每2～4小时主动排尿1次。

第二产程中如何配合医生

第二产程时间最短，但也是分娩的时期。宫口开全后，产妇要注意随着宫缩用力。宫缩间隙要休息，放松，喝点水，准备下次用力。当胎头即将娩出时，产妇要密切配合接生人员，不要再用力屏气，避免造成会阴严重裂伤。

第三产程中如何配合医生

在第三产程，产妇要保持情绪平稳。分娩结束后2小时内，产妇应卧床休息，此时可以喝些红糖水，少量进食，补充消耗的能量。一般产后不会马上排便，如果产妇感觉肛门坠胀，有排大便之感，要及时告诉医生，排除软产道血肿的可能。如有头晕、眼花或胸闷等症状，也要及时告诉医生以早发现异常，并给予处理。

2 心情愉悦迎宝宝

孕妈妈临近分娩时的心理反应

分娩对孕妈妈来讲是一件重大的应激事件，特别是初产妇，她们往往缺乏心理准备，对生产既感到神秘，又有些惧怕。有的孕妈妈往往有想象分娩时的疼痛，担心分娩不顺利，忧虑胎儿是否正常及胎儿的性别和长相是否理想等心理。

缓解临产前紧张情绪的方法

①定期做好孕期保健、定期检查，确保宝宝的安全，消除担心。

②注意营养、休息，经常散散步、听听轻音乐，尽可能地放松自己，或看一些喜剧片，读一些高雅的书籍，不看恐怖影视、小说，以免增加额外的紧张。

③安排好分娩前的准备工作，协商好分娩过程中可能出现的问题和解决办法。

④与社会多接触，尤其是周围亲人，跟妈妈们交谈，咨询产科专家，获取分娩和育儿的感受和经验，以消除心中的疑问和了解分娩和育儿的知识。

⑤安排好工作，处理好家庭、社会关系，消除各种矛盾，不让不良的情绪带到临产中。

不良心理对分娩造成的影响

恐惧、焦虑、忧郁是孕妈妈最常见的心理反应，然而准妈妈在分娩时，心情越紧张，肌肉就会绷得越紧，产道不容易撑开，婴儿不能顺利出来，不但疼痛会更厉害，而且还会造成难产、滞产；相反，心情舒畅，让肌肉和骨盆放松，婴儿才能顺利通过。

减轻分娩疼痛的心理疗法

孕妈妈应增加分娩的信心，保持良好的情绪，从思想上消除对分娩的恐惧不安的心理障碍。保持平静的心情，想象生产顺利情景，同时自我暗示：“很快就能见到宝宝了。”参加孕妈妈学校的课程，了解生产的过程和引起疼痛的原因，有助于克服对分娩的恐惧心理。总之，要有冷静的态度，运用事先对分娩过程的详细了解，做好配合助产人员的准备，这种心理状态能很好地帮助产妇克服产前的种种不适，也有利于产后的尽快恢复。

3 月子生活早知道

产后能洗头洗澡吗

很多产妇在生产之后，都会有一个疑问：月子期能洗头洗澡吗？老一辈的父母会要求子女在生产之后不能洗头洗澡，以免寒气入体，落下病根。但是假如是在夏季生产，天气炎热，如果不洗头不洗澡，那岂不是一种煎熬？

孕妇在产后是可以洗头洗澡的，因为孕妇在分娩过程中大量出汗，再加上产后汗液增多，会使得头皮头发变得很脏，由此滋生细菌，如果产后不洗头，就会使得孕妇更加容易受到感染。

产后洗头洗澡注意事项

①采用淋浴，避免脏水进入阴道，引起妇科病。

②若是剖宫产，伤口一般一周后就会愈合，洗澡时在腹部切口上蒙一层保护膜或洗澡后消毒换药即可。若是顺产，则要保持会阴清洁。

③洗头时要水温适宜，不要过凉。洗头之后及时擦干头发，再用干毛巾包住头，避免湿发时带走大量的热度，引起头皮血管受到冷刺激，进而头痛。在头发未干时不要结辫，也不可马上睡觉，避免湿邪入侵。

4 按时检查有必要

产后42天左右，月子期将结束，新妈妈应到医院做一次产后检查，以了解身体的恢复状况。万一有异常情况，可以及时得到医生的指导和治疗。

禁止过性生活

新妈妈们的生殖器官经过分娩和妊娠的过程，必须经过一段时间才能恢复正常，新妈妈身体的全面恢复需要56天。正常分娩56天后，才能开始性生活，而且最好是月经恢复后再开始性生活。

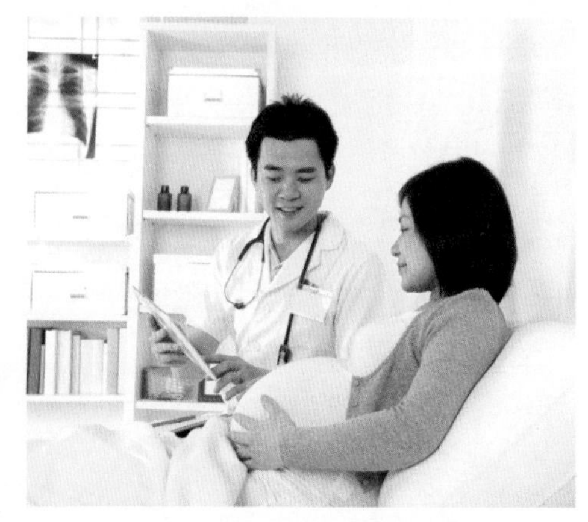

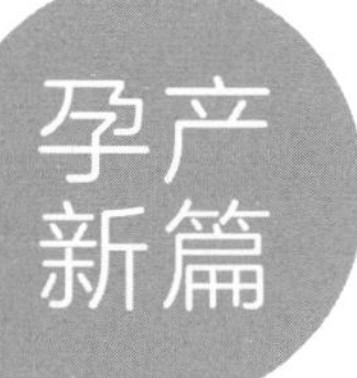

1 纸尿裤与罗圈腿

什么是罗圈腿

罗圈腿一般也称为O型腿，医学上称为“膝内翻”。罗圈腿的特征为两下肢自然伸直或站立时，两足内踝能相碰而两膝不能靠拢，呈“O”字形。

判断依据

双足跟、双足掌并拢，两腿放松直立，如果两膝存在距离，就说明是O型腿了。

一般根据常态膝距和主动膝距两个指标来判断O型腿的轻重程度。常态膝距与主动膝距的区别在于直立时双膝关节有无用力并拢。如果常态膝距在3厘米以下，说明O型腿的程度属轻度；如果超过10厘米，就属于重度。

造成原因

O型腿大多是由于站立过早、行走时间过长、缺乏营养和锻炼等原因引起的，而造成大、小腿内外两侧肌肉群及韧带的收缩力量与伸展力量不平衡，所以纸尿裤并不会引起婴儿的O型腿发生。婴儿年纪越小，O型腿的程度就越低，矫正效果就越好，所以一旦有发现宝宝O型腿的现象存在，请及时治疗。

矫正方法

①两脚开立，双手扶膝关节外侧，屈膝半蹲，双手用力向内侧推压膝部，两膝尽量内扣，然后慢慢还原，做10～15次。

②坐立，两腿屈膝左右分开，然后两腿用力向内夹，两个膝关节尽量靠近，两手按住膝部轻轻下压至最大限度，停止2～3秒再还原。要求膝关节用力，动作缓慢进行。

③用绳子将膝部绑紧（松紧度要适当），两脚并拢，两手扶膝关节处，上体前屈，连续做屈膝下蹲25～30次。

④用绳子将膝部绑紧（松紧度要适当），两脚并拢，连续向上纵跳，两臂屈臂摆动，做20～25次。

⑤直立，向左侧横移时，左脚脚跟向左侧移，同时右脚脚尖向左侧移，成内八字，然后左脚脚尖向左侧移，同时右脚脚跟向左侧，成外八字，如此连续移动，做10～15次，再相反移动，共3组。

O型腿产生的原因有很多，妈妈要根据自己的实际情况给宝宝正确的治疗，切不可盲目地自行矫正，以免造成不可挽回的结果。

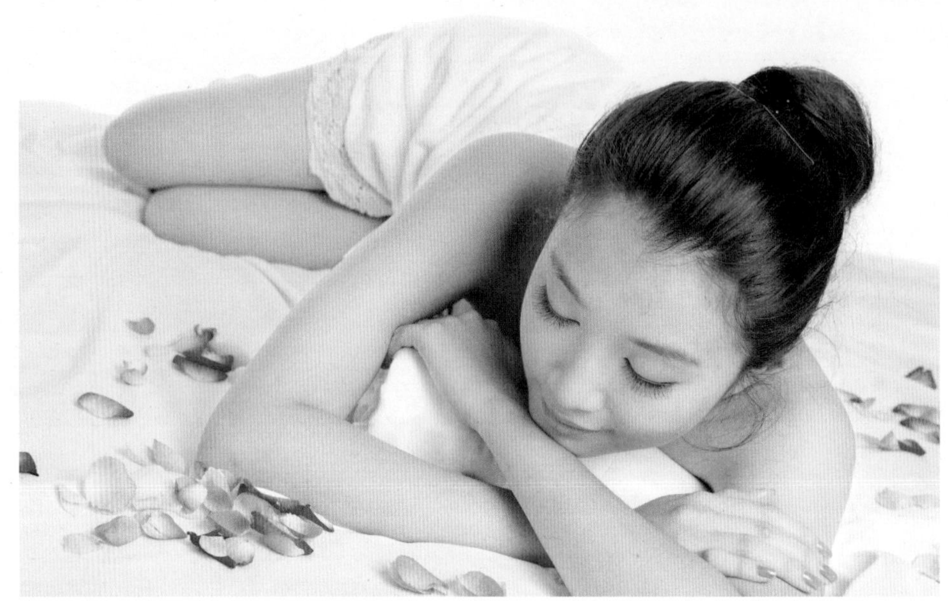

2 产后漏尿怎么办

1948年妇科医生阿诺德·凯格尔博士发明了一套非手术治疗生殖器的放松练习动作，锻炼人的盆底肌，以此来治疗大小便失禁的问题，后来也证明了这套动作还能改善人们的性生活。并且最重要的是，这套动作一旦熟练，随时随地都能练习，没人知道你在干嘛。

首先，要确定你的盆底肌。通过阻止流动中的尿液（在小便时突然憋住）来找到你的骨盆底肌肉，阻止尿液通过的肌肉就是盆底肌。

接下来就进行盆底肌练习，注意在练习之前要确定你的膀胱是排空状态的。

①选择一个舒适的位置，确保你的臀部和腹部肌肉放松。

②收缩盆底肌肉5秒钟（刚开始练可以只收缩2～3秒）。

③放松肌肉10秒钟，以避免拉伤。

④重复练习10次（此为一组）。一次一组，一天之内可做3～4组，切记不宜太多。

⑤做凯格尔肌肉牵拉运动。这是凯格尔的另一个变体，进行一组凯格尔肌肉牵拉运动，想象盆底肌是一个真空，收缩你的臀部，并且（平卧屈双膝）双腿向上抬升向内牵拉，保持这个姿势5秒钟，然后放松。这样做10次。

注意每个星期可以增加数秒来收缩盆底肌，但是不要做更长的时间或者次数。任何运动都需要坚持不懈的锻炼，如果你想你的盆底肌不在产后松弛，并更具有弹力，不妨把此项锻炼融入到你的日常生活中。

孕妇也可以进行盆底肌锻炼哦。